Für den einen:

JÄD

Annika Rask

Entpuppt!

Mit LCHF in ein leichtes Leben

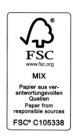

Haftungsausschluss:

Dieses Buch wurde sorgfältig erarbeitet, dennoch kann für sämtliche Angaben darin weder Gewährleistung noch Garantie übernommen werden. Alle enthaltenen Ratschläge, Tipps, Empfehlungen und Hinweise sind kein Ersatz für kompetenten, medizinischen Rat. Jedwede Haftung der Autorin oder des Verlags für etwaig entstandene Schäden oder Nachteile sind ausgeschlossen.

Bibliografische Information der Deutschen Nationalbibliothek:

Die Deutsche Nationalbibliothek verzeichnet diese Publikation in der Deutschen Nationalbibliografie; detaillierte bibliografische Daten sind im Internet über http://dnb.dnb.de abrufbar.

© 2014 Annika Rask
Cover: Jasmin Hoffmeister

Herstellung und Verlag:
BoD – Books on Demand, Norderstedt
ISBN: 978-3-7357-2027-6

Inhalt

Erste Worte   1

Wichtiger Hinweis   4

Esssüchtig? Disziplinlos? Unglücklich!   5

LCHF - Fundstück meines Lebens   13

LCHF – die Grundlagen   15

Eine Ernährungsweise auf Eroberungskurs   16
Drei Bausteine zum Erfolg   20
Diät? Nein, danke!   20
Natürliche Ernährung   21
Makronährstoffe & Ketose   24
   Kohlenhydrate   24
   Eiweiß   28
   Fett   30
   Ketose - lassen wir unseren Körper für uns arbeiten   33
Tellervergleich   35

Warmlaufen   37

Mein LCHF - Eine Handvoll Regeln   41

Die richtigen Lebensmittel verwenden   42
Die Eiweißmenge einhalten   51

Die Kohlenhydratmenge reduzieren	52
Den Fettanteil erhöhen	54
Hunger- und Sättigungsgefühl	57
75-5-20	62
Kalorien zählen – ja oder nein?	63
Keine Ausnahme	65
Kohlenhydrate ausschleichen	67
Umstellungsbeschwerden	69

Zuckersucht 71

Vom Sie zum Du 82

Mein LCHF - Anfangen 83

Informieren	83
Vom perfekten Zeitpunkt	84
Bestandsaufnahme	85
Mahlzeitengestaltung	92

Eigene Gedanken 99

Eigenverantwortung	99
Eigenbedarf	102
Eigenliebe	102
Eigeninitiative	106
Eigenart	108
Eigentor?	109

Das erste Jahr mit LCHF 111

Juli 2009	111
August 2009	112

September 2009 119

Oktober 2009 123

November 2009 129

Dezember 2009 132

Januar 2010 137

Februar bis Juni 2010 140

Juli und August 2010 145

LCHF – Tricks, Gedanken & Antworten 153

Warum nehme ich nicht ab? 153

Mangelnder Leidensdruck 161

Alle Vitamine an Bord? 164

Auswärts essen 167

Gegenwind von anderen 172

Meine Familie isst nicht LCHF! Und nun? 174

Ist LCHF teuer? Kassensturz! 175

Was sagt der Mann zu deiner Veränderung? 178

Zusätzliche Motivationstipps 179

Sich regen bringt Segen 186

Den Anfang finden 188

Sportbekleidung für Übergewichtige 189

LCHF-Erfolgsgeschichten 191

Inka – was für ein Gesicht! 191

Lady S. – mein Augenstern 196

Klara Nierling – Nicht mein Weg! 200

Guten Appetit! 203

Aromatisierte Butter 203

Saucen und Dips 205

Salatbar 209

Hackfleischgrundrezept 212

ZwEimal Ei 213

Brotiges 216

Und? Ab hier alles Wölkchen!?? 219

Literaturtipps 221

Meine unsichtbaren, guten Geister 222

„... das Wunder, auf das du all die Jahre gewartet hast,
bist du selbst!"

Frei nach Selma Lagerlöf

Erste Worte

1 Meter und 33 Zentimeter…

(Ich habe tatsächlich an einem langweiligen Regentag nachgemessen)

… nahmen die diversen Diätratgeber in meinem Regal ein, Buch an Buch, dicht an dicht. Mit jedem Neuerwerb breiteten sie sich weiter aus. Jedes neue Buch beanspruchte neben Regalfläche auch eine erhebliche Portion meines Optimismus, den ich stets in den Inhalt investierte. Ich wollte abnehmen. Falsch: Ich MUSSTE abnehmen.

Jede Diät begann ich mit Elan, anfangen war nie das Problem. Bei einem Gewicht im dreistelligen Bereich war mir außerdem fast jedes Mittel recht. Rückblickend kann ich sonst kaum erklären, was ich mir im Laufe der Jahre an Diäten zumutete. Wirft man mir ein Stichwort zu, kann ich zu vielen Methoden spontan eine kurze Zusammenfassung liefern, inklusive sehr persönlichem Erfahrungsbericht. Wenn es mir richtig schlecht ging, spielte ich manchmal sogar mit dem Gedanken, mir den Kiefer nahrungsaufnahmesicher verdrahten oder den Magen verkleinern zu lassen. Glücklicherweise waren solche drastischen Maßnahmen im Endeffekt unnötig.

Ähnlich intensiv und schnell, wie ich Diäten begann, scheiterte ich übrigens üblicherweise, denn sobald die anfängliche Euphorie verraucht war, gewann der Heißhunger Oberhand, erst recht, wenn der Wind des Lebens härter und kälter blies. Ich knickte ein. Jedes Scheitern ließ mich nicht nur mit mindestens einem neuen Zentimeter verstaubender Diätbuchbreite, sondern auch mit einer frischen Kerbe im Selbstbewusstsein zurück. Innerhalb kürzester Zeit verzeichnete ich außerdem regelmäßig mehr Gewicht auf den Rippen als zuvor.

Als ich im Juli 2009 zum ersten Mal etwas über LCHF las, wog ich fast 126 kg. Das entsprach bei meiner Körpergröße einem BMI jenseits der 40 und somit einer „morbiden Adipositas" (schreckliche Bezeichnung!).

Die simple Buchstabenkombination LCHF steht für „Low Carb High Fat" und bedeutet übersetzt „kohlenhydratarm und fettreich". Ja, richtig gelesen: Fett**reich**!

Wie bei den meisten Menschen war auch in mir eine Fettphobie stabil verankert. Schließlich war mir jahrzehntelang durch Medien, Erziehung, Hörensagen und Ärzte gebetsmühlenartig eingetrichtert worden, wie außerordentlich gefährlich Fett sei und dass man es unter allen Umständen zu meiden habe. Fett macht fett, das weiß doch jedes Kind.

Aber was, wenn das gar nicht stimmte?

Meine Neugierde war eindeutig geweckt. Da ich am klassischen Ansatz abzunehmen (fett- und kalorienreduziert) mehrfach gründlich gescheitert war, stürzte ich mich kopfüber in das Abenteuer LCHF. Was hatte ich zu verlieren, außer reichlich Übergewicht und die damit einhergehenden körperlichen und seelischen Befindlichkeiten? Wenig.

Und?

Mit LCHF war das Thema „Heißhunger" im wahrsten Sinne des Wortes „gegessen" – vorbei! So simpel und im Handumdrehen, dass ich es bis heute kaum fassen kann. Nach vielen Jahren, die von Diätfrust und Essanfällen geprägt waren, bekam ich endlich die Chance, etwas grundlegend zu verändern. Ich erwachte aus einem Albtraum.

Entspannt, satt und zufrieden nahm ich mehr als 45 kg ab, fand meine Gesundheit wieder, entdeckte die Liebe zum Sport, erlebte spannende Geschichten, kurzum: Ich stellte mein Leben gründlich auf den Kopf. Simsalabim. Einfach so.

Ermuntert von meiner Freundin Bettina begann ich zeitgleich unter dem Alias „Sudda Sudda" einen Blog im Internet zu führen, in dem ich meine Gedanken und Erlebnisse während des Abnehmens festhielt. Die Resonanz der Leser war überwältigend. Von ihnen erhielt ich (und erhalte ich noch heute) ungewöhnlich viel Zuspruch, Tipps und Feedback. Sie begleiten und beflügeln mich. Gemeinsam haben wir viele Gedankenberge abgetragen.

Meine Lieben, falls ihr das lest:

ICH UMARME EUCH!

Mit den Jahren entwickelte sich der Wunsch, meine Erlebnisse und mein persönliches LCHF in Buchform zusammenzufassen, ein ähnlich buntes Sammelsurium wie im Blog. Eben alles Wesentliche sinnvoll überarbeitet und in ein Buch gepackt, was für einen geschmeidigen und gelungenen Start wichtig war, damit die dicke Larve sich entpuppen und entfalten konnte. Dazu einige Gedankenberge und Anekdoten, die mich unterwegs ereilten und aus meiner Sicht nicht nur damals in den Blog, sondern auch aktuell in diesen Zusammenhang passen.

Jetzt halten Sie dieses sehr persönliche Buch in der Hand.
Willkommen! Ich freue mich.

Vielleicht geht es Ihnen ähnlich wie mir damals. Möglicherweise sind Sie aber auch auf der Suche für einen Menschen, der Ihnen am Herzen liegt. *Oder bist du sympathisierender Blogleser* ♥*?* Lernen Sie LCHF in Ruhe kennen. Ob es schlussendlich der eigene Weg werden kann, werden Sie während des Lesens herausfinden können. Ich gebe gerne einen Denkanstoß. Eine reelle Chance ruht in Ihrer Hand.

Viel Vergnügen und Erkenntnis wünscht

Annika alias Sudda Sudda

P.S.: Ich habe übrigens irgendwann versucht, die nun überflüssigen 1,33 m Diätbücher über den Blog zu verschenken – interessanterweise hatte kaum jemand Interesse. Daher fristet der Restbestand sein Dasein in einem Karton auf dem Speicher. Als Erinnerung an das, was einmal war, aber nie wieder sein wird.

Wichtiger Hinweis

Ich weise ausdrücklich darauf hin, dass ich *keinerlei* medizinische oder naturwissenschaftliche Ausbildung genossen habe. Ich bin interessierte Laiin.

Bei dem Inhalt dieses Buchs handelt es sich um meine persönliche Erfahrung und Meinung. Die Informationen, die ich weitergebe, habe ich nach bestem Wissen und Gewissen so notiert, wie ich sie verstanden habe, mangels oben genannter Ausbildung allerdings ohne Gewähr.

Mein Vorteil besteht jedoch darin, dass ich *selbst* richtig dick war, mit meinem LCHF *persönlich* mehrere Dutzend Kilo abgenommen habe und am *eigenen* Leib spüren durfte, wie wundervoll es sich anfühlt, wenn es endlich gelingt, sich vom Übergewicht zu befreien. *Praktisch,* nicht nur theoretisch. Damit habe ich vermutlich dann doch vielen Autoren von Ernährungsbüchern etwas voraus.

Die Informationen, Tipps, Ratschläge, Empfehlungen und Hinweise in diesem Buch sind natürlich kein Ersatz für den kompetenten, individuellen Rat eines Arztes. Manches gehört auch in die Hände eines guten Psychologen oder Therapeuten. Daher richtet sich dieses Buch nicht an Menschen, deren Gewichtsprobleme allein auf schwerwiegenden seelischen Ursachen basieren oder die in erster Linie aufgrund von körperlichen Erkrankungen übergewichtig sind.

Generell rate ich vor jeder Ernährungsumstellung oder Diät zu einer gründlichen medizinischen Voruntersuchung. Ein guter Arzt ist darüber hinaus sicherlich ein sinnvoller Begleiter.

Die Verantwortung für Ihr Leben und Ihre Gesundheit liegt in Ihrer Hand.
Gehen Sie achtsam und respektvoll mit sich um!

Esssüchtig? Disziplinlos? Unglücklich!

Blogeintrag „Wie es war #1 – ein Rückblick"
Februar 2009 –Gewicht: deutlich über 120 kg

Der Elternabend in der Schule ist vorbei. Draußen ist es dunkel und nass. Ich schleiche frustriert Richtung Parkplatz.

Weshalb finden solche Veranstaltungen prinzipiell im zweiten Stock statt? Wie soll man mit viel Übergewicht zumindest halbwegs würdevoll im Klassenraum ankommen, wenn es eine gefühlt unendliche Anzahl an Treppenstufen zu überleben gilt? Wenn Puls und Atmung oben auf dem letzten Absatz erst heimlich krampfhaft unter Kontrolle gebracht werden müssen, bevor man sich hinein traut? Ich habe mich unwohl gefühlt zwischen den anderen, beobachtet wie eine ungewöhnliche Kreatur auf einem mittelalterlichen Jahrmarkt.

„Wann bist du zurück?", hatten sie mich vorher Zuhause gefragt. „Keine Ahnung. Es werden garantiert wie immer welche dabei sein, die die Veranstaltung durch überflüssige Fragen unnötig in die Länge ziehen", hatte ich entgegnet.

Mein Gewissen hängt bis zum Boden durch, fließt die schweren Beine hinunter in die geschwollenen Füße. Ich weiß, was jetzt passieren wird, dennoch frage ich mich, warum ich es nicht einfach sein lasse.

Aus der Ferne schimmert die Leuchtreklame des Burgerladens, die gebratene Pracht ist bis hierher zu riechen. Sie zieht mich magisch an und ich zögere nur den Bruchteil eines Moments, bevor ich die Eingangstür aufdrücke. Eigentlich bin ich auf Diät, ich muss endlich abnehmen! ,Ab Morgen, ganz bestimmt. Morgen ist der perfekte Tag für einen neuen Anfang', versuche ich mich zu überzeugen, bevor ich meine Bestellung aufgebe. „Vier große Hamburger, zweimal Cola, zwei große Portionen Pommes. Einen Burger ohne Zwiebel, meine Tochter mag das nicht. Ach so, und noch Extra-Mayo für den Göttergatten. Die Meute hat Hunger."

Das künstlich eingeflochtene Lachen hinterlässt ein unangenehmes Echo in meinem Hirn, jagt einen peinlich berührten Schauer in die Magengrube. Die Bedienung scheint meine Unsicherheit nicht zu merken, sie erledigt mechanisch ihren Auftrag.

Nervös nestele ich mit meinen Fingern am bereitgehaltenen Portemonnaie. Druckknopf auf und zu, auf und zu. Das dauert so lange! Werde ich beobachtet? Glaubt man mir, dass die Bestellung einer ganzen Familie gilt, oder denkt vielleicht jemand angewidert: ‚Kein Wunder, dass die fett ist. Wie kann man nur…‘? Ich würde eventuell so denken, wenn ich schlank wäre. Leider denke ich manchmal sogar so, obwohl ich selbst dick bin. Verräterin.

Angespannt krame ich die Summe hervor, die mir genannt wird, raffe die Tüte an mich und verlasse zügig den Ort des Geschehens. Beruhigend steigt mir der Duft der Burger in die Nase. Am Parkplatz angekommen, öffne ich die Autotür und ärgere mich einen Moment, weil ich mich ungelenk auf den Sitz schieben muss. Es wird nicht lange dauern, bis ich wegen der Enge ein Loch in das Polster gewetzt habe. Der Einstieg ist eben nicht auf Menschen meines Ausmaßes ausgelegt. War bei dem Auto davor nicht anders. Ich hinterließ ein eingescheuertes Schandmal.

Der Parkplatz ist nach 21 Uhr zwar so gut wie leer, dennoch steuere ich das Auto an einen unbeleuchteten Ort im Schutze einer Hecke. Die Tüte knistert beim Öffnen unter meinen Fingern. Das Kondenswasser tropft durch das Verpackungsmaterial hindurch auf meinen Schoß. Verräterische Flecken – ich darf bloß nicht vergessen, die Hose nachher ganz unten in die Schmutzwäsche zu legen.

Ich stopfe in emotionalem Blindflug den Tüteninhalt in mich. Ein Burger folgt dem nächsten, die Pommes piken im Mund, weil ich sie zu schnell hineindrücke. Egal, das unangenehme Gefühl lässt sich durch Cola dämpfen. Ich halte erst inne, nachdem alles verschlungen ist. Leere in der Tüte, Leere im Gehirn, Leere im Herzen.

Mechanisch zerknülle ich die Papiertüte, stopfe sie tief in das Handschuhfach und spüre, wie Tränen in mir aufsteigen. Sie lassen sich nicht aufhalten, auch wenn ich hastig versuche, sie mit den Fingern, die nun unerträglich nach Burger riechen, wegzuwischen. Ich brauche einige Minuten, bevor ich den Motor starte, eine gute Weile bis ich mich beruhigt habe.

Zuhause ist es still. Alles schläft. Es ist ja auch schon spät, der Elternabend hat eben länger gedauert. Ich krieche ohne Umwege ins Bett. Im Spiegel ansehen mag ich mich heute eh nicht mehr.

Grundsätzlich führte ich ein völlig normales Leben: Verheiratet seit 1994, Mutter zweier Kinder, halbtags als kaufmännische Angestellte berufstätig, dazu Haus, Garten und Hund, finanziell abgesichert, nichts Besonderes. Ich hätte entspannt und glücklich leben können, stattdessen wurde ich stetig dicker und unzufriedener. Warum?

Das Dilemma nahm seinen Lauf, als ich Mutter wurde und mit einem Mal für das Wohl meiner Familie samt allen Nebenpflichten verantwortlich war. Das war ein starker Einschnitt in mein Leben, denn bis dahin brauchte ich mir lediglich Gedanken um mich selbst machen. Die neue Rolle hatte ich zwar bewusst gewählt und hätte keinesfalls darauf verzichten wollen, dennoch tat es mir nicht gut, meine eigenen Befindlichkeiten und Bedürfnisse dem Familienwohl unterzuordnen. Hinzu kam, dass meine neue Aufgabe einerseits gesellschaftlich nicht sonderlich hoch angesehen war, andererseits jedoch viel Arbeit mit sich brachte und maximal Zeit einforderte.

Jemand kommentierte einmal im Blog: „Sie wissen schon, dass Hausfrau der einzige Vollzeitjob ist, der nicht bezahlt wird, oder?" Ja, das weiß ich. Man lebt unter anderem von Anerkennung, Lob und Liebe. Die Auszahlung verläuft jedoch eher schleppend, da es schnell zur Normalität wird, dass alles funktioniert. Die Menschen um einen herum – und nicht zuletzt man selbst - entwickeln eine gewisse Erwartungshaltung. Ich gönnte mir nur sehr wenig persönliche Zeit, es war mir wichtiger, stets für die Familie da zu sein.

Taten sich Zeitnischen auf, war ich oft zu müde, um sie sinnvoll zu nutzen. Immer häufiger war ich körperlich und seelisch völlig ausgelaugt, und wenn ich einen richtig schlechten Tag hatte, fühlte ich mich in meinem Selbstmitleid manchmal wie ein modernes Aschenputtel – dummerweise ohne glamourösen Ball auf dem Schloss. Es mag sein, dass andere mein Pensum problemlos und lächelnd gemeistert hätten, vielleicht war ich grundsätzlich nicht sonderlich belastbar, aber ich bin eben ich und nicht jemand anders.

2001 - Dialog mit meiner fast 5-Jährigen

„Was möchtest du werden, wenn du groß bist?"
Strahlende Kinderaugen.
„Putzfrau wie du, Mama!"

Und mir war schlagartig klar, dass etwas eindeutig falsch lief.

Um die diversen Aufgaben erfüllen und den familiären Harmoniepegel gleichzeitig möglichst im positiven Bereich halten zu können, begann ich, intensive Gefühle, wie Langeweile, Enttäuschung, Stress, Wut, Müdigkeit und Erschöpfung, einfach wegzuessen. Der Druck des gefüllten Magens erdete mich, ich dämpfte meine angesammelten Emotionen oral. Wie nicht anders zu erwarten war, führte dieses Verhalten dazu, dass ich zunahm. Das war der Einstieg in eine üble Spirale, denn mein Essverhalten entwickelte sich zu einer Routine, die sich schleichend ausweitete und mich immer tiefer in ihren Kern sog.

Neben der Tatsache, dass ich mich häufig mit Nahrung betäubte, irritierte mich, dass ich unter extremem Heißhunger litt. Erst spät begriff ich, dass Essen nicht nur zum seelischen, sondern auch zum körperlichen Problem wurde. Heute weiß ich, dass Kohlenhydrate bei mir Hauptauslöser für meinen Heißhunger waren, mein Blutzucker-Management war entgleist. Die Kohlenhydrate verhielten sich in mir wie staubtrockenes Laub in einem Feuer. Das Material brannte zwar lichterloh, aber eben nur kurz, so dass schnell und vor allem oft nachgelegt werden musste, um die Flamme am Leben zu halten.

Der Heißhunger verstärkte den emotionalen Druck, daher wollte ich immer öfter essen. Bald kreisten meine Gedanken fast konstant um Nahrung, denn ich investierte zusätzlich viel Energie darin, am Morgen perfekte und höchst ambitionierte Essenspläne für meine Diät auszuklügeln, um in der Regel am Ende des Tages enttäuscht zu sein, weil es mir nicht gelungen war, sie einzuhalten.

Das war nicht NORMal! Daher schämte ich mich für mein Essverhalten mindestens genauso wie für meine Figur. Ich hatte Angst, dass mein Mann mich irgendwann deswegen verlassen würde. Außerdem befürchtete ich, dass meine Kinder mich peinlich finden könnten, und war traurig, dass meine Scham und meine körperliche Verfassung mich daran hinderten, mit ihnen ungezwungen zu toben oder schwimmen zu gehen. Nur ungern war ich außerhalb meiner sicheren Burg – meinem Zuhause – unterwegs, da ich mögliche Blicke und Kommentare Fremder scheute.

Meine Lösung gegen diese Ansammlung negativer Gefühle? Essen!

Dabei waren diese Ängste unbegründet. Eine Mama ist für das Kind immer *die* Mama. Mein Mann ist bis heute eine treue (wenn auch unkonventionelle) Seele und mein bester Freund. Negative Reaktionen Fremder bildete ich mir in erster Linie ein.

Mein persönliches Umfeld registrierte, dass ich ein gravierendes Problem hatte. Manche sorgten sich und einige wagten sogar, ihre Bedenken offen anzusprechen. Meine Reaktion? Ich ging auf Konfrontationskurs, sobald das Thema angeschnitten wurde. Ich behauptete mit fester Stimme, dass ich mir gefallen würde, und wenn ich in der Lage wäre, mich zu akzeptieren, sei es ja wohl nicht zu viel verlangt, dass andere es gefälligst auch täten. Gelogen, so sehr gelogen. Kritik tat jedes Mal weh, auch wenn sie gut gemeint war. Dass ich ein Essproblem entwickelt hatte, war mir bewusst, aber ich bekam es nicht in den Griff. Der Heißhunger zog mich regelmäßig wie ferngesteuert zum Kühlschrank.

Irgendwann hatte ich schließlich die 125-Kilo-Marke hinter mir gelassen. Dennoch war ich stolz darauf, dass ich nicht zu den dicken Menschen gehörte, denen man ihre Last bereits am Gang ansehen kann, die sich nur mit Mühe vorwärtsbewegen können. Das Bild, das ich nach außen zu transportieren versuchte, war fröhlich, aufgeschlossen, energisch und positiv, ein Mensch zum „Pferdestehlen". Aber dieses Bild war eher transportiert als authentisch und die Aufrechterhaltung kostete Berge an Energie – und Nahrung, sobald ich unbeobachtet war.

Die speziell für Übergrößen angebotene Kleidung gefiel mir nicht, sie war mir viel zu auffällig. Auffallen wollte ich jedoch keinesfalls, sondern im Gegenteil eher unsichtbar sein. Außerdem wäre eine größere Investition in die tatsächliche Konfektionsgröße in meinen Augen einer Art Kapitulation vor dem Übergewicht gleichgekommen. Dazu war ich nicht bereit. Niemals! Ich würde bald schlank sein. Bestimmt! Daher besaß ich lediglich eine höchst übersichtliche Anzahl an Kleidungsstücken, die mir passten. Der restliche Inhalt meines dennoch überraschend üppig gefüllten Kleiderschranks bestand aus Kleidung, die mir viel zu klein war, wahlweise wehmütige Erinnerungen an die guten, alten Zeiten oder sogar optimistisch auf Vorrat gekaufte Zukunftsinvestitionen.

Je schwerer ich wurde, desto reduzierter wurden meine Bewegungsabläufe. Ich mied Bewegung zum einen aus Bequemlichkeit, denn sie war mit starker Anstrengung verbunden. Ich mied sie aber auch, weil sie Schmerzen verursachte. Bereits am Morgen begann der Weg aus dem Bett auf wackligen Beinen und mit Druckschmerz in den geschwollenen Füßen. Ich brauchte stets einige Minuten, bis ich mich warmgegangen hatte, die Beine mir ausreichend gehorchten und ich mich die Treppe hinunterwagte, ohne Angst vor einem Sturz. Unten angekommen, setzte ich mich erst einmal hin. Bei den alltäglichen Arbeiten und Terminen nutzte ich jede Gelegenheit, mich kurz auf Sitzgelegenheiten aller Art auszuruhen, bevor ich für den Rest des Tages ermattet auf das Sofa sank, um anschließend müde und gerädert zu Bett zu gehen. Die nötigen Sitzpausen waren mir in Gegenwart anderer zwar peinlich, aber mit ein wenig Kreativität fanden sich ausreichend unauffällige Gelegenheiten. Der nächtliche Schlaf brachte wenig Erholung, da mich mein Rücken beim Wenden immer wieder schmerzhaft aus den Träumen riss.

Den respektabel hohen Blutdruck und die Schilddrüsenunterfunktion hatte mein Hausarzt glücklicherweise mit Medikamenten recht gut im Griff, aber es lag auf der Hand, dass mein gesundheitlicher Zustand alles andere als optimal war. Tatsächlich war mein Gesundheitsbewusstsein unterirdisch. Ich mied Untersuchungen, weil ich mich schämte und Angst vor eventuellen Äußerungen wie „Selbst Schuld. Nehmen Sie ab!" hatte. Daher wusste ich nicht, ob ich irgendwelche Molesten mit mir trug. Was nicht untersucht wird, wird nicht festgestellt, kann hervorragend als Gefahr ausgeblendet werden. Nicht gut!

Natürlich wollte ich diesen Wahnsinn beenden und abnehmen, es gelang mir aber nicht. Immer wieder griff ich nach Strohhalmen aller Art und stürzte mich Mal um Mal optimistisch auf die nächste Diät. Ich lernte, dass man mageres Fleisch in Sprudelwasser anbraten kann, wusste den Kaloriengehalt der gängigsten Lebensmittel auswendig, aß bergeweise Obst und Gemüse, sezierte sämtliches Fett aus der Nahrung und hatte es erfolgreich geschafft, mir einzureden, dass Magerquark als Hauptmahlzeit köstlich sei. Von jeder Diät erhoffte ich mir die Lösung meines Problems. Es konnte mir kaum zu extrem sein, umso schneller würde ich schließlich mein Ziel erreichen. Aber extrem kalorienarme Diäten sind unerträglich. Eventuell machbar für Asketen und Wunderkinder. Aber war ich ein Asket? Nein! Und ein Wunderkind war ich ebenso wenig.

Ich nahm dabei zunächst ab, das war nicht das Problem. Früher oder später hielt ich dem Druck jedoch nicht mehr stand, und spätestens wenn ich zusätzlich auf emotionaler Ebene ins Wanken geriet, wurde ich schwach und gab nach. Mein cleverer Körper holte sich rigoros das, was ich ihm genommen oder verboten hatte, ich war chancenlos.

In meinen Rückfällen verdrückte ich Mengen, die jenseits der Vorstellungskraft eines Menschen mit normalem Essverhalten liegen. Ein halbes Toastbrot, üppig belegt? Kein Problem - und damit meine ich nicht eine halbe *Scheibe*. Gerne bestückt mit Alibischichten Diät-Margarine und Light-Käse, denn das gab mir zunächst noch das Gefühl, mich im Griff zu haben. Dazu vielleicht Magerjoghurt und etwas Obst, bevor ich schließlich doch umschwenkte und die Reste des Kuchens, den ich mir am Vortag verkniffen hatte, oder sogar planlos Kakaopulver pur verschlang. Erst nach dem Essanfall, erst wenn ich mich selbst – voller Bauch sei Dank - wieder spürte, wachte ich wie aus Trance auf und zerbrach fast vor Enttäuschung über meine Disziplinlosigkeit. Schon wieder gescheitert.

Aus Angst vor Kritik und den enttäuschten Blicken meiner Familie versuchte ich den Schein der Disziplinierten zu wahren und aß fortan heimlich alles, was mein Heißhunger einforderte. Ich lebte im wahrsten Sinne des Wortes von der Hand in den Mund. Ich nahm mir, was niemand vermisste, oder kaufte gezielt Leckereien ein. Ich versuchte zwar, mir einzureden, dass ich die Produkte für die Familie kaufte, dabei war bereits beim Griff in das Regal klar, dass sie tatsächlich noch nicht einmal die Verpackung zu Gesicht bekommen würden. Die Beute in der Jackentasche verborgen, brach ich davon in unbeobachteten Momenten etwas ab und schob es mir aus dem Schutze des Ärmels verdeckt in den Mund. Ich kenne die Tricks, ich kenne sie alle.

Den Glauben an mich selbst und meine Würde hatte ich bereits irgendwo verlegt, möglicherweise oben links im Süßigkeitenregal oder eben im Burgerladen. Ich war frustriert und müde - lebensmüde. Immer häufiger ertappte ich mich bei dem Gedanken, mich in Luft auflösen oder einfach verschwinden zu wollen. Ich wollte aus der endlosen Dick-sein-Spirale mit stetig enger werdenden Kurven aussteigen. Aber aussteigen bei voller Fahrt?

Kostenlos waren die Fahrten nie. Ich bezahlte die Jahre teuer - mit meiner Seele und meiner Gesundheit.

Cash!

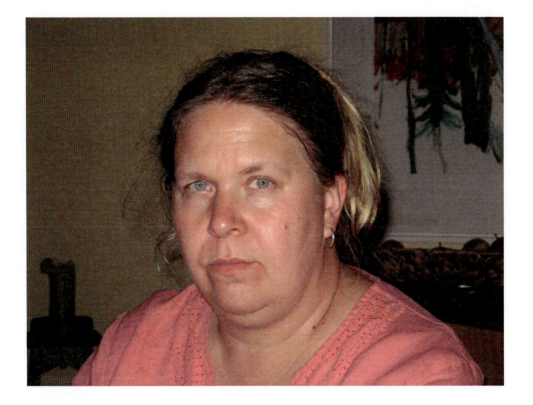

Juni 2008

Notiz „Die Top 10 der Anti-Dicksein-Gründe"
August 2009 –Gewicht: circa 120 kg

1. Die unangenehmen Überlegungen, ob man in den billigen Kunststoffstühlen mit Armlehnen, wie sie z.B. in Außenbereich von Eisdielen zu finden sind, festklemmen könnte, oder ob sie sogar drohen, unter einem zusammenzubrechen. Ähnliche Gedanken tauchen auf, bevor man sich auf Bierbänken niederlässt. Man tariert aus, ob sie zum Katapult für andere „Besetzer" werden könnten, wenn man sich an der Stelle XY niederlässt.

2. Die schmerzhafte Reibung zwischen den Oberschenkeln, wenn man im Sommer einmal ausnahmsweise im Rock oder in Shorts unterwegs ist.

3. Verkäuferinnen, die mich ignorieren, weil sie in mir als dicken Menschen keinen potentiellen Käufer sehen. Schließlich wird in ihrem Geschäft nichts in Zeltgrößen angeboten, da kann man sich die Mühe sparen. Noch schlimmer: Sie sagen es auch noch!

4. Wenn die Hosen die Taille so eng umschließen, dass sich der Bauch ähnlich einer imposanten Wasserfallformation oben herausdrückt.

5. Die Blicke anderer, wenn die „fette Kuh" es wagt, in der Öffentlichkeit zu essen. Dass es sich dabei unter Umständen um die erste Nahrung des Tages handelt, sieht und weiß keiner. Darüber hinaus wäre es ihnen eh egal.

6. Der offensichtliche Mangel an schöner, bequemer und gleichzeitig bezahlbarer Kleidung in Geschäften. Ich möchte keine neckischen Muster und asymmetrischen Schnitte, die „gekonnt von Problemzonen ablenken".

7. Das Erschrecken beim Anblick von Fotos, die aus Versehen von mir geschossen wurden, vor allem, wenn ich mich zusätzlich genötigt sehe, so zu tun, also ob sie mir gefallen würden.

8. Die gefühlt nahezu lebensbedrohliche Schnappatmung beim Binden der Schuhe und Schneiden der Fußnägel.

9. Es wäre nett, wenn ich geschminkt nicht mehr aussehen würde wie Miss Piggy.

10. Gegen Null gehendes Selbstbewusstsein, wenn ich vor die Tür muss.

LCHF - Fundstück meines Lebens

Eigentlich befand ich mich gerade in einer Zwischenphase, eben zwischen zwei Phasen abzunehmen. Der letzte Versuch war erneut erfolglos verlaufen, daher leckte ich noch leicht frustriert meine Wunden. Dennoch bemühte ich unermüdlich das Internet, bis ich durch Zufall auf einen Text von Nicole Lindborg zum Thema LCHF stieß, einer schwedischen Ernährungsform, die sich dort angeblich einer rasch wachsenden Beliebtheit erfreue. Ich erfuhr außerdem, dass es sich nebenbei um eine gesunde Möglichkeit handele, ohne Heißhungergefühle abzunehmen.

Die Worte „ohne Heißhungergefühle" und „abnehmen" in Kombination reichten aus, um mein Interesse binnen Bruchteilen einer Millisekunde zu wecken. Also begab ich mich auf die Suche nach weiteren Informationen. Dass ich der schwedischen Sprache mächtig bin, erwies sich als hilfreich, denn neben Nicoles Homepage mit dem dazugehörigen Diskussionsforum gab es damals keine Informationen auf Deutsch.

Wie bereits erwähnt, steht die Buchstabenkombination LCHF für „Low Carb High Fat" („kohlenhydratarm und fettreich") und versprach, allein durch die Bezeichnung, das Gegenteil von dem zu sein, was ich bislang geglaubt hatte. Je mehr ich las, desto logischer erschienen mir die Argumente pro LCHF. Ich verstand damals noch nicht allzu viel von den biologischen bzw. medizinischen Hintergründen und doch klang das wenige, was ich verstand, für mich sehr plausibel. Das Kontra-Stimmchen in meinem Gehirn, das mich auf die fest abgespeicherte Information verwies, dass Fett extrem gesundheitsgefährdend und im Verbund mit Kalorien wie der Teufel zu meiden sei, verstummte erstaunlich schnell.

Zumal ich mich im Laufe meiner Recherchen daran erinnerte, dass ich mich in einer bestimmten Phase meines Lebens bereits ähnlich ernährt und damit gute Erfahrungen gemacht hatte - während der zweiten Schwangerschaft. Damals wog ich über 100 kg und weil ich in der ersten Schwangerschaft extrem zugenommen hatte und darüber hinaus ein auffällig schweres Kind zur Welt gebracht hatte, befürchtete meine damalige Frauenärztin, dass ich mir nun bei der zweiten Schwangerschaft einen Schwangerschaftsdiabetes einfangen könnte. Sie sah mich ernst an und sagte sinngemäß Folgendes:

„Ich möchte, dass Sie sich so ernähren, wie es die Diabetiker tun sollten, bevor es diese ganzen Medikamente gab. Haben Sie sich jemals Gedanken darüber gemacht, warum Diabetes auch *Zuckerkrankheit* genannt wird? Und nicht nur Zucker, sondern auch andere Kohlenhydrate werden im Körper zu Zucker bzw. Glukose umgewandelt. Verzichten Sie daher bitte soweit möglich neben Zuckerhaltigem auch auf Getreideprodukte und Sättigungsbeilagen wie Kartoffeln, Reis, Nudeln, etc. Ab und an können Sie gerne Obst essen. Damit werden Sie vermutlich ebenfalls einer überzogenen Zunahme in der Schwangerschaft vorbeugen können. Auf diese Weise schaffen wir das gemeinsam gut durch die Schwangerschaft, Sie werden sehen."

Ich folgte ihrem Rat, denn ich war nicht sonderlich erpicht darauf, auch in dieser Schwangerschaft gute 30 kg zuzunehmen. Außerdem war sie eine Autoritätsperson und ich hatte reichlich Respekt vor ihr. Ich reduzierte also, so gut ich konnte, und tatsächlich verlief die Schwangerschaft wie aus dem Lehrbuch. Dieses Mal hatte ich kaum unter den sonst für mich typischen Wassereinlagerungen zu leiden, litt auch nicht unter den gerne zitierten Schwangerschaftsgelüsten, fühlte mich fit und nur wenige Stunden vor der Niederkunft konnten die Ärztin und ich darüber hinaus der Waage stolz ablesen, dass ich im gesamten Schwangerschaftszeitraum lediglich fünf Kilo zugenommen hatte, <u>inklusive</u> Kind! Die Geburt verlief unkompliziert, meine Tochter war ein großes, gesundes, normalgewichtiges Baby.

Das alles fiel mir bei den Recherchen zu LCHF wieder ein. Natürlich ärgerte ich mich in dem Moment gleichzeitig gründlich, weil ich nach der Schwangerschaft nicht an dieser Ernährung festgehalten hatte. Aber besser spät als nie, oder? Das finale Puzzlestück rasselte somit in meinem Gehirn an die richtige Stelle und mir war klar:

ICH MUSS DAS AUSPROBIEREN!

Als Krönung des Ganzen fand ich in den Weiten des Internets interessante Erfolgsgeschichten, eindrucksvoll unterstrichen durch tolle Vorher-Nachher-Fotos. Das reichte: Ein neuer Strohhalm! Weitere mögliche Verbesserungen des Gesundheitszustands, die ebenfalls in Aussicht gestellt wurden, waren mir damals vollkommen egal, auch wenn ich mich über jede gefreut habe, die mich mit der Zeit ereilt hat. Damals ging es mir nur um exakt eins:

Abnehmen! *DAS* Zauberwort.

Satt, kein Heißhunger, abnehmen, darüber hinaus eine völlig neue Abnehm-Methode... Was will man mehr? Außerdem - was hatte ich zu verlieren? Es konnte schlicht und ergreifend nur besser werden.

LCHF – die Grundlagen

Um zu verstehen, wie LCHF funktioniert, ist es notwendig, sich zumindest ein wenig mit der Theorie dahinter auseinanderzusetzen. Daher folgen in diesem Kapitel die Informationen, die aus meiner Sicht das nötige Grundlagenwissen liefern. Im Anhang habe ich zusätzlich Literaturtipps notiert, die eine interessante Basis für weitere Informationen sein können. Auf das Notieren einzelner, spezieller Links habe ich (bis auf wenige Ausnahmen) verzichtet, weil das Internet sehr schnelllebig ist und einzelne Seiten zügiger verschwinden, als einem lieb sein kann. Stattdessen werde ich sie nach und nach auf meiner Internetseite zum Buch ablegen: www.entpuppt.de.

Jeder Interessierte sollte ein wenig Zeit investieren, um herauszufinden, ob LCHF als Ernährungsweise zukünftig eine Option ist. Weiterhin Unschlüssigen empfehle ich, sich zunächst umfassend zu informieren und es anschließend mindestens einen Monat konsequent zu testen. Erst nach diesem Mindestzeitraum ist es möglich, zu beurteilen, ob LCHF die persönlichen Erwartungen und Ansprüche erfüllen kann.

Schwierigkeiten bereiten häufig unter anderem die angelernte Fettphobie, aber auch die Umstellungsbeschwerden, die nicht selten in den ersten Tagen durchgestanden werden müssen, aber eben nur vorübergehend sind. Viele fühlen sich mit LCHF wohl, aber natürlich nicht jeder.

Erfolgreiches Abnehmen erfordert ein höheres Maß an Eigeninitiative als die meisten gewohnt und/oder bereit zu investieren sind, sowohl in Bezug auf die Ernährung als auch auf das Seelenleben. Es ist deutlich mehr nötig, als vorgegebenen Mahlzeitenplänen nach Punkt und Komma zu folgen. LCHF bietet mir die Freiheit, die Ernährung, als *einen* der nötigen Grundpfeiler für eine stabile Abnahme, im Rahmen gewisser Grundsätze, individuell zu gestalten und an meine persönlichen Vorlieben, Wünsche, Zielsetzungen und Bedürfnisse anzupassen.

Ist das nicht spannend? Die Ernährung soll zum Menschen passen und nicht umgekehrt.

Eine Ernährungsweise auf Eroberungskurs

Wenn man ein Buch über eine im deutschsprachigen Raum bislang relativ unbekannte Ernährungsform schreibt, kommt man kaum umhin, die Hintergründe nicht zumindest anzurei-
ßen. Und wer, wenn nicht Nicole Lindborg, kann dazu Genaueres sagen? Schließlich war sie
es, die LCHF nach Deutschland brachte, obwohl sie in Schweden lebt.

**Der Ursprung von LCHF liegt in Schweden. Kannst du etwas über die Hintergründe und
Entwicklung erzählen?**

Nicole: Dieser Punkt könnte schnell den Rahmen sprengen. Ich weiß nicht, wie ich es in wenige Worte fassen soll. LCHF entwickelte sich parallel aus den Geschichten vieler Personen,
bis es zu dem wurde, was es heute in Schweden ist. Drei Menschen führten mich zu LCHF:

Zum einen **Dr. Annika Dahlqvist**, die jahrelang als Ärztin ihre Patienten konventionell nach
den offiziellen Ernährungsrichtlinien und Empfehlungen behandelt hatte. Da sie selbst übergewichtig und gesundheitlich angeschlagen war und keine dieser Empfehlungen ihr halfen,
begann sie eines Tages, die Kohlenhydrate zu minimieren und die fehlende Energie durch
Fett zu ersetzen. Sie nahm satt und zufrieden ab, wurde gesund. Als sie jedoch begann, ihren
Patienten LCHF als Behandlungsmethode bei vielen Krankheiten, wie z.B. starkem Übergewicht und Diabetes Typ 2, ans Herz zu legen und sich öffentlich positiv zu LCHF äußerte, wurde sie stark angefeindet. Ihr wurde sogar vorübergehend die Erlaubnis entzogen, in Schweden als Ärztin zu praktizieren. Ein Beschluss, den die Verantwortlichen jedoch wieder zurück-
ziehen mussten, da die vorgebrachten Argumente gegen sie haltlos waren.

Der Jurist **Lars Erik Litsfeldt** hatte viele Jahre vergeblich gegen sein Übergewicht gekämpft.
Als im Jahre 2001 Diabetes Typ 2 bei ihm diagnostiziert wurde, begann er, sich entsprechend
den damals gängigen Ernährungsratschlägen für Diabetiker „sehr gesund" zu ernähren –
dachte er. Nur ein Jahr später erlitt er einen Herzinfarkt. Darüber hinaus war es ihm auf diese
Weise nach wie vor nicht möglich, Gewicht zu verlieren. Daher suchte er nach einer Alternative und fand LCHF. Seine Erfahrungen verarbeitete er in einer Reihe von Büchern. Wichtig
für mich war sein Buch „*Fettskrämd*" (übersetzt: „Fettphobie"), das im Jahr 2007 auf den
Markt kam.

Sten Sture Skaldemans Buch „*Ät dig ner i vikt*" (übersetzt: „Iss das Gewicht herunter") war ein weiterer Meilenstein. Der Autor war früher extrem übergewichtig, dabei hatte er sich jahrzehntelang mit fett- und kalorienreduzierten Diäten gequält. Nichts half, stattdessen wurde er stetig dicker und kränker. Als sein Arzt ihm eines Tages eröffnete, dass er nicht mehr lange leben würde, wenn sein Gewicht sich so weiterentwickeln und sein Gesundheitszustand sich weiterhin verschlechtern würde, beschloss er, den Dingen ihren Lauf zu lassen und sich einfach tot zu essen. Wenn schon sterben, dann doch vorher noch genießen, was man sich über Jahre verboten hatte. Er begann Butter, Sahne und fettreiches Fleisch zu essen, verbannte das Wort „Kalorien" aus seinem Wortschatz und wartete auf den Tod. Interessanterweise nahm er stattdessen ab, insgesamt weit über 60 kg, und fühlt sich seither gesund und fit.

Das sind die drei Personen, die für *mich* am Anfang wegweisend waren. Über die derzeitige Entwicklung von LCHF in Schweden könnte man Seite um Seite schreiben. Es tut sich so viel, dass man fast die Übersicht verliert. Aber das verschieben wir wohl besser auf dein zweites Buch.

Was hat dich persönlich an dieser Ernährungsweise fasziniert?

Nicole: Ich habe mich immer für (gesunde) Ernährung interessiert. Ein Buch von Michel Montignac rückte die Kohlenhydrate langsam, aber sicher, in meinen Fokus. Allerdings war er eher der Vorreiter einer Ernährungsweise, bei der darauf geachtet wird, den GI (glykämischer Index) in der Nahrung niedrig zu halten. Als ich jedoch, unter anderem durch die Berichte und Bücher der vorgenannten Persönlichkeiten, davon erfuhr, dass Kohlenhydrate allgemein schädlich sind, habe ich angefangen, mich tiefer in die Materie einzulesen. Die Tatsache, dass das seit Jahrzehnten verpönte Fett *gut* für uns ist, war dermaßen „gegen den Strom", das sie mich zunächst alleine deswegen fasziniert hat. Ich liebe es, Sachen zu hinterfragen, und nicht einfach angebliche Tatsachen zu übernehmen, nur weil „alle anderen es auch machen".

Meiner Meinung nach hast du LCHF nach Deutschland gebracht. Erzähl, wie war das damals?

Nicole: Ich habe gemerkt, dass ich in meinem privaten Umfeld sehr schnell an Grenzen stieß. Nur sehr wenige waren an meiner neuen Ernährung interessiert, ich hatte aber das Bedürfnis, mich mit anderen auszutauschen und andere zu informieren, weil ich so sehr von LCHF überzeugt war. Hier in Schweden kam LCHF langsam ins Rollen, aber auf Deutsch fand ich nach wie vor keine Informationen. Daher habe ich die Webseite www.lchf.de ins Leben gerufen. Anschließend begann ich, in unterschiedlichen Foren über LCHF zu schreiben. Ich rief zur Diskussion auf, aber anstelle von konstruktiven Diskussionen bezog ich verbale Schläge von vielen Seiten. Darum habe ich knapp ein halbes Jahr nach der Webseite das Forum aufgebaut, um mit Leuten diskutieren zu können, die wirklich an LCHF interessiert sind.

Was hat sich seitdem in Deutschland getan?

Nicole: Im Vergleich zu Schweden ist Deutschland in Bezug auf LCHF ungefähr da, wo Schweden vor 5 Jahren war. Aber ich sehe, dass die Entwicklung ähnlich verläuft. Je mehr Menschen sich darauf einlassen, desto schneller und weiter wird LCHF sich verbreiten. Die Kohlenhydrate sind in Deutschland bereits in den Fokus der Menschen geraten. Es ist vielen bewusst, dass sie reduziert werden sollten, auch wenn man bislang eher davon liest und hört, dass Kohlenhydrate abends zu meiden sind. Es dauert eben noch eine Weile, aber ein stabiler Anfang ist zu sehen. Auffällig ist die Tendenz im Forum. Die Durchschnittszahl der täglichen Neuregistrierungen steigt exponentiell an. Natürlich sind nicht alle angemeldeten User aktiv, es gibt Karteileichen, wie in anderen Foren auch. Aber die Zuwachsrate zeigt deutlich, dass das Interesse an LCHF und somit der Bekanntheitsgrad in Deutschland wächst. Ähnlich ist es bei den Blogs, wobei du dazu wahrscheinlich deutlich mehr sagen kannst, da du als Bloggerin an dem Thema viel näher dran bist. Dein Blog war auf Deutsch der erste zum Thema, und heute? Mittlerweile gibt es so einige.

2013 haben meine Geschäftspartnerin Tina und ich uns unseren Traum erfüllt und bieten auf der Seite www.lchf-shop.de Produkte an, die das LCHF-Leben bereichern können. Dabei behalten wir unsere Zielsetzung, unter anderem natürliche, kohlenhydratarme Lebensmittel (möglichst in Bio-Qualität) anzubieten, stets im Auge. Mit der Entwicklung des Shops sind wir sehr zufrieden und weiten unser Sortiment nach und nach aus, gerne orientiert an den Wünschen unserer Kunden.

Kannst du dich noch daran erinnern, als ich mich 2009 im Forum registrierte und mit LCHF anfing? Was dachtest du bei unserem ersten Mail-Kontakt?

Nicole: Wie könnte ich das vergessen! Du hast dich selbst als „dicke Frau" bezeichnet und somit hatte ich irgendwie vor meinem geistigen Auge das Bild einer dicken, vorlauten Frau (du bist ja ziemlich gesprächig)...

Frechheit! ☺

Nicole: … jedenfalls einer etwas unangenehmen Zeitgenossin. Ich habe mir dich außerdem viel älter vorgestellt. Aber zum Glück bin ich eines Besseren belehrt worden und habe sehr schnell gemerkt, dass wir zwei eine Verbindung zueinander haben. Ich bin sehr froh, dass du mein Forum gefunden hast und sich eine echte Freundschaft zwischen uns entwickeln konnte.

Das Kompliment gebe ich gerne zurück. Ich bin gespannt, was wir in Zukunft zusammen auf die Beine stellen und erleben werden. Wenn du abschließend einen kleinen Blick in die Glaskugel wirfst: Wie wird die Entwicklung von LCHF im deutschsprachigen Raum langfristig sein?

Nicole: Ich bin mir sicher, dass LCHF langfristig die Ernährungsweise sein wird, der sich das Gros der Menschen zuwenden wird. Vielleicht nicht nur zur strikten Variante, aber das Bewusstsein für natürliche Nahrungsmittel und gegen ein Übermaß an Kohlenhydraten wird steigen. Das liegt vor allem daran, dass LCHF natürlich und in sich stimmig ist. Es gibt weder Haken noch versteckte Fallstricke.

Drei Bausteine zum Erfolg

Die LCHF-Philosophie basiert auf **drei** Bausteinen bzw. Grundprinzipien:

1. **Reduzieren Sie die Kohlenhydratmenge auf ein Minimum.**

2. **Ersetzen Sie die dadurch fehlende Energiemenge durch natürliches Fett, bevorzugt tierischer Herkunft. Die Proteinmenge bleibt unverändert.**

3. **Ernähren Sie sich von hochwertigen, natürlichen Nahrungsmitteln (d.h. Rohwaren, frei von künstlichen Zusatzstoffen und Zuckerersatzstoffen, bevorzugt saisonal angepasst und regionaler, ökologischer Herkunft).**

Diese drei Bausteine sind die Basis, aus der sich eine Vielzahl weiterer Auslegungen ergibt. Zusätzlich gibt es für mich (teils persönliche) Empfehlungen bzw. Regeln, um mit LCHF erfolgreich abnehmen zu können, aber dazu komme ich noch.

Diät? Nein, danke!

Wichtig:
LCHF ist <u>keine</u> Diät, sondern eine Ernährungsweise.

Lesen Sie sicherheitshalber den letzten Satz noch einige Male. Es ist **keine** Diät! Jedenfalls nicht in dem Sinne, wie der Begriff Diät heutzutage üblicherweise umgangssprachlich verstanden und verwendet wird, nämlich als schnelle Schlankheitskur oder eine speziell auf eine Krankheit abgestimmte Kost.

Aber LCHF wirkt gewichtsregulierend. Bei richtiger Umsetzung nehmen Übergewichtige ab, viele Untergewichtige können ihr Gewicht normalisieren. Nach meiner persönlichen Erfahrung und der vieler anderer, die ich auf ihrem Weg begleiten durfte, wage ich zu behaupten, dass mit LCHF eine reelle Chance auf ein normalgewichtiges Leben besteht. Mit „normalgewichtig" meine ich allerdings nicht das Gewicht, das wir uns wünschen, sondern das Gewicht, das unseren Körper in die Lage versetzt, perfekt leben und arbeiten zu können. Vorstellung und Realität weichen nicht selten voneinander ab, können bisweilen recht verschoben sein.

Ich erwähne das, weil mich im Laufe der Zeit auch Menschen um Rat baten, die sehr utopische Zielvorstellungen hatten. Manchmal hat der Körper eine ganz andere Vorstellung von Normalgewicht als wir, egal ob von uns schlicht gewünscht oder akribisch mittels BMI, Broca-Index oder sonstigen Formeln berechnet. Er ist zwar ein echtes Wunderwerk, aber Rechnen scheint nicht seine Stärke zu sein.

Ebenso wenig wird bei LCHF beispielsweise eine Abnahme von „10 kg in 14 Tagen" versprochen. Solche Gewichtsverluste sind höchstens mit unseriösen, unappetitlichen und vor allem gesundheitsschädlichen Extremdiäten möglich - wenn überhaupt. LCHF ist bei einer solchen Erwartungshaltung der völlig falsche Weg.

Unabhängig davon, ob man sich zukünftig nach LCHF ernährt und darauf setzt, dass sich das Gewicht mit der Zeit reguliert, oder dem Übergewicht doch lieber anders zu Leibe rücken möchte: Bitte gehen Sie achtsam und liebevoll mit sich um. Gönnen Sie sich eine große Prise Geduld. Es ist wichtig, dem Körper ausreichend Zeit zuzubilligen, um das Gewicht zu normalisieren.

Natürliche Ernährung

Im Unterschied zu vielen anderen LowCarb-Versionen werden bei LCHF keine künstlichen und verhältnismäßig teuren LowCarb–Ersatzprodukte verwendet. Für manche mögen solche Produkte verlockend sein, da es sich dabei in erster Linie um Imitate von Schokolade, Brot, Nudeln und Ähnlichem handelt, aber leider können sie häufig mit einem Chemiebaukasten für Fortgeschrittene mithalten und widersprechen somit den drei Grundprinzipien bzw. Bausteinen von LCHF.

Produkte, wie sie beispielsweise in den Süßwaren- und Knabberei-Regalen, bei den oft poppig bunten Kinder-Cerealien, den Limonaden, aber auch im Kühlregal in Form von gesüßten Milchprodukten zu finden sind, brauche ich hoffentlich gar nicht erst anzusprechen. Dass solche Kreationen mit Natürlichkeit nichts zu tun haben, sollte jedem klar sein, da kann noch so viel „gesunde Milch" im Riegel oder eine „Extraportion Vitamine" versprochen werden. Nicht weniger unnatürlich sind Fertiggerichte. Das schließt die beliebten Regalmeter Fertiggewürz-Tütchen, ohne die viele heutzutage anscheinend kaum noch kochen mögen, ebenfalls ein. Es fällt auf, dass Produkte dieser Art gerne extrem farbenfroh verpackt sind. Je eher sie zudem Kinder als Zielgruppe ansprechen sollen, desto knalliger ist die Aufmachung. Für mich stand daher schnell fest: Je bunter die Optik, desto unwahrscheinlicher, dass es zu LCHF passt, die Inhaltsangaben sollten höchst kritisch überprüft werden.

Mit natürlichen Lebensmitteln ist ebenso wenig die Vielzahl künstlicher Auswüchse gemeint, die unsere Supermärkte fluten und Gesundheit oder Fitness suggerieren. Ursprünglich natürliche Lebensmittel werden neu designt, angepasst und verändert, damit sie fett- oder kalorienarm sind und sich an Abnehmwillige für gutes Geld verkaufen lassen. Dazu wird beispielsweise Fett herausgezogen und durch billige Kohlenhydrate wie Stärke ersetzt oder recht kreativ Luft bzw. Stickstoff eingearbeitet. Zucker oder Zuckerersatzstoffe werden gerne verwendet, weil das fehlende Fett das Produkt sonst recht geschmacklos dastehen ließe. Ist das wirklich gesundheitsorientiert? Oder eher gewinnorientiert? Darüber sollte man mal gründlich nachdenken. Ein gewisser Verdacht liegt zumindest nahe. Solchen Produkten sollte es aus meiner Sicht verboten sein, als Lebensmittel bezeichnet zu werden. Bei LCHF haben sie jedenfalls nichts auf dem Teller verloren.

Neben der Tatsache, dass Zuckerersatzstoffe unnatürlich sind, finde ich sie als Inhaltsstoff äußerst bedenklich, wenn man der Zuckersucht entkommen möchte. Sollte ein trockener Alkoholiker alkoholreduziertes oder alkoholfreies Bier trinken? Wohl eher nicht – auch nicht, wenn es mit „gesunden" Vitaminen künstlich versetzt wäre.

Ich achte beim Kauf von Lebensmitteln unter anderem darauf, dass die Inhaltsstoffe keine unaussprechlichen bzw. chemischen Bezeichnungen tragen. Am sichersten gehe ich mit unverarbeiteten Rohwaren, die ich selbst zubereite. Je natürlicher und unverarbeiteter ein Lebensmittel ist, desto eher kann ich unerwünschten Zusatzstoffen aus dem Weg gehen. Mit gewissen Grundkenntnissen beim Kochen und einer gut geplanten Organisation kostet es kaum mehr Zeit frisch zu kochen als Fertigprodukte zuzubereiten. Der Mehrwert für meine Gesundheit ist hingegen hoch, ganz abgesehen davon, dass Mahlzeiten aus frisch verarbeiteten Lebensmitteln deutlich besser schmecken - zumindest wenn ein gewisses Maß an kochtechnischem Fingerspitzengefühl vorhanden ist.

Bei LCHF wird Wert auf Lebensmittel von hoher Qualität gelegt, idealerweise z.B. von Tieren, die artgerecht gehalten wurden sowie Gemüse bzw. Obst aus ökologischem Anbau. Bei Fisch achte ich zumindest auf das MSC-Siegel. Ich verwende Gemüse oder Beeren der Saison. Es ist nicht nur preislich ein Unterschied, ob ich mir z.B. Beeren im Winter aus der hintersten Ecke der Welt importieren lasse oder sie im Sommer frisch vom Feld beim Bauern einkaufe bzw. aus dem eigenen Garten ernten kann. Lebensmittel müssen nicht jederzeit verfügbar sein, erst das macht sie zu etwas Besonderem, auf das ich mich jedes Jahr wieder freue.

Es wird zu jeder Saison eine Vielfalt an vorzüglichen regionalen Sorten angeboten und es lohnt sich, ab und an über den gewohnten Tellerrand hinweg zu schauen. Auf diese Weise habe ich Mangold für mich entdeckt. Ich kaufe einige knackige, große Blätter, schneide jeweils den Strunk nach dem Säubern flach, belege sie mit frisch geriebenem Käse und Schinkenwürfeln. Anschließend wickle ich die Mangoldblätter wie Kohlrouladen, sichere sie z.B. mit einem Zahnstocher und brate die Röllchen rundum in Butterschmalz, bis sie köstlich goldbraun sind. Das schmeckt sensationell!

Besonders geeignet finde ich Lebensmittel vom „Bauern um die Ecke", bei dem man mit eigenen Augen sehen kann, wo produziert und wie sowohl mit Tier als auch mit Pflanze umgegangen wird, denn es spielt nicht nur für die Qualität natürlich eine wesentliche Rolle, ob die Tiere artgerecht gefüttert und gehalten werden bzw. ob die Pflanzen u.a. pestizidfrei angebaut sind. Außerdem werden regionale Produkte nicht über diverse Kontinente auf meinen Teller transportiert, was sowohl Umwelt als auch Qualität schont. Das BIO-Siegel mag für manche ein Kaufargument sein, aber so mancher Bauer von nebenan produziert mindestens ebenso gute Lebensmittel, eventuell sogar zu einem günstigeren Preis, und kann oder will sich das BIO-Siegel nicht leisten. Ansonsten kaufe ich ungewürztes Tiefkühlgemüse, da es, soweit ich informiert bin, reif geerntet und direkt vor Ort gefrostet wird. Wenn die Kühlkette nicht unterbrochen wird, können Qualität und Geschmack auf diese Weise weitestgehend bis zur Verwendung konserviert werden.

Qualität geht vor Quantität!

Lieber weniger von guter Qualität und vorzüglichem Aroma genießen, als große Mengen Geschmackloses essen.

Makronährstoffe & Ketose

Die Hauptbausteine, aus denen die Nahrung zusammengesetzt ist, sind Fette (Lipide), Kohlenhydrate (Glukose und andere Saccharide) und Eiweiß (Proteine). Man bezeichnet sie auch als Makronährstoffe.

Kohlenhydrate

Bei LCHF dreht sich vieles um die Kohlenhydrate. Aber was sind Kohlenhydrate überhaupt? Vornehmlich finden sich Kohlenhydrate in unterschiedlicher Menge in

- Getreide (Reis, Mais, Weizen, Roggen, usw.)
- Hülsenfrüchten (Linsen, Erbsen, Bohnen, usw.)
- Obst
- Nüssen (Walnuss, Haselnuss, Paranuss, Macadamias, Mandeln, usw.)
- Milchprodukten (Milch, Joghurt, Käse, Sahne)
- Gemüse

Kohlenhydrate bestehen im Wesentlichen aus verschiedenen Zuckerarten und Stärke – je nach Lebensmittel in unterschiedlicher Kombination und Konzentration.

Kohlenhydrate aus Zuckerarten lassen sich oft recht leicht identifizieren, sie schmecken süß. Man findet sie zum Beispiel in einfachem Haushaltszucker, in Honig, aber auch in Obst. *Kohlenhydrate aus Stärke* machen es uns etwas schwieriger, da sie nicht süß schmecken. Sie sind zum Beispiel in Getreide, Kartoffeln und Reis enthalten sowie in Produkten, die daraus gefertigt werden. Dass Stärke zu süßschmeckender Glukose umgebaut wird, lässt sich im Selbsttest ausprobieren: Dazu kaut man eine Weile beispielsweise auf einem Stück Schwarzbrot herum. Mit der Zeit beginnt das Schwarzbrot süßlich zu schmecken. Das liegt daran, dass die Verdauung, und somit der Umbau zur Glukose, bereits im Mund beginnt. Durch die Zufuhr von im Speichel enthaltenen Verdauungsenzymen wird die Stärke in immer kleinere Zuckerarten aufgespalten und vom Darm als Glukose in den Blutkreislauf abgegeben. Häufig sind in kohlenhydratreichen Lebensmitteln sowohl Zuckerarten als auch Stärke enthalten.

Die meisten Kohlenhydrate – sowohl aus Zuckerarten als auch aus Stärke – werden im Körper zu Glukose umgebaut und dienen als Energielieferant. Es gibt darüber hinaus noch andere Arten von Kohlenhydraten, die in diesem Zusammenhang jedoch weniger interessant sind. Erwähnt werden sollte dennoch der Fruchtzucker (Fruktose), der anders bzw. ohne Insulin verstoffwechselt wird, aber in größeren Mengen nicht gesund ist.

Die Glukose, die sich im Blut befindet, wird auch Blutzucker genannt. Der Körper ist in der Lage, Glukose in begrenzten Mengen in der Leber und den Muskeln einzulagern. Zur Speicherung wird die Glukose in Glykogen umgewandelt. Die Glykogen-Depots versorgen uns bei plötzlichem Bedarf umgehend mit Energie, Turbobrennstoff sozusagen.

Kohlenhydrate sind nicht „böse", aber man sollte die tägliche Menge reduzieren und vernünftige Kohlenhydratquellen (vornehmlich kohlenhydratarme Obst- und Gemüsesorten) wählen. Es ist aus meiner Sicht falsch, Kohlenhydrate pauschal rigoros abzustempeln, denn es kann Unsicherheit verursachen und bei Menschen mit Essstörungen unter Umständen zu Problemen führen. Darüber hinaus ist es individuell, welche Menge Kohlenhydrate man verträgt. Manche können problemlos etwas mehr davon essen, ohne dass es ihnen etwas ausmacht, für andere beginnt bei der gleichen Menge bereits ein heftiger Kampf gegen den Heißhunger oder andere Probleme.

Heißhunger! Insulinresistent?

Gehört man, wie ich damals, zu den übergewichtigen Menschen, die empfindlich auf Kohlenhydrate reagieren, liegt die Vermutung sehr nahe, dass bereits eine Insulinresistenz vorliegt. Was bedeutet das?

In erster Linie bedeutet es, dass das Hormon Insulin, welches in den Betazellen der Bauchspeicheldrüse produziert wird und unter anderem die Aufgabe hat, dafür zu sorgen, dass die Glukose aus der Nahrung in die unzähligen Körperzellen transportiert wird, um dort als Energie verwertet zu werden, nicht mehr wie gewünscht wirkt. Die „Schlüssellöcher" der Zellen sperren sich sozusagen gegen die Glukose, die daher in der Blutbahn bleibt und so für zu hohe Blutzuckerwerte sorgt – mit all den unerwünschten Nebenwirkungen für die Gesundheit. Solange die Betazellen sich nicht erschöpfen, werden sie in dieser Lage bemüht sein, noch mehr Insulin auszuschütten – und erst irgendwann, quasi Stunden später, normalisiert sich der Blutzucker endlich. Doch bis das geschieht, im Blut also viel zu viel Insulin zirkuliert, so lange wird der Nahrungsüberschuss als Fett gespeichert. Überwiegend als Viszeralfett, das gesundheitsgefährdende Fett im Bauchraum.

Dadurch, dass die Glukose aus der Nahrung nicht rechtzeitig in die Zellen kommt, steckt der insulinresistente Mensch in einem Teufelskreis: Nach dem Verzehr einer kohlenhydratreichen Mahlzeit ist er eher energielos und träge, fühlt sich „zu nichts zu gebrauchen", um später, wenn die große Menge des zirkulierenden Insulins endlich doch den Blutzucker absenkt – und dann nicht selten auf zu niedrige Werte - unerträglichen Heißhunger zu verspüren, was ihn dazu veranlasst, erneut zu Kohlenhydraten zu greifen... Der Teufelkreis beginnt von Neuem. Unterdessen wächst der Bauchumfang, da sich nach und nach mehr viszerales Fett einlagert, was wiederum die Insulinresistenz verschlimmert.

Die Hauptursache für Insulinresistenz (IR) ist nach neuesten Erkenntnissen sehr wahrscheinlich eine nichtalkoholische Fettleber (NAFL). Diese nichtalkoholische Fettleber bekommt man nicht etwa durch zu viel Nahrungsfett, sondern durch eine zu hohe Kohlenhydrataufnahme! Wer sich übermäßig von Kohlenhydraten ernährt, hat in der Regel darüber hinaus hohe Triglyzerid-Werte im Blut, was ebenfalls zum Teufelkreis der Insulinresistenz beiträgt. Zu einer NAFL kommt es keineswegs nur bei Übergewichtigen, sie kann ebenso bei Normalgewichtigen entstehen, wenn sie sich übermäßig von Kohlenhydraten ernähren. Das Schlimme an einer NAFL ist, dass es keine Medikamente dagegen gibt. Nur mit einer sinnvollen Ernährungsumstellung und viel Bewegung kann man ihr beikommen.

Wer jetzt meint, dass viel Nahrungsfett die Leber noch fetter macht, der irrt sich. Anschaulich vorgeführt wird uns die NAFL bei den Gänsen, die man mit Getreidebrei stopfen muss, um eine Gänsestopfleber (Foie gras; auf Deutsch: „fette Leber") zu erhalten. Ausführlichere Informationen zur NAFL finden Sie u.a. in dem Buch „Menschenstopfleber" von Dr. Nicolai Worm (siehe auch Literaturtipps im Anhang).

Es werden bestimmt noch viele Jahre vergehen, bis die Mediziner Studien über die positive Wirkung von guten Fetten, insbesondere tierischen Fetten, durchführen. Es stehen uns aber heute bereits Berichte von Einzelnen zur Verfügung, wonach sich mit LCHF rasch große Verbesserungen ergeben, die sich sehr wahrscheinlich auch auf die Leber positiv auswirken. Fast immer kann beobachtet werden, dass sich der Bauchumfang verringert und das viszerale Fett zurückbildet, so war es auch bei mir. Das ist ein deutliches Zeichen für die Abnahme von Fettdepots in den inneren Organen.

Mir ist keine Ernährungsform bekannt, die so schnell und so effektiv den Heißhunger zum Stillstand bringen kann wie LCHF, da das Minimieren der Kohlenhydrataufnahme den oben genannten Teufelkreis durchbricht und somit den Blutzucker in ruhigeren Bahnen verlaufen lässt bzw. ihn nivelliert. Wird dadurch die Bauchspeicheldrüse nicht länger gezwungen, über einen relativ langen Zeitraum Insulin in das Blut zu schicken, damit der Blutzucker nach der letzten kohlenhydratreichen Mahlzeit irgendwann auf ein normales Niveau sinkt (wobei der Blutzucker dann eventuell zu sehr sinkt) fällt es leichter, ausreichend lange Pausen zwischen den Mahlzeiten einzuhalten. Und das ist auch gut so! Denn, nicht vergessen: Insulin ist ein anaboles, also fettspeicherndes Hormon.

Auch bei Diabetikern Typ 2 verbessern sich unter LCHF die Blutzuckerwerte zunehmend, was allerdings etwas länger dauern kann. Diabetikern, die insulin - bzw. medikamentenpflichtig sind, ist wohl dringend angeraten, regelmäßig ihren Blutzuckerwert zu messen, um, in Abstimmung mit dem Arzt, eine eventuelle Anpassung ihrer Medikation vornehmen zu können, wenn die tägliche Kohlenhydratmenge reduziert wird.

Die Kohlenhydratmenge bei LCHF

Aber wie hoch sollte die tägliche Kohlenhydratmenge bei LCHF sein? Der Ausdruck „Minimum" ist schließlich dehnbar und relativ. Ich verweise in diesem Zusammenhang auf die LCHF-Definition, auf die sich die Herausgeber des schwedischen Magazins *„LCHF-Magasinet"* (u.a. Sten Sture Skaldeman und Dr. Annika Dahlqvist) geeinigt haben:

Werden maximal 2 % der täglichen Energie in Form von Kohlenhydraten aufgenommen, spricht man von **striktem LCHF**. Bei einer Person, die am Tag etwa 2.000 kcal zu sich nimmt, entspricht dies maximal 10 g Kohlenhydraten am Tag.

Bei **normalem LCHF** ist eine Aufnahme von bis zu 25 g Kohlenhydraten am Tag erlaubt, was in etwa 5 % der Tagesenergie in Kalorien ausmacht.

Die **obere Grenze** für LCHF liegt bei maximal 50 g Kohlenhydraten am Tag, was in etwa 10 % der täglichen Energiemenge entspricht.

Bei bis zu 20 % (in diesem Fall bis zu 100 g) der Energie aus Kohlenhydraten täglich, spricht man von **kohlenhydratreduzierter Ernährung**. Dabei handelt es sich nicht um LCHF und man kann bei dieser Kohlenhydratmenge nicht alle positiven Veränderungen, die durch LCHF möglich wären, erwarten. Aber für gesunde Menschen, die sportlich aktiv sind, kann es dennoch eine hervorragende Ernährung sein. ...

Quelle: http://kolhydrater.ifokus.se/articles/4f088b8388f4720884044f48-lchf-definitionen

Mir ist wichtig, dass man sich bei den Angaben in diesem Infokasten nicht an den Grammzahlen festhält, da diese **exemplarisch für einen Energiebedarf von 2.000 kcal berechnet sind.** Meines Wissens dürfte diese Energiemenge dem theoretischen Bedarf einer in Gewicht, Alter und Größe genormten Durchschnittsfrau entsprechen. Vielmehr geht es um die Prozentangaben des Energieanteils. Für einen Menschen mit doppelt so hohem Energiebedarf ergäbe sich somit auch die doppelte Grammzahl an Kohlenhydraten täglich.

Für welche Version bzw. Kohlenhydratmenge man sich entscheiden sollte, hängt sowohl von den persönlichen Voraussetzungen als auch von den Zielen ab. Menschen mit gesundem Stoffwechsel oder Menschen, die sehr viel Sport treiben und/oder normalgewichtig sind, können häufig deutlich mehr Kohlenhydrate in ihren Speiseplan einbauen als z.B. Übergewichtige oder Menschen mit empfindlichem Blutzucker-Management. Das ist jedoch nur ein kleiner Fingerzeig, denn es gibt eine ganze Palette von Möglichkeiten. Jeder sollte LCHF, natürlich unter Einhaltung der Grundsätze, den eigenen Bedürfnissen, Voraussetzungen und Zielen entsprechend gestalten. Nur dann kann eine Ernährungsumstellung auf Dauer und erfolgreich funktionieren.

Da ich dringend abnehmen wollte und sehr empfindlich auf Kohlenhydrate reagierte, legte ich meine persönliche Kohlenhydratgrenze auf rund 10 g Kohlenhydrate pro Mahlzeit fest. Wie sich bald zeigte, kam ich damit sehr gut zurecht. Überschreite ich diese Menge deutlich, habe ich mit Heißhunger zu kämpfen. Werden die Kohlenhydrate minimiert, begibt der Körper sich in Ketose, daher handelt es sich bei LCHF aus meiner Sicht um eine ketogene Ernährungsform. Mehr dazu im Abschnitt „Ketose – lassen wir unseren Körper für uns arbeiten" auf Seite 33.

Eiweiß

Eiweiß (auch Protein genannt) ist essentiell, wir brauchen es zum Leben. Es ist unentbehrlich für den Aufbau und die Reparatur der Körperzellen (Haut, Knochen, Haare, etc.). Auch unsere Hormone, die für diverse Abläufe wie z.B. Herzfrequenz, Stoffwechsel und Blutdruck verantwortlich sind, benötigen diesen Makronährstoff.

Es besteht aus einer Zusammenstellung verschiedener Aminosäuren, von denen der Körper einige nicht selbst herstellen kann (sogenannte essentielle Aminosäuren), und die daher über die Nahrung aufgenommen werden müssen. Protein ist in zahlreichen Lebensmitteln in höherer Menge enthalten, z.B. in:

- Eiern
- Fisch
- Meeresfrüchten
- Geflügel
- Fleisch & Innereien
- Milchprodukten
- Hülsenfrüchten

Die Formulierung „Die Proteinmenge bleibt unverändert" ist in den LCHF-Bausteinen aus meiner Sicht ein wenig unglücklich oder ungenau gewählt. Damit ist gemeint, dass man auch bei LCHF nicht mehr Protein zu sich nehmen soll als allgemein empfohlen wird. In LCHF-Kreisen spricht man üblicherweise von einer täglichen Proteinmenge von ca. 1-1,5 g Protein pro Kilogramm Normalgewicht. Achtung: Damit ist nicht das tatsächliche Gewicht gemeint! Ungefähr peile ich das Normalgewicht an durch die Rechnung:

> Körpergröße in cm – 100 = Normalgewicht in kg

Anschließend multipliziere ich das Ergebnis zum einen mit dem Faktor 1 und zum anderen mit dem Faktor 1,5. Dadurch erhalte ich meinen persönlichen Spielraum für die tägliche Proteinmenge. Allerdings ist der Faktor 1,5 eher für Menschen gedacht, die sich viel bewegen oder aus anderen Gründen einen erhöhten Bedarf haben. Auch bis zur vollständigen Umstellung auf die Ketose (das kann einige Wochen dauern), sollte man die obere Eiweißgrenze anvisieren – oder sogar etwas darüber hinaus, wenn man sportlich sehr aktiv ist. Das Gehirn ist in dieser Zeit noch auf etwas mehr Glukose angewiesen, die aus einem Überschuss an Eiweiß hergestellt werden kann. Anschließend kann die Eiweißmenge heruntergeregelt und dem normalen, persönlichen Bedarf angepasst werden.

Meine einfache Art, die benötigte Proteinmenge zu berechnen, ist manchen vielleicht zu ungenau – für den Fall bieten die Suchmaschinen im Internet weitere Informationen an. Mir reichte diese einfache Version.

Im Vorfeld der Umstellung ist es durchaus interessant herauszufinden, wie viel Protein man bislang im Schnitt täglich zu sich genommen hat, und das Ergebnis mit dem tatsächlichen Bedarf abzugleichen. Zu viel? Zu wenig? Dann würde ich die Menge entsprechend anpassen.

Fett

Bei LCHF wird die Kohlenhydratmenge minimiert und die Proteinmenge soll weiterhin dem persönlichen Bedarf entsprechen, d.h. nicht unnatürlich erhöht werden. Das wirft logischerweise die Frage auf, womit die Nahrung ergänzt werden soll, um auf die täglich benötigte Energie zu kommen. Eine überzogene Unterversorgung soll schließlich vermieden werden, um dem berüchtigten Jo-Jo-Effekt aus dem Weg zu gehen. Die Antwort darauf liegt schon im Namen LCHF verborgen: **HF** steht für **High Fat** (fettreich). Die fehlende Energie wird also durch gesunde Fette ergänzt.

Manche werden bei dem Gedanken an Fett anfänglich nervös. Jahrzehntelang wurde uns eingebläut, dass Fett schlecht ist, Fett fett macht, der häufige Genuss von gesättigten Fetten u.a. die Arterien verstopft, Selbstmord auf Raten ist und dass es zum Abnehmen und für ein gesundes Leben unabdingbar sei, die Fettmenge zu reduzieren. Blanke, schiere Fettphobie.

> Pauschal zu sagen, dass man von Fett fett wird, ist ähnlich clever als würde
> die Behauptung aufgestellt, dass Rotkohl rot macht.

Lebensmittel verkaufen sich derzeit am besten, wenn sie mit „light", „mager" oder „fettarm" beworben werden, und auch die Fleischereifachverkäufer halten einem gerne stolz ein Fleischstück mit dem Kommentar hin: „Kein Gramm Fett dran. Wunderschön!" Die Hersteller von Light-Produkten aller Art überschlagen sich fast in ihren kreativen Auswüchsen. Und jetzt soll das Essen auf einmal um eine gehörige Fettportion angereichert werden? Ja. Soll es.

Gesundes Fett trägt seinen negativen Stempel zu Unrecht. Es hält unter anderem den Blutzuckerspiegel verhältnismäßig ruhig, liefert Bausteine für eine Reihe von Hormonen und ist eine konzentrierte Energiequelle (1 Gramm Fett enthält mehr als doppelt so viele Kalorien wie Eiweiß oder Kohlenhydrate). Fett ist außerdem Träger für die fettlöslichen Vitamine A, D, E und K. Ohne Fett können viele Menschen Carotin aus der Nahrung nicht umwandeln. Darüber hinaus ist Fett ein wesentlicher Geschmacksträger und hat für mich, unter Einhaltung der LCHF-Grundprinzipien, den unschlagbaren Vorteil, dass es mich lange und zuverlässig satt hält und der Heißhunger ausbleibt.

Auch in unserem Körper spielen die Fettreserven durchaus eine wichtige Rolle, die man nicht vergessen darf: Das so ungeliebte Fett unter unserer Haut ist eine große Energiereserve, die wir immer mit uns führen. Die Natur hat das so eingerichtet, damit wir bei großen

Anstrengungen und in Notzeiten keine Energie von außen zuführen müssen. Es hält uns unter anderem warm und gibt uns Kraft. Gleichzeitig dient das Fett in unserem Fettgewebe auch als Stütze für unsere Organe, als Schutz vor Kälte und wirkt als Puffer gegen äußere Gewalteinwirkung. Es hält unsere Haut geschmeidig und dient als Speicher für die essentiellen Omega-3-Fettsäuren (EPA und DHA). Klingt doch schon etwas positiver, dennoch gibt es natürlich eindeutig ein „zu viel", wenn es um das Ausmaß der körpereigenen Fettreserven geht!

EPA (Eicosapentaensäure) und DHA (Docosahexaensäure) sind Omega 3-Fettsäuren aus tierischen Quellen. Eine weitere Omega-3-Fettsäure ist die alpha-Linolensäure (ALA). Im Gegensatz zu DHA und EPA ist ALA pflanzlichen Ursprungs und z.B. in Chia- und Leinsamen bzw. dem Öl daraus enthalten. Sie wird im Körper in DHA und EPA umgewandelt, allerdings anscheinend nur zu einem geringen Anteil. Daher halte ich es für wichtiger, regelmäßig fetten Fisch sowie Fleisch von Weidetieren wie Weiderinder, Schafe oder freilaufendes Wild zu essen, um so DHA und EPA direkt aufzunehmen. Eine weitere Quelle für diese Omega 3-Fettsäuren ist beispielsweise Butter aus der Milch von Kühen, die in erster Linie auf der Weide stehen und Gras oder Heu fressen sowie Eier von Hühnern, die sich frei bewegen und von Grünfutter, Insekten, Würmern und Schnecken ernähren können. Alternativ oder zusätzlich kann man zu Krill- oder, wie ich, zu Lachsöl greifen.

Omega 3- und Omega 6-Fettsäuren

Unser Körper kann praktischerweise fast alle Fettsäuren selbst produzieren, mit Ausnahme der Omega-3-Fettsäuren und der Omega-6-Fettsäuren. Diese Fettsäuren sind essentiell, also lebensnotwendig, und müssen über die Nahrung aufgenommen werden.

Omega-3 und Omega-6 Fettsäuren haben im Körper unterschiedliche Wirkungen. Beide wandeln sich in Botenstoffe um, aber Omega-6 wirkt entzündungsfördernd und Omega-3 entzündungshemmend. Dennoch sind auch Omega-6-Fettsäuren wichtig, beispielsweise für das Wachstum und die Infektionsabwehr.

Beide sollten jedoch möglichst in einem guten Verhältnis aufgenommen werden, höchstens im Verhältnis 4 zu 1 (Omega-6 zu Omega-3). Wenn man sich ansieht, in welchem Verhältnis Fettsäuren in der typischen, heutigen Kost enthalten sind, erkennt man, dass die Standardernährung eher ungeeignet ist. Tatsächlich nehmen wir im Schnitt ein Vielfaches mehr an Omega-6-Fettsäuren als Omega-3-Fettsäuren auf. Wie kommt es zu diesem Missverhältnis?

- Der Getreideanteil in der Durchschnittsernährung ist recht hoch. Brot, Gebäck, Nudeln, Müsli, Knabbereien sind einige Beispiele für Getreideprodukte. Leider überwiegen in den Getreidesorten die Omega-6-Fettsäuren deutlich (Weizen 14:1, Roggen 11,5:1, Soja 10,5:1 und Mais 29:1). Da nützt es übrigens gar nichts, wenn man stattdessen Vollkornprodukte verzehrt.

- Weiter geht es mit manchen Ölen. Distelöl weist ein Verhältnis von 148:1 auf, Sonnenblumenöl von 122:1, das „gute" Maiskeimöl „glänzt" mit einem Verhältnis von 54:1. Solche Fette finden sich unter anderem in Fertigprodukten (z.B. Backwaren und Mayonnaise) oder chemischen Fetten (Margarine und Frittierfett).

- Nicht zuletzt wird das Problem dadurch erschwert, dass man Fleisch oder Fleischprodukte, Eier und Milchprodukte aus den gewaltigen Mastbetrieben zu sich nimmt, denn die Tiere werden dort in erster Linie mit Futter aus Getreide und Soja gefüttert. Der hohe Omega-6-Gehalt aus dem Tierfutter überträgt sich in gewissem Maße auf das Fleisch der Tiere und auch auf die Milch oder die Eier. In Fischzuchten sieht es übrigens leider kaum besser aus.

- Frittieren und starkes Erhitzen der Nahrung zerstört gute Fette. Es können schädliche Transfette entstehen. Daher ein kleines Plädoyer für das schonendere Niedrigtemperaturgaren oder sogar, soweit möglich, den Rohverzehr, wenn man denn schon hochwertige Waren einkauft.

Mut zum Fettverzehr

Fett sollte also, ob nun in der Nahrung oder als Depot am eigenen Leib, nicht nur negativ gesehen werden. Aber wie viel Fett sollte ich zu mir nehmen? Welches? Musste ich fortan regelmäßig herzhaft in Butter beißen? Nein! Auf gar keinen Fall.

Aber ich hörte auf, fettarme Produkte zu kaufen, und entschied mich für Fettreiches aus möglichst artgerechter Haltung: Koteletts mit hübschem Fettrand, Entrecôte anstelle von Hüftsteak, saftigen Bauchspeck vom Grill statt trockenem Lummer, eher samtigen Lachs als fettarmes Fischfilet. Hühnchen und rosa gegarte Entenbrust inklusive knuspriger Haut zierten fortan meinen Teller, die „gesunde", magere, höchst geschmacksbefreite Putenbrust konnte ich eh noch nie leiden. Ich kaufte Bio-Sahne, bei der sich der dicke Rahm unter dem Deckel absetzt, sowie Butter und Eier, entdeckte Mayonnaise wieder und knauserte zukünftig nie wieder mit nativem Olivenöl im Salatdressing. Außerdem verdrängte ich sehr erfolgreich, dass mir einmal nahegelegt wurde, dass sich viel „böses" Fett einsparen lässt, wenn das Fleisch weitestgehend fettfrei in einer beschichteten Pfanne unter minimaler Verwendung von speziellem Fettspray oder gar Mineralwasser angebraten wird, oder dass Magerquark angeblich sahnig und cremig wird, wenn man ihn mit Sprudelwasser versetzt.

Wer nach jahrzehntelanger Abstinenz beispielsweise zum ersten Mal die weiche, sahnige Wohltat eines Löffels Sahnequark im Mund verspürt hat, der weiß, dass Magerquark die besten Dienste als Bestandteil in ökologisch wertvollem Wandputz leistet.

Ketose - lassen wir unseren Körper für uns arbeiten

Zunächst müssen wir eines festhalten: die Begriffe Ketose und Ketoazidose werden fälschlicherweise häufig nicht unterschieden. Während die sogenannte Ketoazidose einen krankhaften Zustand beschreibt, der bei Diabetikern bei absolutem Insulinmangel (besonders bei unentdeckten Typ-1-Diabetikern) auftreten kann, ist die Ketose ein Zustand, in dem der menschliche Körper sich zur Energieversorgung an den eigenen Fettdepots bedient und die Nahrungsfette nutzt.

Was passiert, wenn man kohlenhydratreiche Nahrung im Übermaß zu sich nimmt?

Viele denken, dass Fett dick macht, Kohlenhydrate (Zucker) hingegen schnelle Energie liefern und direkt verbraucht werden. Wenn es aber so einfach wäre, hätte die Zahl der Übergewichtigen in den letzten Jahrzehnten doch abnehmen müssen, bei derart viel gesundem Getreide und der ganzen Fettsparerei, oder? So einfach ist es leider nicht!

Es ist richtig, dass unser Körper bei kohlenhydratreicher Kost Glukose (vereinfacht gesagt: Zucker) als Energielieferanten bevorzugt. Da wir aber selten exakt die dazu benötigte Menge Kohlenhydrate essen, sondern eher erheblich mehr, muss der Überschuss irgendwo hin, daher wird es für schlechtere Zeiten gespeichert. Irgendwie logisch, meinen Sie nicht? Und als Speicher hat sich die Natur nun mal die Fettpolster ausgedacht.

Was passiert, wenn wir die Zufuhr an Kohlenhydraten kräftig zurückschrauben?

Zunächst geht der Körper den einfachsten Weg: Er bedient sich an den Kohlenhydrat- bzw. genauer: Glykogenspeichern. Diese reichen jedoch nur für eine kurze Zeit. Danach beginnt der Körper seinen Stoffwechsel umzustellen, denn er kann auf eine andere Energiequelle zurückgreifen: auf Fett!

Dazu werden aus den Fettreserven Ketonkörper für u.a. das Gehirn produziert, die ihm als Ersatz und somit als Energielieferant dienen, neben einer gewissen Menge Glukose sowohl aus den verbliebenen Kohlenhydraten in der Nahrung als auch durch die Umwandlung von Protein und Fett in Glukose (Stichwort: Glukoneogenese). Die anderen Organe können Fett direkt verwenden und tun dies in Abwesenheit von Insulin auch bevorzugt. Diesen Zustand bezeichnet man als Ketose. Dadurch, dass bei LCHF die Kohlenhydratzufuhr auf ein Minimum begrenzt wird, entspricht es für die meisten LCHFler einer ketogenen Ernährungsform. Das gilt erst recht, je deutlicher die Kohlenhydratzufuhr unter der für LCHF definierten Maximal-menge gehalten wird. Es kann allerdings mehrere Wochen dauern, bis man vollständig ke-toadaptiert ist bzw. man sich vollständig in Ketose befindet. Die Ketose funktioniert mit der Zeit immer besser und schließlich ist zur Energiegewinnung die Verbrennung von Fetten meistens ähnlich effektiv wie die Verwendung von Kohlenhydraten.

Was geschieht nun in der Ketose?

In der Ketose ist der Körper auf Ketonkörper und Fettsäuren als Hauptenergiequelle einge-stellt. Die bekommt er vor allem aus den Fetten in der Nahrung. Ist kein Nahrungsfett mehr vorhanden, holt der Körper sich einfach Fett aus seinen eigenen Depots. Er geht an die Fett-polster! Daher ist auch bei LCHF zum Abnehmen ein Energiedefizit nötig, denn wenn ausrei-chend Energie über die Nahrung angeboten wird, werden die Fettpolster nicht verbraucht.

Ganz ohne Glukose geht es trotzdem nicht!

Manche Zellen (u.a. im Gehirn und Nervensystem) brauchen trotzdem Glukose und der Körper hält den Blutzucker daher so konstant wie möglich (ca. 60-80 mg/dl). Auch in Ketose tut er das, nur muss er nicht wie sonst mittels Insulin den Blutzucker ständig senken, sondern ist eher bemüht, ihn auf das gewünschte Maß hochzubringen.

Wir müssen den benötigten Glukoseanteil allerdings nicht zwangsläufig nur aus der Nah-rung zu uns nehmen, denn unser Körper kann sie selbst herstellen. Wichtigste Quelle zur eigenen Herstellung von Glukose in Ketose sind Eiweiße (wobei allerdings auch Fett zu einem geringen Prozentsatz in Glukose umgewandelt werden kann). Eine gewisse Menge Eiweiß braucht der Körper, um seine Funktionen am Laufen zu halten. Überschüsse werden zu Glu-kose und ein kleiner Teil auch zu Ketonkörpern umgewandelt. Das ist auch der Grund, warum sich als Richtwert etwa 1-1,5 g Eiweiß pro Kilogramm Körpernormalgewicht als Orientierung für normal- bis etwas bewegungsaktivere Menschen recht gut eignen. Essen wir deutlich weniger Eiweiß, muss es sich der Körper irgendwo her holen. Ein möglicher Proteinlieferant wären die Muskeln, das wollen wir natürlich nicht. Essen wir deutlich mehr Eiweiß, wandelt der Körper den Überschuss in Energie bzw. Glukose um. Wird der Blutzuckerspiegel daraufhin zu hoch, erfolgt (wie auch beim „klassischen" Kohlenhydrat-Stoffwechsel) eine Umwandlung in Fett, das in den Fettzellen eingelagert wird. Darüber hinaus macht sich nicht selten der Heißhunger wieder bemerkbar.

Stoffe, die unser Körper nicht selbst herstellen kann, und die wir über die Nahrung aufnehmen müssen, werden essentiell genannt. Es gibt u.a. essentielle Fettsäuren, die wir über die Nahrung aufnehmen müssen, es gibt essentielle Aminosäuren, aus denen das Eiweiß besteht, aber keine essentiellen Kohlenhydrate. Die kann unser Körper selbst machen.

Daher esse ich nur wenige Kohlenhydrate, achte auf meine Eiweiß- und Gesamtenergiezufuhr, lasse meinen Körper für mich arbeiten und nebenbei meine Fettpolster verbrennen.

Tellervergleich

Um den Unterschied zwischen LCHF und moderater Diät-Mischkost zu verdeutlichen, möchte ich ihn an je einem Tagesbeispiel aufzeigen. Ich habe für das Mischkost-Beispiel bewusst eine sogenannte „gesunde" Zusammenstellung gewählt, aber ich denke, es bedarf nicht viel Phantasie, um sich vorzustellen, wie hoch die Kohlenhydratmenge sein kann, wenn man viel Junkfood und Süßigkeiten konsumiert oder aber deutlich größere Nahrungsmengen zu sich nimmt.

Mischkost:

Frühstück:
40 g Müsli, 150 ml fettarme Milch, 50 g Trauben, 1 Banane

Zwischenmahlzeit 1:
1 Apfel, 1 Tasse Cappuccino

Mittagessen:
200 g Putensteak, 150 g gekochter Reis mit 100 g Paprika und 50 g Erbsen

Zwischenmahlzeit 2:
1 Banane, 2 Clementinen und 1 Müsliriegel

Abendessen:

2 Scheiben Vollkornbrot, fettreduzierte Margarine, 1 Scheibe fettreduzierter Käse, 2 Scheiben Lachsschinken, 1 Diätjoghurt

Zusammenfassung:

Fett: 31,8 g

Kohlenhydrate: 245,2 g

Eiweiß: 96,7 g

Kalorien: 1.700 kcal

LCHF:

Mahlzeit 1:

200 g Quark 40 % F.i.Tr., 50 g Schlagsahne, 50 g Himbeeren

Mahlzeit 2:

Frittata aus 3 Eiern, 30 g Schlagsahne, 50 g Zucchini, 1 Tomate, 30 g selbst geriebenen Gouda, gebacken in Butterschmalz

Mahlzeit 3:

200 g Rindersteak, 100 g Feldsalat mit Vinaigrette und 40 g Kräuterbutter

Zusammenfassung:

Fett: 143,1 g

Kohlenhydrate: 18,2 g

Eiweiß: 97,6 g

Kalorien: 1.733 kcal

Es mag sein, dass manchen beim Lesen dieser Beispiele der Eindruck beschleicht, dass man bei LCHF deutlich weniger auf dem Teller hätte. Das liegt daran, dass Fett doppelt so viel Energie enthält wie Kohlenhydrate oder Eiweiß, dennoch machen mich die LCHF-Mahlzeiten dauerhaft satt und zufrieden. Ein Gefühl, dass ich mit Mischkost-Mahlzeiten, ähnlich dem Beispiel oben, nicht hatte!

Warmlaufen

Kaum hatte ich eine geeignete Methode gefunden, stand der Sommerurlaub vor der Tür. Urlaub ist einer der größten Saboteure, wenn es um das Abnehmen geht. Es gibt meistens besonders gutes Essen und davon reichlich. Man gönnt sich ja sonst nichts, oder?

Aber dieses Mal sollte es anders werden, denn unser Urlaub führte im Juli 2009 nach Schweden, dem Ursprungsland von LCHF. Und wo, wenn nicht dort, würde ich mit Glück sogar Bücher zum Thema finden? Daher durchforstete ich vor Ort eifrig die Buchläden und freute mich über erste Beute. Je ein Buch von Dr. Annika Dahlqvist und Sten Sture Skaldeman verschlang ich binnen weniger Stunden. Das beflügelte und motivierte mich so sehr, dass ich die alltagsferne Entspannung des Urlaubs nutzte und die offensichtlichen Kohlenhydrate aus meiner Nahrung verbannte, wie es sich mir eben aus den Bausteinen bzw. Grundprinzipien von LCHF zunächst logisch erschloss. Kartoffeln, Süßigkeiten, Nudeln, Brot, Reis, Eis und Ähnliches verschwanden umgehend aus meinem Repertoire. Mehr änderte ich damals noch nicht an der Ernährung, und doch spürte ich innerhalb von nur zwei Tagen eine deutliche Verbesserung: Der Druck wich aus meinem Körper, ich verlor reichlich überschüssiges, eingelagertes Wasser.

Gedankenausflug:

Manch einer denkt an dieser Stelle vielleicht „Pah, nur Wasser!". Das Argument habe ich im Laufe der Jahre oft gehört, aber sieht unter die Haut gepresstes Wasser hübscher aus als Fett? Verursacht es nicht unangenehmen Druck in Beinen, Füßen, Fingern und sogar dem Gesicht? Und da es im wahrsten Sinne des Wortes überflüssig war, musste es eh weichen. Jedes einzelne Kilo Übergewicht besteht zu einem gewissen Anteil aus Wasser.

Das Argument „Pah, nur Wasser!" wird übrigens häufig als Antwort verwendet, wenn ein Übergewichtiger stolz berichtet, in der ersten Woche viel abgenommen zu haben. Meistens in etwas freundlicherer Form, oft ergänzt um den Satz „Ich erwähne das nur, damit du nicht enttäuscht bist, wenn das jetzt nicht jede Woche so weitergeht". Natürlich geht es nicht die ganze Zeit in einem Rutsch weiter, das weiß der Betroffene übrigens in der Regel eh schon.

Es ärgert mich jedes Mal, wenn ich Kommentare dieser Art mitbekomme, auch wenn sie fürsorglich gemeint sind. Ich weiß nicht, was das soll! Ist es nicht toll, wenn ein übergewichtiger Mensch es möglicherweise schafft, eine Kehrtwende einzuschlagen? Ist es nicht absolut egal, ob er zunächst neben Fett auch viel Wasser verliert? Sollte man nicht lieber ein wenig loben, mitjubeln, sich freuen, anfeuern und unterstützen? Finde ich schon. Eine „Pah, nur Wasser"-Antwort kann demotivieren und den Adressaten traurig machen.

Und wie war es mit dem Heißhunger? Schließlich war das Versprechen, dass ich mit LCHF nicht mehr darunter zu leiden hätte, eins der ausschlaggebenden Argumente, mich auf das Projekt überhaupt einzulassen.

Da war nichts mehr! Himmlische, ungewohnte Ruhe machte sich in mir breit. Meine Umstellung bzw. Annäherung an LCHF verlief völlig entspannt und locker. Ich fragte mich, ob das nun tatsächlich der Ernährung zuzuschreiben war oder vielleicht doch meinem festen Willen, endlich für immer etwas zu ändern. Im Prinzip war es egal, ich beschloss, es zu genießen.

Am Tag vor der Abreise in den Urlaub hatte ich mutig den Schritt auf die Waage gewagt. Man muss Tatsachen manchmal tief ins Auge blicken, ignorieren ist auf Dauer keine Lösung. Mir funkelten bösartige, aber leider höchst eindeutige 125,9 kg vom Display entgegen. Auch mehrmaliges Konsultieren der Waage hintereinander änderte an der Tatsache nichts, meine Waage war sich ihrer Sache sicher. Es musste schleunigst etwas geschehen. Da kam meinem angeknacksten Ego der spürbare Anfangserfolg im Urlaub sehr entgegen - geht doch! Ich fühlte mich glücklich, erleichtert und beflügelt.

Motiviert begleitete ich meinen Mann auf einfachen, kurzen Wanderungen. Er war hocherfreut, denn seit Jahren hatte ich Bewegung mit großer, mir übrigens vererbter Raffinesse (danke, Oma Anneliese!) verweigert und seine Passion für das Wandern nicht teilen wollen. Jetzt tat mir die relativ ruhige Bewegungsform gut. Ich war in diesen Tagen sogar so entspannt, dass ich mich von meinem Mann in dem kleinen, idyllischen Hafen von Kattvik auf einem großen Stein sitzend fotografieren ließ.

Dazu muss ich erklären, dass es fast keine Fotos aus meiner dicken Phase gibt, die wenigen vorhandenen entstanden eher aus Versehen. Ich war trotz meiner Fülle zu auffällig sportlichen Leistungen in der Lage, sobald sich ein Kameraobjektiv in meinem Dunstkreis zeigte. Meine Aversion gegen Kameras war derart ausgeprägt, dass es meines Wissens nicht einmal ein gemeinsames Foto mit meiner Tochter anlässlich ihrer Einschulung gibt. Rückblickend unverzeihlich.

Ich erinnere mich sehr gut daran, wie ich auf dem Stein Platz nahm und versuchte, mich möglichst vorteilhaft zu positionieren. Kennt bestimmt jeder: Kopf hoch, langer Nacken, Kinn vorschieben, Zunge von unten gegen den Gaumen drücken (soll optisch gegen Doppelkinn helfen), Bauch einziehen, mit den Armen die Bauchröllchen verdecken, Füße aufstellen, Oberschenkel tunlichst nicht völlig plattdrücken. Der Wind zauste mein Haar, ich fühlte mich wohl in meiner Haut. Mir war bewusst, dass auf dem Foto keine schlanke Schönheit zu sehen sein würde, ich war schließlich nicht naiv. Aber ich wollte gerne vernünftige Vorher-Fotos von mir haben. Ich spürte, dass dieses Foto ein ganz Besonderes sein würde, und das war es schlussendlich tatsächlich. Nur anders, als ich es mir zu diesem Zeitpunkt vorstellte.

Zurück aus dem Urlaub konnte ich es kaum erwarten, endlich auf dem Stuhl vor dem Rechner Platz zu nehmen, um mir gemeinsam mit der Familie die Urlaubsbilder anzusehen. Ich war nervös, aber voll Vorfreude. Die Fotos flackerten auf dem Bildschirm auf, der Magen sauste Achterbahn. Mein Foto auf dem Stein, wo war es?

Da! Da?

Ich sah mich auf dem Stein sitzen, die ganze „ausufernde Wahrheit". Mir wurde schlagartig schlecht. Es war ein Gefühl, als hätte man mir ruckartig die rosarote Brille von den Augen gezerrt, sie zu Boden geworfen und herzhaft mit derben Sicherheitsschuhen zertrümmert. Ich schluckte vergebens gegen den Kloß im Hals an, wand mich innerlich vor Scham und die Nackenhaare stellten sich wie elektrisiert auf, während meine Tochter in Jubel über das Foto ausbrach. Sie fand mich darauf schön…

Schön? Das sollte ein SCHÖNES Foto von mir sein?

In dem Moment wusste ich, dass der Weg vor mir enorm und nicht mit zwei Wochen halbherzigem LCHF zu ebnen war. Eine solche Situation wäre normalerweise die beste Grundlage für eine ausgiebige Essattacke gewesen. Kühlschrank auf, alles Essbare raus, Kühlschrank zu. Essen bis der innere Schmerz vorbei und ich ausreichend betäubt war. Natürlich erst, wenn alle anderen Familienmitglieder tief und fest schliefen. Wie immer. Stattdessen schnürte es mir erstmals die Kehle zu. Wie eine Puppe ließ ich mit bleiernen Gliedern die Versuche der Familie zu, mir Trost zu spenden, als sie meine Reaktion bemerkten. Auch wenn ich mich sonst gerne von ihnen trösten ließ, in dieser Situation erreichten sie mich nicht. Mein Inneres brannte vor Enttäuschung über und Trauer um mich selbst.

Das war er wohl, der sagenumwobene, berühmte Klick. Bei mir war er in der Tat einer, ein Klick auf den Auslöser. Es war der 03. August 2009. Am selben Abend schrieb ich Nicole per Mail an und begann, mein Leben auf den Kopf zu stellen.

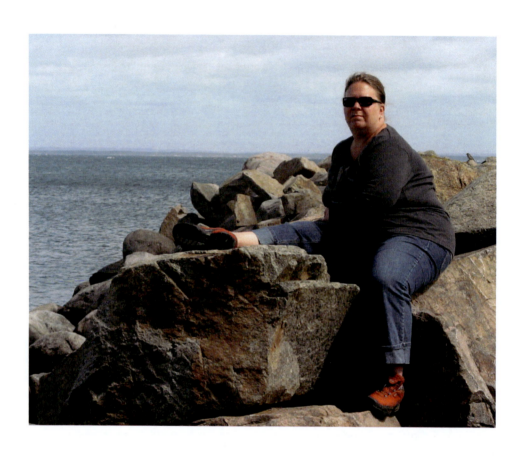

Juli 2009

Mein LCHF - Eine Handvoll Regeln

So schön es wäre, aber auch mit LCHF kommt das Abnehmen eher selten ohne Regeln aus. Die wichtigsten sind in den bereits vorgestellten drei Grundbausteinen, die das Grundgerüst bilden, enthalten. Wenn ich die grundlegenden Punkte, die ich bei LCHF beachte, bis hierher kurz zusammenfasse, dann

- lasse ich alle Sättigungsbeilagen und Brot weg,
- verzichte ich auf Fertigprodukte und Produkte, die Zucker, Stärke, Zusatzstoffe und minderwertige Fette enthalten,
- bereite ich mir meine Mahlzeiten aus qualitativ hochwertigen Rohwaren zu,
- esse ich nicht mehr oder weniger Eiweiß (z.B. aus Fisch, Fleisch, Ei und Milchprodukten) als mein Körper benötigt und
- entscheide mich bei Lebensmitteln für die fettreiche Variante.

Fertig! Simpel, oder?

Für manche reichen diese Vorgaben aus, vor allem wenn es lediglich darum geht, sich gesünder zu ernähren. In dem Fall kann man natürlich dabei bleiben. Weitere Maßnahmen können auch dann noch ergriffen werden, wenn man abnehmen möchte und sich der gewünschte Effekt nicht einstellt. Im Prinzip habe ich mit diesen Punkten angefangen und mein LCHF mit der Zeit um die nun folgenden Regeln verfeinert, um mein Übergewicht kontinuierlich abbauen zu können.

Wer abnehmen möchte und hofft, dass es eine Methode gibt, bei der man im Prinzip alles so belassen kann, wie man es bislang gewohnt war, sollte nachdenken. Irgendetwas wird wohl nicht optimal gewesen sein, sonst hätte man das Problem nicht. Also bleibt nur eine Veränderung der einen oder anderen Art. Abnehmen ist immer mit irgendeiner Form von Verzicht und Umdenken verbunden. Schließlich kann sich nur etwas ändern, wenn man etwas ändert. Logisch. Es bleibt einem jedoch die Möglichkeit, sich die Methode herauszusuchen, mit der man am besten klarkommt. Wundermittel sind nach wie vor im Land der Sagen und Mythen anzusiedeln und vom Hersteller wohl in erster Linie dazu gedacht, das Portemonnaie der leichtgläubigen Kunden gründlich zu erleichtern.

Die richtigen Lebensmittel verwenden

Wichtig: Um vernünftig mit LCHF abzunehmen, sollten die Mahlzeiten aus Lebensmitteln des Abschnitts *„Geeignete Lebensmittel"* zusammengestellt werden.

Milchprodukte habe ich separat als *„Eingeschränkt geeignet"* aufgelistet. Sie sollten mit Fingerspitzengefühl verwendet werden, da sie u.a. nicht selten Ursache für eine Stagnation der Abnahme sind. Manche enthalten nicht gerade wenig Milchzucker, was ein Grund dafür sein könnte. Andere sagen, dass es das in den Milchprodukten enthaltene Milcheiweiß sein könnte, das zu einer erhöhten Freisetzung von Insulin führt. Je weniger Fett und je mehr Kohlenhydrate in einem Milchprodukt enthalten sind, desto ungünstiger ist die Wirkung zumindest auf mich. Butter und Hartkäse kann ich persönlich problemlos verwenden, wohingegen Quark und Joghurt mich nicht lange satt halten und Heißhunger auslösen. Das ist jedoch individuell und kann leicht im Selbstversuch ausprobiert werden. Im Zweifel ist es besser, solche Produkte zu streichen.

Lebensmittel aus dem Abschnitt *„In Maßen – nicht in Massen"* können die Abnahme bereits gründlich verhindern oder bremsen. Diese Lebensmittel sollten nur ausnahmsweise verwendet werden, keinesfalls regelmäßig oder gar täglich. Gerade in der Abnehmphase sollten sie besser weggelassen werden.

Lebensmittel aus dem Abschnitt *„Absolut vermeiden!"* sind – wie die Überschrift klar sagt – absolut zu vermeiden. Sie haben auf einem LCHF-Teller nichts verloren.

In der LCHF-Welt wimmelt es stellenweise von Imitaten. Manche investieren erstaunlich viel Energie, um das, worauf bei LCHF verzichtet werden soll, LCHF-konform nachzubacken. Um ein halbwegs zufriedenstellendes Ergebnis zu erzielen, muss häufig auf Nussmehle und Zuckerersatzstoffe zurückgegriffen werden. Nussmehle gehören in die Kategorie *„In Maßen – nicht in Massen"* und sind während des Abnehmens zu meiden. Zuckerersatzstoffe wiederum gehören in den Bereich *„Absolut vermeiden!"* und sind somit keine weitere Diskussion wert.

Wichtig:

Wer die Kohlenhydratmenge auf ein Minimum reduziert, sollte seine Kohlenhydrate definitiv in erster Linie in kohlenhydratarmes und nährstoffreiches Gemüse und Beeren investieren. Alles andere halte ich für ungesund und leichtsinnig. Milchprodukte kann man dezent verwenden, um ab und an ein Gericht abzurunden.

Geeignete Lebensmittel

Eier in jeglicher Form:

Gekocht, gebraten, als Rührei, pochiert, Omelett etc. Es darf kreativ verarbeitet werden. Bitte vorzugsweise BIO-Eier verwenden und in gute Qualität von möglichst „glücklichen" Hühnern investieren, das ist nicht nur für den Geschmack von Vorteil. Am besten sind übrigens die Eier von glücklichen Hühnern, die man mit eigenen Augen gesehen hat. Das gilt für alle tierischen Produkte.

Eier enthalten zwar einige wenige Kohlenhydrate, sind aber dennoch ein perfektes Nahrungsmittel. Das fängt bei den inneren Werten an und endet bei der Schale als Verpackung, eine geniale Erfindung der Natur.

Fische, Meeresfrüchte und Schalentiere:

Alle Sorten. Fettreicher Fisch wie Aal, Sardine, Lachs, Makrele, Hering sind perfekt. Anderer Fisch lässt sich auch verwenden, sollte aber, weil er in der Regel eher fettarm ist, mit Lebensmitteln kombiniert werden, die den Fettgehalt der Gesamtmahlzeit auf ein vernünftiges Maß bringen. Gleiches gilt für Schalentiere und Meeresfrüchte. Auch in dieser Lebensmittelgruppe ist weit und breit keine nennenswerte Kohlenhydratmenge zu entdecken. Bitte zumindest auf das MSC-Siegel achten. Der MSC vergibt als unabhängige, gemeinnützige Organisation ein Umweltsiegel für Fisch aus nachhaltiger Fischerei. Damit soll die weltweite Überfischung der Meere verringert werden.

Fleisch vom Rind, Schwein, Lamm, Wild, etc.:

Alle Sorten. Ein eventuell vorhandener Fettrand darf sehr gerne mitgegessen werden. Auch Fleisch enthält keine oder nur minimal Kohlenhydrate. Eine Ausnahme bildet die Leber, die zwar einiges an Kohlenhydraten enthält, andererseits aber sehr vitaminreich ist. Darum sollte sie, wie auch andere Innereien, ab und an in den Speiseplan eingebaut werden. Außerdem ist fettreiches Fleisch zu bevorzugen. Entrecôte ist fettreicher als mageres Hüftsteak, ein Nackensteak vom Schwein geeigneter als ein Medaillon.

Geflügel:

Alle Sorten in jeglicher Form. Die knusprige Haut sei unbeschwert zu genießen! Kohlenhydrate sind kaum oder gar nicht zu finden.

Gemüse:

Alle Kohlsorten (z.B. Blumenkohl, Weißkohl, Grünkohl, Rosenkohl, Romanesco, Wirsing), grüner oder weißer Spargel, Brokkoli, Aubergine, Zucchini, Gurken, Oliven, Spinat, Mangold, Blattsalate (wie Feldsalat, Kopfsalat, Schnittsalat, Pflücksalat, Eisbergsalat, Lollo rosso und bionda, Eichenlaubsalat, Endivie), Chicorée, Radieschen, Rettich, Avocado, Paprika (Tipp: grüne Paprika hat weniger KH als rote, weil sie noch nicht fertig gereift ist), Tomaten... Auch Pilze, die eigentlich kein Gemüse sind.

Da bei LCHF auf die Kohlenhydratmenge geachtet wird, habe ich als kleine Hilfestellung im nachfolgenden Abschnitt *„Die Kohlenhydratmenge reduzieren"* eine kleine Liste mit kohlenhydratarmen Gemüse-, Pilz- und Obstsorten abgelegt. Wählt man mit Verstand, kann der Teller auch mit wenigen Kohlenhydraten reich gefüllt sein.

Eine Richtlinie besagt, dass man Gemüse wählen soll, das über der Erde wächst. Das ist allerdings eine recht grobe Richtlinie, denn es gibt Gemüsesorten, die zwar nicht unter der Erde wachsen, aber relativ viele Kohlenhydrate enthalten, wie z.B. rote Paprika. Andersherum gibt es Gemüse, das unterirdisch gedeiht, aber dennoch völlig in Ordnung ist, wie Radieschen und Rettich.

Knoblauch weist zwar einen relativ hohen Kohlenhydratgehalt auf, aber sparsam kann ich ihn durchaus als „Würze" verwenden. Die Menge macht's – wie so oft im Leben!

TIPP:

Knoblauch ist unverschämt kohlenhydratreich. 100 g enthalten 28,4 g Kohlenhydrate. Da kommt man, je nach Größe einer einzelnen Zehe, schon auf 2-4 g!

Lösung:
Knoblauch fein hacken und für einige Stunden, besser noch über Nacht, in einem sauberen, verschließbaren Gefäß in Öl einlegen. Danach den Knoblauch aussieben. Ein ordentlicher Hauch von Knoblauch hat sich im Öl verteilt, die meisten Kohlenhydrate hängen hingegen im Sieb fest.

Saucen und Ähnliches:

Kräuter- bzw. aromatisierte Butter (es gibt unendlich viele, tolle Varianten für jeden Geschmack), Mayonnaise, Aioli, Dressings und Dips, Sauce béarnaise, Sauce hollandaise. Mit zuckerfreiem Senf (z.B. Dijon-Senf) oder Senfpulver lässt sich ebenfalls einiges verfeinern.

Bitte besser selbst herstellen, da Fertigprodukte jede Menge unerwünschte Zusätze, wie modifizierte Stärke, Zucker, Glutamat und E-Stoffe enthalten können. Das Herstellen von Saucen ist weit weniger kompliziert als vielleicht vermutet. Für die, die es schnell und stressfrei wollen, habe ich hinten im Rezeptteil z.B. die *„Gefälschte Hollandaise für Eilige"* notiert, die himmlisch schmeckt und sich im Handumdrehen sogar in eine tolle gefälschte Sauce béarnaise verwandeln lässt.

Aus dem Bratensatz, der beim Braten in der Pfanne zurückbleibt, lässt sich mit wenig Aufwand schnell eine gute Sauce machen. Einfach mit ein wenig Wasser, einem Schluck Wein (der Alkohol verkocht) oder Brühe ablöschen, etwas Sahne beifügen, eine Weile köcheln lassen und würzen. Die Sauce gerät zwar flüssiger, da sie nicht mit Mehl oder Ähnlichem abgebunden wird, ist dadurch gleichzeitig aber deutlich leckerer. Die Konsistenz ist reine Geschmackssache. Wenn einem die Sauce zu flüssig ist, lässt sie sich problemlos alternativ binden. Dazu mehr im Abschnitt *„Saucen anders binden".*

Gewürze:

Gewürze ohne Glutamat (z.B. als Geschmacksverstärker, Natriumglutamat, E 621-625 auf der Verpackung ausgewiesen) bzw. andere künstliche Zusatzstoffe verwenden. Fertige Gewürzmischungen sollten genau auf die Inhaltsstoffe überprüft werden, da sie nicht selten von unerwünschten Zusätzen wimmeln. Es ist daher einfacher und sicherer, reine Gewürze zu verwenden. Gewürzmischungen lassen sich sehr gut selbst nach Lust und Laune zusammenstellen. Salz nach Wunsch, vorzugsweise Meersalz.

Kräuter:

Was das Herz begehrt: Petersilie (ob kraus- oder glattblättrig), Schnittlauch, Estragon, Borretsch, Oregano, Majoran, Bohnenkraut, Kerbel, Minze, Dill, Pimpinelle, Sauerampfer, Kresse, Liebstöckel, Bärlauch, Rosmarin, Basilikum, Salbei, Thymian... Mit Kräutern lässt sich wahrlich Küchenzauber veranstalten, eine echte Bereicherung für den Geschmack. Roh und frisch verzehrt bieten Kräuter wertvolle Mineralien und Vitamine. Vielleicht ist ja ein Garten, ein Balkon oder eine Fensterbank mit ausreichend Licht vorhanden? Kräuter ziehen!

Öle und Fette:

Für die *kalte Küche* können z.B. Butter sowie jeweils natives Oliven-, Kokos-, Lein- und Rapsöl verwendet werden. *Zum Braten* eignen sich Butterschmalz, Ghee oder Kokosöl aus dem Reformhaus (nicht mit dem gewöhnlichen, gehärteten Kokosfett verwechseln) und auch Schweine- und Gänseschmalz. Ich verwende recht häufig Olivenöl zum Braten, auch wenn da die Meinungen gesundheitstechnisch auseinandergehen. Informieren und selbst entscheiden! Manche verwenden gerne Rapsöl, das aber eine ungünstigere Balance von Omega 3 zu Omega 6 aufweist. Ich nehme es vor allem deshalb nicht, weil es mir nicht schmeckt.

Eingeschränkt geeignet

Wie bereits erwähnt, sollte man aus meiner Sicht Milchprodukte höchst sparsam einsetzen und die verbliebene Kohlenhydratmenge lieber sinnvoller investieren. Milchprodukte sollten eher das kleine Extra sein, das z.B. Saucen und Gerichte geschmacklich abrundet.

Milchprodukte:

BIO-Sahne (enthält kein Carrageen – dieser Zusatz, der das Aufrahmen verhindern soll, steht im Verdacht gesundheitsschädlich zu sein), saure Sahne, Schmand, Mascarpone, Ricotta, griechischer/türkischer Joghurt (10 % Fettgehalt und mehr), Crème fraîche, Crème double, Butter, Käse etc. Wählen Sie bevorzugt die Sorten mit dem höchsten Fettgehalt. Darüber hinaus ist z.B. Hartkäse im Verhältnis zu Frischkäse günstiger, wenn es um den Kohlenhydratgehalt geht.

In Maßen – nicht in Massen

Solange das Abnehmen im Vordergrund steht und erst recht, wenn man sich dabei etwas schwer tut, sollte auf die folgenden Lebensmittel verzichtet werden. Ansonsten bitte mit echtem Fingerspitzengefühl einsetzen, da sie die Abnahme abbremsen können. Wenn das Wunschgewicht erreicht ist, können sie ab und an in kleinen Mengen genossen werden. Bei der Gelegenheit kann getestet werden, mit welcher Dosierung man klar kommt, ohne dass es sich negativ auf das Gewicht auswirkt.

Hülsenfrüchte wie Bohnen, Linsen, Erbsen

Schokolade mit hohem Kakaogehalt (mind. 70 %)

Alkohol sollte nur sparsam konsumiert werden, da er die Fetteinlagerung fördert und die Blutzuckerbilanz stört. Wenn, dann eher zu trockenen Weinen und Sekt o.ä. greifen. Bier sollte definitiv nicht getrunken werden, da es Maltose enthält, ein sehr schnelles Kohlenhydrat. Es wird nicht ohne Grund „flüssiges Brot" genannt.

Wurstwaren, Bacon und Schinken sind kritisch zu betrachten und auszuwählen. Wenn sie frei von unerwünschten Zusatzstoffen, Zucker und Glutamat sind, können sie jedoch hier und da in den Speiseplan eingebaut werden.

TIPP:

Bratenreste können hervorragend in feine Aufschnitt-Scheiben geschnitten werden. Ich kenne sogar LCHFler, die Leberpastete, Leberkäse, usw. selbst herstellen. Vielleicht haben Sie auch einen vertrauenswürdigen Metzger? Da weiß man, was man hat!
Aufschnitt und Wurst dieser Art steigt in die Kategorie *„geeignete Lebensmittel"* auf.

Nüsse sollen gesund sein, sind aber auch, je nach Sorte, reich an Kohlenhydraten und Energie. Daher könnten sie ab und an wohldosiert als Extra in die Ernährung eingebaut werden. Es lohnt sich jedoch sehr, die einzelnen Sorten zu vergleichen. Ein großzügiges Händchen voll Nüsse kann bereits eine vollständige Mahlzeit sein!

Außerdem sollte man bedenken, dass viele Nusssorten ein ungünstiges Verhältnis von Omega 3 zu Omega 6 aufweisen (mit Ausnahme der Macadamia-Nuss) und auch aus diesem Grund eher sparsam verwendet werden sollten.

Zusätzlich zum Thema Nüsse ein kleiner Praxis-Tipp aus den Tiefen des privaten Erfahrungsschatzes:

TIPP:

Mit Nüssen ergeht es einem recht gerne wie mit Chips: Verpackung auf = Verpackung leer!

Es kann eine hilfreiche Bremse sein, wenn man nur Nüsse kauft, die noch in ihrer Schale stecken. Wenn jede einzelne vor Genuss erst geknackt werden muss, esse zumindest ich deutlich geringere Mengen.

Sollte dieser Tipp nicht wirken und man sich als allzu flinker und geduldiger Nussknacker erweisen, sollte der zweite Tipp beherzigt werden:

NICHT KAUFEN! ☺

Milch ist zwar durchaus ein Lebensmittel, zu dem maßvoll gegriffen werden könnte, sie enthält aber 5 g Kohlenhydrate auf 100 g. Das summiert sich recht schnell, besonders wenn man sie als reines Getränk oder als Zusatz im Kaffee zu sich nimmt. Außerdem ist der Fettgehalt recht gering. Kaffee mit Milch, Sahne oder Butter und Kokosöl ist in meinen Augen darüber hinaus als Zwischenmahlzeit zu werten. Wer seinen Kaffee nicht ohne „etwas Weißes" mag, sollte ihn daher im Zusammenhang mit den Mahlzeiten trinken.

Absolut vermeiden!

Aus reiner Höflichkeit habe ich diesen Abschnitt mit *„Absolut vermeiden!"* betitelt. Am liebsten hätte ich *„Finger weg!"* oder *„Auf gar keinen Fall!!"* oder sogar *„Nein!!!"* geschrieben, auch wenn ich weiß, dass Verbote in Bezug auf Lebensmittel nicht gut, sondern im Gegenteil eher kritisch zu betrachten sind. Bei der folgenden Auflistung handelt es sich definitiv um Nahrungsmittel, die ich während des Abnehmens nicht verwendet habe, zumindest nicht bewusst.

Leider lässt es sich nicht immer zu 100 Prozent ausschließen. Das fängt schon an, wenn auswärts gegessen wird. Was ist tatsächlich in der Salatsauce beim Lieblingsitaliener oder in der Sauce hollandaise im Gasthof enthalten? Hat Oma das Gemüse doch mit klassischer Mehlschwitze „verfeinert"? Und selbst wenn man höflich nachfragt oder um eine Alternative bittet, weiß man, ob das Gegenüber versteht, worauf man hinaus will, und die Wünsche tatsächlich realisiert werden?

Man sollte sich Mühe geben, solche Nahrungsmittel zu meiden und stets die beste Alternative zu wählen. Dennoch ist es überflüssig, sich vom öffentlichen Leben abzuschotten und nur noch im stillen Kämmerlein zu kochen und zu essen. Das wäre unnatürlich und bedenklich. Das Ziel ist schließlich, mit der Zeit ein bewusstes und entspanntes Verhältnis zum Essen zu entwickeln.

Stärkehaltige Lebensmittel:

- **Kartoffeln** & Kartoffelprodukte (z.B. Chips, Knödel, Kartoffelpüree, Gnocchi, Kroketten und Pommes frites)
- **Reis** & Reisprodukte (z.B. Reiscracker, Risotto)
- **Mais** & Maisprodukte (z.B. Cornflakes, Popcorn, Polenta).
- **Getreide** & Getreideprodukte (z.B. Nudeln, Brot, Kekse, Müsli etc., Couscous, Bulgur, Hefeteig)

Diese Nahrungsmittel (und alle dazugehörigen Anverwandten) werden im Körper ebenfalls zu Glukose, d.h. Zucker umgewandelt, selbst dann, wenn Vollkornprodukte gewählt werden, es geschieht lediglich langsamer.

Margarine, gehärtete Fette und ungünstige Öle:

- **Margarine** ist völlig überflüssiges, chemisch gehärtetes, pflanzliches Butterimitat
- **Ungünstige Öle** wie beispielsweise Sonnenblumen- oder Distel-Öl
- **Gehärtete Fette**

Zucker und Konsorten:

Gewöhnlicher Zucker, Honig, Rohrzucker, brauner Zucker, Traubenzucker, Puderzucker, Sirup, Fruktose sowie Produkte, worin diese enthalten sind, wie z.B. Süßigkeiten, süße Getränke (z.B. Limonaden), gesüßte Milchprodukte, Marmeladen, Gebäck, Ketchup, etc.

Im Zweifel hilft häufig ein Blick auf die Rückseite der Verpackung weiter.

TIPP:

Gerade in Bezug auf Zucker gilt es, stets ein wachsames Auge auf die Inhaltsstoffe zu werfen. Es ist erschreckend, worin Zucker enthalten sein kann. Wussten Sie, dass z.B. in vielen Schinken- und Wurstsorten Zucker verbaut ist? Sogar in Bacon?

Zucker kann sich zusätzlich hinter vielen interessanten Bezeichnungen, z.B. Fruct**ose**, Malt**ose**, Dextr**ose**, Gluk**ose**, Lakt**ose**, Sacchar**ose** verstecken. Fällt etwas auf?

Merke bei Inhaltsstoffen:

„Mit –OSE geht Abnehmen oft in die Hose!"

Kohlenhydratreiches Obst:

Obst wird bei LCHF häufig zu den Süßigkeiten gezählt. Bananen und Trauben enthalten beispielsweise recht viele Kohlenhydrate. Aus meiner Sicht gibt es wenig in kohlenhydratreichem Obst, was man nicht ebenso gut in Gemüse und Beeren finden kann, eben außer Zucker. Daher verzichte ich auf solche Obstsorten. Sagt sich für mich aber leicht, ich mag Obst nicht gerne. Wenn einen dennoch die Lust darauf umtreibt, sollte ein Auge auf den Kohlenhydratgehalt geworfen werden. Beeren schneiden dabei am besten ab.

Süßstoffe, Glutamat und E-Stoffe:

Glutamat ist in natürlicher Form zwar auch z.B. in Tomaten enthalten, aber an dieser Stelle meine ich künstliches Glutamat. Es wird vielfach als Geschmacksverstärker eingesetzt. Bemüht man diverse Informationsquellen, finden sich u.a. Vorwürfe, dass

- Glutamat Heißhunger auslöst,
- es das Gehirn langfristig schädigen kann, und
- eventuell ein Zusammenhang zwischen Glutamat und Übergewicht besteht.

Glutamat versteckt sich hinter vielen Namen, Beispiele sind Aroma, Hefeextrakt, Hefewürze, Würze, Würzstoff, Würzmittel, Speisewürze, Gewürzextrakte, Gewürzaromenzubereitung (sobald „würz" als Wortbestandteil enthalten ist, ist Skepsis angesagt!) sowie E 620 bis E 625.

Auch über andere **E- und Süßstoffe** – also Zusatz- oder Zuckerersatzstoffe – lese ich Negatives. Von daher empfehle ich, die Finger davon zu lassen.

Ganz abgesehen davon sind Zuckerersatzstoffe anscheinend durchaus in der Lage, die Ketose zu zerstören oder zu verhindern. Das hat Dr. Andreas Eenfeldt einmal eindrucksvoll in einem Selbstversuch gezeigt. Das Ergebnis lässt sich auf seiner englischsprachigen Internetseite hoffentlich möglichst lange noch nachlesen: http://www.dietdoctor.com/is-pepsi-max-bad-for-your-weight.

Die Eiweißmenge einhalten

Wie bereits erwähnt, liegt der Spielraum bei der Eiweißmenge zwischen 1 bis 1,5 g pro Kilo NORMALgewicht, was sich komfortabel über die simple Rechnung „Körpergröße in cm minus hundert" anpeilen lässt. Die richtige Eiweißversorgung ist wichtig, da einerseits der Körper eine gewisse Menge Eiweiß braucht, andererseits aber auch ein überzogene Dosis Eiweiß vermieden werden sollte. Sinnvollerweise sollte die tägliche Eiweißmenge daher relativ gleichmäßig auf die Mahlzeiten aufgeteilt werden.

Das Erstellen einer „Eiweißliste" wäre ein guter Ansatz. Notieren Sie dazu die von Ihnen bevorzugt verwendeten, eiweißhaltigen Lebensmittel und berechnen Sie, wie viel Gramm Sie davon zu sich nehmen können, um die angepeilte Eiweißmenge pro Mahlzeit zu erreichen bzw. einzuhalten. Die Angabe, wie viel Eiweiß in einem Lebensmittel enthalten ist, lässt sich beispielsweise von der Nährwerttabelle auf der Verpackung ablesen. Prägen Sie sich zusätzlich bei der Zubereitung die Mengen ein. Entspricht die richtige Menge eines Koteletts z.B. in etwa der Größe ihrer Handfläche (mit oder ohne Finger)? Beides kann eine gute Hilfestellung sein, bis Sie ein Händchen für die Eiweißmenge entwickelt haben, wobei stichpunktartiges Kontrollieren zukünftig empfehlenswert ist. Mit der Zeit können Mengen sich schleichend ungünstig verschieben, obwohl man sich im grünen Bereich wähnt.

Bitte stets daran denken, dass auch andere Lebensmittel, wie z.B. Gemüse, Eiweiß enthalten. Deren Anteil an der Eiweißmenge sollte weder ausgeblendet noch vergessen werden.

Die Kohlenhydratmenge reduzieren

Sobald nur passende Lebensmittel verwendet werden, ist die Kohlenhydratmenge automatisch deutlich reduziert. Der Einstieg lässt sich zusätzlich ein wenig vereinfachen, indem man sich auf Lebensmittel beschränkt, die maximal 5 g Kohlenhydrate pro 100 g enthalten. Nein, dazu braucht nicht jedes einzelne Lebensmittel kontrolliert werden. Die einzigen Lebensmittel, die aus den *„geeigneten Lebensmitteln"* oder *„eingeschränkt geeigneten Lebensmitteln"* darüber liegen könnten, sind manche Gemüse- und Beerensorten sowie vereinzelte Milchprodukte und z.B. Rinderleber.

Gemüse, Pilze und Obst bis 5 g Kohlenhydrate pro 100 g

Es gibt zahlreiche Gemüse-, Pilz- und auch einige Obstsorten, die recht kohlenhydratarm sind. Daher kann man auch bei minimierter Kohlenhydratzufuhr den Teller abwechslungsreich füllen. Aus der folgenden Liste lässt sich nicht nur der Kohlenhydratgehalt pro 100 g einiger kohlenhydratarmer Obst-, Pilz- und Gemüsesorten ablesen, sondern in der Spalte *„Für 5 g KH bekomme ich"* finden Sie darüber hinaus die Angabe, wie viel Gramm Sie für den Gegenwert von 5 g Kohlenhydrate wählen können. Im Fall der Pfifferlinge beispielsweise unglaubliche 2,5 kg! Auch 714 g Feldsalat sind ein kleiner Berg, da Feldsalat sehr leicht ist. Bitte beachten Sie, dass es sich hierbei um die Werte für die rohe Ware handelt. Ich habe mich für die 5 g-Mengen entschieden, da eine Mahlzeit häufig zusätzlich Kohlenhydrate aus weiteren Quellen enthält (z.B. mehrere Gemüsesorten oder Milchprodukte). Zum Abnehmen habe ich mir persönlich eine Kohlenhydratgrenze von maximal 10 g pro Mahlzeit festgelegt. Wähle ich einen 5 g-Baustein aus meiner Liste, kann ich also theoretisch noch Lebensmittel im Gegenwert von 5 g Kohlenhydrate dazu wählen. Möchte ich mehrere Gemüsesorten mischen, rechne ich anteilig um. Man kann natürlich auch Gemüsesorten wählen, die mehr als 5 g Kohlenhydrate pro 100 g enthalten, aber dann sind die Mengen, wenn ich in meinem Rahmen von 10 g pro Mahlzeit (bzw. 20-30 g am Tag) bleibe, extrem übersichtlich.

Es ist unglaublich, wie sehr sich die Nährwertangaben der diversen Informationsquellen unterscheiden. Was ist richtig, was ist falsch? Die Werte habe ich in diesem Fall in erster Linie der Internetseite der Uni Hohenheim entnommen. Die Seite bietet generell eine Fülle an Informationen und ist immer wieder eine Stippvisite wert.

Kohlenhydratgehalt Obst-, Pilz- und Gemüsesorten bis 5 g KH/100 g

Sorte	KH in g pro 100 g	Für 5 g KH in g	Sorte	KH in g pro 100 g	Für 5 g KH in g
Pfifferling	0,2	2.500	Radieschen	2,1	238
Endivien	0,3	1.667	Bleichsellerie	2,2	227
Avocado frisch	0,4	1.250	Rosenkohl gegart	2,2	227
Spinat TK, gegart	0,5	1.000	Sellerie	2,2	227
Steinpilz	0,5	1.000	Blumenkohl	2,3	217
Blattspinat	0,6	833	Chicoree	2,3	217
Champignon	0,6	833	Knollensellerie	2,3	217
Feldsalat	0,7	714	Papaya	2,4	208
Weinsauerkraut	0,8	625	Aubergine gegart	2,5	200
Kopfsalat	1,1	455	Porree gegart	2,5	200
Chinakohl	1,2	417	Tomate rot	2,6	192
Rhabarber	1,4	357	Brombeere	2,7	185
Radicchio	1,5	333	Fenchel	2,8	179
Eisbergsalat	1,6	313	Rotkohl	2,8	179
Grünkohl gegart	1,6	313	Paprika grün	2,9	172
Schnittlauch	1,6	313	Mangold	2,9	172
Schwarzwurzel	1,6	313	Pastinake	2,9	172
Spargel gegart	1,6	313	Bohnen grün gegart	3,2	156
Romanosalat	1,7	294	Schalotte	3,3	152
Wirsingkohl gegart	1,7	294	Kohlrabi	3,7	135
Gurke	1,8	278	Kohlrübe gegart	3,7	135
Kresse	1,8	278	Topinambur	4	125
Broccoli gegart	1,9	263	Weißkohl	4,2	119
Rettich	1,9	263	Portulak	4,3	116
Brunnenkresse	2	250	Himbeere	4,8	104
Sauerampfer	2	250	Mohrrübe	4,8	104
Zucchini	2	250	Zwiebeln	4,9	102

Quelle der Kohlenhydrat-Mengen pro 100 g: https://www.uni-hohenheim.de

Milchprodukte bis 5 g Kohlenhydrate pro 100 g

Die meisten reinen, ungesüßten Milchprodukte liegen zwar ebenfalls unter 5 g Kohlenhydrate pro 100 g, allerdings lohnt sich der Vergleich der unterschiedlichen Hersteller bzw. Marken. Ich habe für Sahnequark (40 % Fett i.Tr.) beispielsweise schon Werte von 2,8 g bis zu 4,5 g Kohlenhydrate pro 100 g gefunden und die Rezepturen ändern sich bisweilen. Aus diesem Grund macht es auch wenig Sinn, wenn ich für das Buch eine Liste aus den Angaben *meiner* bevorzugten Produkte erstelle. Stattdessen werde ich mir Mühe geben, eine aktuelle Liste auf meiner Website www.entpuppt.de zu hinterlegen.

Marken, die keinen Nachweis über die Nährwerte auf der Verpackung ausweisen oder über die ich keine Angaben bekommen kann, kaufe ich aus Prinzip nicht.

Den Fettanteil erhöhen

Mahlzeiten, in denen das Fett dominiert und möglichst wenige Kohlenhydrate enthalten sind, halten mich satt und den Heißhunger in Schach. Daher möchte ich, dass in meiner Mahlzeit die Fettmenge in Gramm höher ist als das Fettgewicht aus Eiweiß und Kohlenhydraten zusammen. Wie ich das sicherstelle? Da gibt es verschiedene Möglichkeiten:

Der Kennerblick

Nehmen wir an, ich habe ein Lebensmittel gefunden, dessen Kohlenhydratgehalt weniger als 5 g pro 100 g beträgt und frei von unerwünschten Zusatzstoffen ist. Nun folgt der nächste Schritt, denn ich möchte, dass mein Lebensmittel darüber hinaus ausreichend Fett enthält.

Ich addiere die Werte für KH und Eiweiß aus den Nährwertangaben (z.B. auf der Verpackung angegeben oder aus Tabellen zu entnehmen) und überprüfe, ob das Fettgewicht in Gramm höher oder niedriger liegt. Ist das Fettgewicht höher als das Gewicht für Kohlenhydrate und Eiweiß zusammen, ist das Produkt für LCHF geeignet.

Weil das in Worten etwas kompliziert zu erklären ist, verdeutliche ich es an einem Beispiel. Auf einer Sahnepackung finde ich die Informationen:

Eiweiß 2,2 g - Kohlenhydrate 3,1 g - Fett 32,0 g

Als erstes addiere ich die Werte für Eiweiß und Kohlenhydrate. 2,2 g (Eiweiß) plus 3,1 g (Kohlenhydrate) sind zusammen 5,3 g. Dieses Ergebnis vergleiche ich mit dem Fettgewicht, das in diesem Fall 32,0 g beträgt. Das Fettgewicht liegt mit 32,0 g deutlich höher als die zuvor errechneten 5,3 g. Das Lebensmittel ist für LCHF geeignet, zumal es gleichzeitig mit 3,1 g Kohlenhydraten die 5 g-Grenze unterschreitet.

Anfangs mag es vielleicht ein wenig aufwändig erscheinen, die Lebensmittel aufmerksam zu beäugen, aber es wird schnell zur Routine, und bereits nach kurzer Zeit kennt man zumindest die persönlich bevorzugten, tauglichen Lebensmittel in- und auswendig. Sobald man sich mit seinen Produkten gut auskennt, kann man beim Einkaufen sogar viel Zeit sparen, schließlich interessieren einen Vollblut-LCHFler im Supermarkt die meisten Regalmeter überhaupt nicht mehr!

Die Zusammenstellung auf dem Teller

Der ein oder andere Leser wird an dieser Stelle aufmerken: „Aber Gemüse und Obst enthalten doch gar kein oder nur wenig Fett, oder?" Stimmt. Ebenso bestehen die meisten fettarmen Fisch-, Fleisch- oder Geflügelsorten vorwiegend aus Eiweiß. Deshalb achte ich darauf, die Mahlzeiten so zusammenzustellen, dass die Balance auf dem Teller stimmt, d.h. dass mehr Fett als Kohlenhydrate und Eiweiß in Summe vorliegen.

Das mache ich, indem ich zu fettarmen Komponenten Lebensmittel wähle, die möglichst wenig Kohlenhydrate und Eiweiß, dafür verhältnismäßig viel Fett enthalten. Wenn ich beispielsweise ein gutes, aber fettarmes Steak (Proteinmenge beachten) genießen möchte, kombiniere ich es mit einer passablen Menge kohlenhydratarmen Gemüses wie z.B. Feldsalat, dazu ein wenig selbstgemachte Vinaigrette (bestehend aus Olivenöl, Weißwein-Essig, zuckerfreiem Senf, Wasser und Gewürzen) und lasse als Krönung ein hübsches Stück Kräuterbutter auf dem gegrillten Steak zerfließen. Fertig! Die Proteinmenge passt, Kohlenhydrate sind lediglich in geringer Menge enthalten. Das Öl aus der Vinaigrette, die Kräuterbutter und auch anteilig das anhaftende Bratfett bzw. das im Fleisch enthaltene Fett sorgen für eine gute Fett-Balance.

Wenn ich mir einen normalen Teller Pi mal Daumen zu einem Viertel aus Fisch, Fleisch, Ei oder Geflügel sowie zur Hälfte mit kohlenhydratarmem Gemüse (siehe Liste) zusammenstelle und das letzte Viertel für einen ordentlichen „Schwupps" fettreicher Sauce (ca. 100 ml) bzw. ein großzügiges Stück Kräuterbutter reserviert ist, bin ich mir ziemlich sicher, dass ich eine geeignete LCHF-Mahlzeit vor mir habe.

Ich bevorzuge mein Gemüse in Form von Rohkost. Manche sagen, dass unser Gemüse heutzutage wegen der Umwelteinflüsse und der Art des Anbaus nicht mehr viel an Mineralstoffen und Vitaminen enthält. Ob das stimmt, weiß ich nicht, aber ich bin fest davon überzeugt, dass Gemüse in den meisten Fällen nicht besser wird, wenn man es erhitzt (grüne Bohnen bilden z.B. eine Ausnahme, die sollten nicht roh verzehrt werden). Außerdem schmeckt es mir in Form von Salat am besten. Ich mag es, wenn es zwischen den Zähnen knackt.

Wirklich immer achte ich darauf, nicht zu viel zu essen. Lieber zunächst kleinere Portionen auflegen und bei Bedarf nachnehmen, als den Teller zu großzügig zu füllen. Und selbst wenn: Teller müssen nicht leergegessen werden, egal, was einem anerzogen wurde. Es spricht natürlich nichts dagegen, den Rest bis zum nächsten Hunger beiseite zu stellen. Manchmal kann der Gedanke sogar tröstlich sein, wenn man gerne noch würde, aber weiß, dass man nicht sollte.

Bei Unsicherheit kann die Zusammenstellung einer Mahlzeit auch mit Hilfe einer Nährwerttabelle oder eines guten Online-Ernährungstagebuchs vorgeplant werden. Da aber gerne spontan Unvorhergesehenes auftritt, sollte am Ende des Tages eine Korrektur der Daten erfolgen, damit man sich nicht in zu großer Sicherheit wiegt.

Ein Ernährungstagebuch verwenden

Es gibt im Internet diverse Ernährungstagebücher, einige können kostenlos verwendet werden. Im Umfang eines guten Ernährungsprogramms kann u.a. enthalten sein:

- Große **Lebensmitteldatenbanken** mit Auskunft zu den Makronährstoffen und der Energiemenge bestimmter Lebensmittel. Allerdings sind diese Angaben mit Vorsicht und wachem Verstand zu betrachten, da die Lebensmittel nicht selten von den Usern selbst in das System eingepflegt werden und daher fehlerhaft sein können.

- Die **Mahlzeiten** können **detailliert eingetragen** werden. Aus einer Detailansicht wird ersichtlich, ob die Verteilung der Makronährstoffe, die Menge der Kohlenhydrate und die Energiemenge passend waren.

- Der Tag kann hervorragend **im Voraus geplant** werden (das ist gerade am Anfang wertvoll).
- Eigene **Rezepte** und **persönliche Lebensmittellisten** können erstellt werden.
- Aus den persönlichen Angaben lässt sich der **ungefähre Energiebedarf bestimmen** (Wobei ich dem skeptisch gegenüberstehe. Ich glaube nicht, dass Menschen sich pauschal berechnen lassen.).
- **Sportliche Aktivitäten** können eingepflegt und dem persönlichen Energieverbrauch zugeschrieben werden (hier gilt der gleiche Kritikpunkt wie beim Energiebedarf).
- Der persönliche **Gewichtsverlauf** kann, wenn das Gewicht regelmäßig aktualisiert wird, hübsch in einem Diagramm betrachtet werden.

Den Namen des von mir verwendeten Ernährungstagebuchs möchte ich an dieser Stelle nicht preisgeben, weil ich nicht garantieren kann, dass der Anbieter es immer kostenfrei zur Verfügung stellen wird. Auf Anfrage beantworte ich diese Frage gern.

Für den Anfang kann ich die Verwendung eines solchen Programms nur warm ans Herz legen. Hat man erst einmal ein Händchen für die Zusammenstellung der Mahlzeiten entwickelt, wird für die meisten das regelmäßige Eintragen nicht mehr nötig sein.

Hunger- und Sättigungsgefühl

Für den Erfolg beim Abnehmen ist es wichtig, das Hunger- und Sättigungsgefühl wiederzuentdecken. Die sind zwar bei jedem vorhanden, liegen aber vermutlich häufig versteckt. Manchmal ist ein wenig Zeit und Geduld nötig, aber ich finde, dass die Suche danach wirklich lohnt.

Hunger hat das Sagen

Nicht aus Lust und Laune, nicht weil es die Uhr sagt, nicht weil Appetit leise vor sich hin jammert, nicht aus Frust, nicht aus Freude, nicht aus Gewohnheit, nicht weil Ihnen etwas vor die Nase gestellt wird oder Sie in Gesellschaft sind, nicht aus Langeweile... Essen Sie, wenn Sie Hunger haben!

Klingt banal einfach, aber ich behaupte, dass sich die Wenigsten daran halten. Dabei ist uns das Hungergefühl angeboren. Jeder, der das Vergnügen hatte, ein Baby großzuziehen, weiß, dass die Kleinsten sich zunächst überhaupt nicht um die üblichen Essenszeiten scheren und lautstark signalisieren, wenn sie Hunger verspüren. Unsere klassischen Essenszeiten sind wohl eher anerzogen.

Die Angewohnheit mehrfach täglich oder regelmäßig nach Uhrzeit zu essen, dürfte, im Verhältnis zur gesamten Entwicklungsgeschichte der Menschheit betrachtet, relativ neu sein. Unsere Vorfahren waren Jäger und Sammler und werden wohl eher von der Hand in den Mund gelebt haben. Sie suchten sich etwas, wenn sie Hunger hatten, und mussten sich dafür reichlich bewegen, Imbissbuden und Bäckereien gab es schließlich nicht. Ich nehme an, sie werden auch Aas nicht verschmäht und mitgenommen haben, wenn es denn am Wegesrand lag. Das dürfte das allererste Essen „to go" gewesen sein. Wenn in einer Gegend nicht mehr ausreichend Nahrung für die Sippe zur Verfügung stand, zogen sie, wie Nomaden es eben tun, mit Sack und Pack weiter. Zu Fuß!

Uns steht fast ständig höchst bequem Essen zur Verfügung. Die meisten sind vermutlich an drei feste Mahlzeiten pro Tag gewöhnt, dennoch isst man deutlich häufiger, auch wenn es nur Kleinigkeiten sind. Die meisten Kühlschränke und Vorratskammern dürften ausreichend gefüllt sein, um den Magen jederzeit glücklich machen zu können, ansonsten gibt es unterwegs reichlich Gelegenheit dazu. Gerade deshalb wird nicht selten über den Bedarf hinaus gegessen, und dabei werden häufig Produkte konsumiert, die alles andere als eine Wohltat für die Gesundheit sind. Verlockungen lauern an allen Ecken und Enden, appetitliche Gerüche ziehen uns in ihren Bann. Besonders gut lässt sich das bei einem Bummel in der Fußgängerzone einer Großstadt beobachten, übrigens völlig unabhängig von der Uhrzeit! Setzen Sie sich einmal in aller Ruhe für 10 Minuten auf eine Bank oder ein Mäuerchen und beobachten Sie die vorbeiströmenden Menschenmassen. Ich schätze, dass ein nicht unerheblicher Anteil wahlweise kauend vorbeiziehen wird oder gerade an einem der diversen Futterstände ansteht. Wie oft das wohl mit Hunger zu tun hat? Die kauenden Passanten sind nicht generell übergewichtig, auf gar keinen Fall. Idealgewicht ist allerdings noch lange kein Garant oder Nachweis für Gesundheit!

Gleichzeitig bewegen wir uns viel weniger als früher, verbringen wesentlich mehr Zeit sitzend. Für viele Verrichtungen haben wir unsere Helferlein. Waschen, spülen, usw. geschieht fast von Zauberhand. Wir müssen nicht nach Holz suchen, um das Haus warm zu halten oder den Herd zu befeuern, sondern drehen bequem an Thermostat oder Schalter. Wir jagen nicht geduldig unsere Beute oder klettern auf Bäume, um das letzte Obst zu ergattern, sondern besorgen unsere Waren im Handumdrehen im Supermarkt. Autos transportieren uns von A nach B, wobei A oft nicht weit von B entfernt ist. Ich bin sicherlich nicht die einzige, die ihre Kinder die 500 m bis zum Kindergarten oder zur Schule mit dem Auto gefahren hat. Nein, nicht nur aus Bequemlichkeit, sondern auch, weil ich von dort aus zur Arbeit fuhr, die weitere unglaubliche 4 km entfernt lag.

Ich habe zu Beginn mit LCHF intensiv in mich hineinhören müssen, hatte sogar Schwierigkeiten, Hunger und Durst zu unterscheiden. Durstgefühl kann anscheinend verlernt werden. Auffällig war jedenfalls, dass ich vor LCHF nahezu niemals Durst verspürte, aber ständig rasenden Appetit! Dementsprechend trank ich wenig, aß dafür umso mehr. Vielleicht auch, um wegen der Fehldeutung des Durstgefühls zumindest über die Nahrung das Minimum an Flüssigkeit zu beziehen, aber das ist reine Spekulation.

Durch die Regel, nur bei Hunger zu essen, habe ich mich von den klassischen Essenszeiten gelöst, dennoch entwickelt sich automatisch eine gewisse eigene Regelmäßigkeit: Ich esse die erste Mahlzeit des Tages meistens am frühen Nachmittag, die zweite folgt erst gegen 20 Uhr. Für jemanden, der sich vorher täglich von früh bis spät mit Essen beschäftigen konnte, eine echte Sensation! Dass ich morgens keinen Hunger habe, liegt höchstwahrscheinlich daran, dass die große Mahlzeit vom Vorabend am Folgetag noch vorhält. Wie oft der Hunger auftaucht, wie groß die benötigte Menge ist und um welche Uhrzeit es soweit ist, ist höchst individuell. Ich kenne einige, die, wie ich, nur zwei Mahlzeiten benötigen, ich kenne aber auch welche, die z.B. regelmäßig vier zu sich nehmen. Mit LCHF bin ich deutlich länger satt und dadurch, dass mein Körper dauerhaft auf Fettverbrennung eingestellt und in der Lage ist, zur Energiegewinnung Fett heranzuziehen, steht ihm darüber hinaus jederzeit Nahrung zur freien Verfügung - meine Fettpölsterchen! Die opfere ich überaus gerne, denn: Was will ich mehr?

Echter Hunger lässt sich nicht überhören. Er ist unverkennbar und eindeutig, probieren Sie es aus. Solange eine Unsicherheit besteht, ob es sich nur um Appetit oder doch um Hunger handelt, wird es wahrscheinlich Appetit sein. Manche sorgen sich, dass sie auf diese Weise zu wenig essen könnten. Meine Erfahrung ist, dass es Tage gibt, an denen ich kaum Hunger habe und dementsprechend wenig esse, aber das gleicht sich am Folgetag meistens von selbst wieder aus.

Hunger sollte auf jeden Fall akzeptiert und respektiert werden. Es wäre gefährlicher Irrglaube, zu denken, dass vorhandene Fettpolster allein zur Ernährung des Körpers ausreichen. Es ist ungesund, Hunger zu ignorieren und darauf zu warten, dass er von selbst vergeht. Der Körper braucht ein ausreichendes Maß an gesunder Nahrung, um funktionstüchtig zu sein und gesund leben zu können. Ansonsten wäre man bei einer dieser Hungerkuren angekommen, die auf Dauer zu schwerwiegenden, gesundheitlichen Problemen führen.

Keine Zwischenmahlzeiten

Esse ich nur bei echtem Hunger, sind Zwischenmahlzeiten überflüssig! Zwischenmahlzeiten entsprechen von der Menge her einer Kleinigkeit. Bin ich jedoch mit einer Kleinigkeit zufrieden, war ich nicht wirklich hungrig. Habe ich Hunger, bedarf es vernünftiger Portionen.

Unzählige Zwischenmahlzeiten waren früher, außer in Phasen, in denen ich streng bestimmten Diätplänen folgte, fester Bestandteil meiner Ernährung. Eine schlechte Angewohnheit mit weitreichenden Konsequenzen für meine Figur. Besonders als meine Kinder klein waren und ihre Teller selten leer aßen, ertappte ich mich immer wieder dabei, dass ich ihre Essensreste automatisch in den Mund steckte. Rückblickend möchte ich nicht einmal abstreiten, dass ich den Kleinen sogar mehr auf den Teller packte als sie schaffen konnten, damit ich „legitim" an ein Extra kam. In der Flut der Zwischenmahlzeiten verlor ich darüber hinaus gründlich die Übersicht über die Gesamtmengen, die ich zu mir nahm. Ich tendierte in der Beziehung zu „Vergesslichkeit".

Jede Zwischenmahlzeit ist außerdem, abhängig von den gewählten Nahrungsmitteln, Auslöser für eine mehr oder minder starke Blutzuckerschwankung, die es für mich zu meiden gilt, um dem Heißhunger weiträumig aus dem Weg gehen zu können. Man kann sich daher vorstellen, dass eine Handvoll Kekse, eben im Vorübergehen aus einer Tüte gegriffen, für mich *keine* Petitesse war.

Bei „unhungrig" ist Schluss

Gewöhnlich ist das Sättigungsgefühl ein Zusammenspiel von Signalen, die zunächst durch die Magendehnung während des Essens empfangen werden, sobald der Magen hinreichend gefüllt ist, und die etwas später von Rezeptoren im Magen-Darm-Trakt bestätigt werden.

Wegen der hohen Energiedichte liegt bei LCHF jedoch nicht selten weniger auf dem Teller als man gewöhnt ist. Das liegt zum einen daran, dass Fett doppelt so viele Kalorien enthält wie Kohlenhydrate oder Eiweiß, zum anderen aber auch an dem häufig deutlich geringeren Volumen der meisten fettreichen Nahrungsmittel. Legt man z.B. 100 g Butter neben 100 g Feldsalat, fällt der Unterschied sofort ins Auge. Vergleicht man zusätzlich den Energiegehalt, enthält das Stück Butter ca. 740 kcal, der Feldsalat lediglich 14 kcal.

Durch den erhöhten Fettanteil und das reduzierte Nahrungsvolumen wird das Sättigungsgefühl bei LCHF nur begrenzt über die Magendehnung (mangels Masse), sondern in erster Linie über die Rezeptoren im Magen-Darm-Trakt vermittelt, die auf Aminosäuren und Fette aus dem Nahrungsbrei reagieren. Es dauert demnach länger als gewohnt, bis das Sättigungsgefühl eintritt. So habe ich es jedenfalls verstanden und kann es aus eigener Erfahrung bestätigen.

Ich kann nur warnen: Wird in einer Mahlzeit so viel fettreiches Essen verzehrt, dass das Sättigungsgefühl wie gewohnt über die Magendehnung vermittelt wird, kann starke Übelkeit auftreten, sobald die Rezeptoren im Darm reagieren. In diesem Fall wurde schlicht mehr gegessen, als der Körper verträgt, und das wird durch Übelkeit deutlich mitgeteilt.

Um das zu vermeiden und auch um möglichst das gewisse Energiedefizit, das für eine Gewichtsreduktion nötig ist, zu erreichen, isst man sich während einer LCHF-Mahlzeit *unhungrig*, um satt zu sein, sobald die Sättigungssignale von den Darmrezeptoren im Gehirn angekommen sind. *Unhungrig* ist der Punkt, an dem der akute Hunger vergangen ist, er liegt noch vor *satt*. Wenn ich eine simple Skala aufschreibe, lässt es sich vielleicht einfacher einsortieren:

---

schrecklich hungrig – hungrig – **unhungrig** - satt – voll

Es fällt gerade zu Beginn leichter, ein Gefühl für das „Unhungrigsein" zu entwickeln, wenn das Essen in entspannter, ruhiger Atmosphäre, sitzend am Esstisch, ohne störende Faktoren wie z.B. Fernsehen oder Handy stattfindet. Das gibt einem eher die Möglichkeit, wirklich in sich zu hören und langsam zu essen, gerade weil das Sättigungsgefühl erst nach einer geraumen Weile einsetzt.

Herauszufinden, wo und was unhungrig ist, fiel mir aus mehreren Gründen schwer:

1. Meine **Augen** sind gefräßige Organe! Da sie deutlich größere Mengen gewohnt waren, fühlten sie sich beim reinen Anblick des LCHF-Tellers um ihre gewohnte Dosis betrogen und sendeten unüberhörbare Protestschreie an meine Seele.

2. Mein **Magen** stimmte in diesen Protest mit ein, denn auch ihm war das Angebot viel zu gering, da er durch das jahrelange Überessen ganz andere Portionen verlangte und die gewohnte Magendehnung jetzt ausblieb.

3. Ich **esse zu schnell**. Das ist eine schlechte Angewohnheit, die sich wie ein roter Faden durch mein Leben zieht. Leider ist es mir bis heute nicht gelungen, diese Angewohn-

heit abzulegen. Das fällt immer wieder auf, wenn ich in Gesellschaft esse. Da das Sättigungsgefühl bei LCHF länger als gewohnt auf sich warten ließ, entstand das Gefühl, ich würde nicht genug bekommen. Das führte zu einer gewissen Unzufriedenheit.

4. Hinzu kommt meine Tendenz, prinzipiell **zu viel Essen zuzubereiten**. Ich mag es einfach nicht, wenn wenig auf dem Tisch steht. Daher bleibt üblicherweise viel über und Reste wegzuwerfen widerstrebt mir.

5. Meine **Begeisterung für gutes Essen** stellte mir das nächste Bein. Wenn es schmeckte, eine 1a LCHF-Mahlzeit war, noch reichlich in den Schüsseln herumlungerte und ich wegen der Punkte 1. bis 3. nicht wie gewohnt satt war, weshalb sollte ich aufhören?

Mir war jedoch von Anfang an klar, dass man auch mit LCHF nicht abnimmt, wenn man zu viel isst. Alle anderslautenden Behauptungen sind schlichtweg falsch! Aber wie sollte ich mit den beschriebenen Problemen das richtige Maß finden? Schwierig, schwierig.

75-5-20

Als ich damals mit LCHF begann, orientierte ich mich an der Empfehlung einer schwedischen LCHF-Seite, wonach die „richtige" Verteilung der Makronährstoffe wie folgt aussehen sollte:

Fett:	75 % der Energie (auch E % genannt)
Kohlenhydrate:	5 % der Energie
Eiweiß:	20 % der Energie

An dieser Stelle kamen für meine Berechnungen rund um die Energieprozente die Kalorien zum Zuge. Ansonsten wüsste ich nicht, wie man Energie berechnen sollte. Dazu muss man wissen, dass 1 g Fett rund 9 kcal enthält, Kohlenhydrate und Protein hingegen 4,1 kcal pro Gramm.

Die einzige Größe, die von Anfang an in etwa feststeht, ist die bereits erwähnte Proteinmenge. Also berechnete ich zunächst, passend zu der Verteilung „75-5-20", meine **Ober**grenze. Bei meiner Körperlänge berechnete ich meinen Proteinbedarf aus mit „172 cm (Körperlänge) minus 100 x 1,5 = **108**":

108 g aus Eiweiß – entspricht ca. 443 kcal – und sollte **20 % der Energie** sein

27 g aus Kohlenhydraten – entspricht rund 111 kcal – und war damit **5 % der Energie**

185 g aus Fett - entspricht rund 1.665 kcal – somit **75 E %**

Gesamtenergiemenge max. 2219 kcal.

Jetzt blieb die Frage nach der **Untergrenze**, oder?

72 g aus Eiweiß – entspricht ca. 295 kcal – und sollte **20 % der Energie** sein

18 g aus Kohlenhydraten – entspricht rund 74 kcal – und war damit **5 % der Energie**

123 g aus Fett - entspricht rund 1.107 kcal – somit **75 E %**

Gesamtenergiemenge min. 1.476 kcal.

Ja, das ist vielleicht ein wenig komplizierter. Ich will damit lediglich erläutern, wie ich auf meine persönlichen Grenzen für die tägliche Kohlenhydrat- und Energiemenge kam, und dass ich sie nicht einfach aus der Luft griff. Vielen, die sich nach jahrelanger Zählerei zunächst entspannen wollen, ist es definitiv zu viel, so intensiv über das Essen nachzudenken. Stattdessen möchten sie lieber nach ihrem persönlichen Hunger- und Sättigungsgefühl essen. Aber für mich waren diese Angaben ein erster Richtwert zur anfänglichen Orientierung.

Kalorien zählen – ja oder nein?

Bei LCHF wird empfohlen, dass man die Ernährung umstellen und einfach essen soll, darauf vertrauen, dass sich die Mengen mit der Zeit automatisch einpendeln. Dabei ist allerdings in Kauf zu nehmen, dass anfänglich zu viel gegessen wird und man eventuell nicht abnimmt. Zumindest gilt das für diejenigen, deren Sättigungsgefühl durch jahrelange Essexzesse im Wechsel mit Hungerkuren untergegangen ist.

Bei LCHF bzw. in Ketose bedient der Körper sich an den Fettpölsterchen, da er Fett in die benötigte Energie umwandelt, wenn in den üblichen Energielagern Ebbe herrscht. Das ist das erklärte Ziel, denn dadurch schmelzen sie schließlich, die Röllchen. Wenn ich aber dem Körper alles, was er benötigt, durch Nahrung zuführe, warum sollte er an die Fettreserven gehen? In dem Fall wird ihm doch das Umbaumaterial bequem vor die Nase gesetzt! Mir erscheint es daher logisch, dass ich unter meinem Gesamtenergiebedarf bleiben muss, wenn ich abnehmen möchte. Nicht abnehmen oder gar zunehmen war für mich keine Option. Ich kannte mich gut genug, um zu wissen, dass ich die Ernährungsumstellung in dem Fall nicht lange durchhalten würde. Es hätte mich frustriert und ich hätte schnell die Begeisterung und das Vertrauen in LCHF verloren. Abnehmen war das große Ziel, kontinuierlich und zügig. Daher musste ich die Energiezufuhr im Auge behalten, auf mein Sättigungsgefühl war kein Verlass. Was tun?

In den vergangenen Jahren hatte ich mich durch die Flut an ausprobierten Diäten intensiv mit dem Kalorienzählen auseinandergesetzt und konnte daher den Kaloriengehalt der meisten Lebensmittel auswendig. Warum sollte ich dieses Können jetzt nicht auch bei LCHF einsetzen? Gedacht, getan! Aber wie viel Energie verbrauchte ich wohl täglich? Die Berechnung des persönlichen Energieverbrauchs ist aus meiner Sicht problematisch. Die gängigen Möglichkeiten sind zu simpel und subjektiv. Zwei Frauen, die gleich alt, gleich groß und gleich schwer sind, können dennoch einen unterschiedlichen Energieverbrauch haben. Es gibt so viel mehr als nur die wenigen Daten, die bei den gängigen Energiebedarfsrechnern abgefragt werden. Was ist mit der Schilddrüse? Dem Stoffwechsel generell? Ist eine der beiden krank und nimmt starke Medikamente? Hat sie zusätzlich viel Stress? Schlafen beide gleich gut? Ist die andere vielleicht schon in den Wechseljahren? Ernähren sie sich auf die gleiche Art und Weise? Das Bewegungsausmaß wird bei diesen Berechnungen meistens selbst eingeschätzt, das ist das nächste Problem. Was die eine, die ein wenig bewegungsfaul ist, als enorme sportliche Leistung empfindet, ist für die andere schnöder Alltag. Und so weiter und so fort.

Für mich stand fest: Um dem Jo-Jo-Effekt zu entgehen, durfte die Energiemenge nicht zu gering sein. Hungern wollte ich ebenso wenig, das sollte ein für alle Mal vorbei sein. Nach der zuvor erläuterten Berechnung meiner persönlichen „75-5-20"-Grenzen, entschied ich mich für einen Kalorienbereich von Pi mal Daumen 1.600-1.800 kcal, auf jeden Fall unter 2.000 kcal am Tag. Die Energiemenge verteilte ich auf die Mahlzeiten des Tages, die ich aus Lebensmitteln zusammenstellte, die bei LCHF geeignet sind. Damit konnte ich eine aus meiner Sicht angemessene Menge auf den Teller legen und mich erfolgreich davon überzeugen, dass ich nach dem Essen genug bekommen hatte – egal, was Magen und Augen davon hielten.

Ich zählte nicht akribisch genau. Mein Essen habe ich nur selten abgewogen oder analysiert, es sei denn, ich wollte es wegen einer Stagnation der Abnahme ganz genau wissen oder erstellte Rezepte und Tagesbeispiele für den Blog. Meistens zählte ich sowohl Kalorien als auch Kohlenhydrate überschlagsweise im Kopf mit, wie man es z.B. im Supermarkt tut, wenn einem nur begrenzt Bargeld zur Verfügung steht.

Wie Sie dieses Thema angehen möchten, müssen Sie sich gut überlegen und selbst entscheiden. Viele genießen bei LCHF nach jahrelangem Abwiegen und Zählen gerade die Frei-

64

heit, ohne dieses Brimborium leben zu können. Es kann durchaus auch mit ausreichend Sensibilität für das persönliche Sättigungsgefühl funktionieren.

Eines ist mir in dem Zusammenhang wichtig: Ich denke nicht, dass eine Kalorie pauschal eine Kalorie ist. Für mich ist es ein himmelweiter Unterschied, ob die Energie aus Kohlenhydraten oder aus Fett stammt. Theoretisch entsprechen 240 kcal ca. 27 g Fett oder wahlweise ca. 60 g Kohlenhydraten, praktisch würden mich jedoch 60 *zusätzliche* Gramm Kohlenhydrate zum einen wohl aus der Ketose und zum zweiten aus der Bahn werfen, 27 Gramm Fett eher nicht.

Keine Ausnahme

Ausnahmen waren von jeher der Anfang vom Ende meiner Bemühungen, abzunehmen. Erkennen Sie sich in dieser Aussage wieder?

Mit LCHF gelang es mir, Heißhunger als Problem zu eliminieren bzw. im Griff zu haben. Ich hatte den Zustand erreicht, den ich mir über Jahre gewünscht hatte. Verlockungen lauerten dennoch überall und ständig, alte Gewohnheiten und Vorlieben waren vorerst noch fest verankert. Diese zu durchbrechen erwies sich als komplizierter. Aber ohne Heißhunger hatte ich überhaupt erst die Kraft, alte Muster zu verändern. Endlich!

Nehmen wir an, Sie haben mit LCHF begonnen und erleben dieses unglaubliche, neue Lebensgefühl, das ich zuvor beschrieben habe. Irgendwann kommt der Tag, der kommen muss: Man sitzt beispielsweise gemütlich im Büro, die Tür öffnet sich und herein kommt Kollegin Meier aus der Buchhaltung. Sie hat Geburtstag und gibt einen aus, ihre berühmt-berüchtigte Schokoladentorte. Was passiert?

Zunächst werden bei vielen Menschen Prozesse in Gang gesetzt, die völlig natürlich sind, und sich daher wohl nicht verhindern lassen. Der Speichelfluss setzt ein, die Bauchspeicheldrüse gibt in freudiger Erwartung sicherheitshalber etwas Insulin frei. Es scheint eine Verknüpfung zu bestehen, da der Körper jahrelang die Erfahrung gemacht hat, dass auf „Leckeres angeboten bekommen" eben „essen und verarbeiten" folgt. Das Insulin gelangt in die Blutbahn, woraufhin der Zuckerspiegel zu fallen beginnt. Das ruft den Heißhunger auf den Plan. Gleichzeitig macht der Magen sich verdauungsbereit. Diese Vorgänge laufen vollautomatisch ab. Kein Grund, sich deswegen schlecht zu fühlen!

Leider hat man die Torte von Frau Meier schon einmal gegessen und erinnert sich daran, wie unglaublich cremig, süß und schokoladig sie schmeckt. Der spontane Gedanke, dass ein klitzekleines Stück nicht schaden könnte, keimt auf. Schließlich ist es gleichzeitig doch ein wenig unerzogen, ein angebotenes Stück Geburtstagstorte abzulehnen, oder? Solche Gedanken sind normal und menschlich. Gedanken fliegen einen an, sie lassen sich schlecht unterdrücken. Das erinnert mich immer an das Spiel mit dem rosa Elefanten. Wenn ich zu Ihnen sage: „Sie dürfen die nächsten fünf Minuten an alles denken, außer an rosa Elefanten!", woran denken Sie dann? Probieren Sie es aus.

Aber jetzt kommen wir zum wesentlichen Punkt. Nämlich der Frage, ob man das Stück Torte nun isst oder nicht. Die bis hierher beschriebenen Vorgänge laufen automatisch ab, darauf hat man wenig Einfluss. **Aber der Griff zur Torte ist und bleibt selbstbestimmt! Das ist Ihre freie Entscheidung.**

Mein Tipp? Lassen Sie es sein! Sie machen es sich unnötig schwer, wenn Sie nachgeben. Lehnen Sie höflich ab, verlassen Sie nötigenfalls die Situation. Dazu müssen Sie nicht fluchtartig aus dem Raum rennen, aber ein Besuch der Toilette ist beispielsweise immer legitim. Vielleicht müssen Sie etwas kopieren gehen? Suchen Sie sich – zumindest vorübergehend – eine andere Beschäftigung.

Stellen Sie sich vor, wie Sie beide Optionen in den Händen halten. In der einen Hand das Stück Torte. Das ist in der Regel nichts weiter als eine Anhäufung von minderwertigen Kohlenhydraten. Nettowert etwa 1 Euro? Dieses kleine Häuflein ist jedoch in der Lage, alles, was Sie sich vielleicht bereits erarbeitet haben, im Handumdrehen zu vernichten. Bis zur ersten Ausnahme verspüren die meisten eine recht hohe, stabile Hemmschwelle, die durch das Wahrnehmen von Ausnahmen sinkt oder gar zerstört wird. Besonders bedrohlich für die Hemmwelle ist es übrigens, wenn eine Ausnahme keinerlei Konsequenzen auf der Waage hat. In der anderen Hand halten Sie die Lösung Ihres Problems. Das, wonach Sie so lange gesucht haben. Es handelt sich nach wie vor um ein recht unsicheres, zartes Pflänzchen, aber Sie sind definitiv auf dem richtigen Weg. Der Wert? Schwer zu sagen. Das müssen Sie selbst berechnen. Für mich war dieses mickrige Pflänzchen jedenfalls unbezahlbar.

Sie brauchen diese billige, kleine Ausnahme nicht. Tatsächlich ist die Entscheidung gegen eine Ausnahme eine Entscheidung für sich selbst. Sie haben einen Beschluss gefasst und bleiben bitte dabei. Sie können NEIN sagen und werden dennoch überleben! Wenn ich das geschafft habe, schafft das jeder – so platt möchte ich es ausdrücken. Meistens vergeht der Heißhunger rasch, sobald die Gefahrensituation durchstanden ist. Er wird durch das stolze Gefühl verdrängt, standhaft geblieben zu sein.

Ich werfe an dieser Stelle harsch ein, dass ich das ewige „Man muss sich auch mal was gönnen" oder „Ich will mir nichts verbieten" nicht mehr hören mag. Was *gönnen* Sie sich denn tatsächlich in dem Fall? Den Rückfall? Eine Zunahme? Eine weitere Kerbe im Selbstbewusstsein? Herrlich klug, oder? In dem Moment, in dem Sie sich eine Ausnahme *gönnen*, gestehen Sie dem Vermissten einen viel zu hohen Stellenwert zu. Es wird zu etwas Besonderem, obwohl es genau das ist, was Sie dorthin gebracht hat, wo Sie zuvor unglücklich gestanden haben.

Das kann Ihnen nicht passieren? Sie fühlen sich sicher? Sie wissen, was Sie wollen und eine Ausnahme wird Sie nicht von Ihrem Ziel abbringen? Glauben Sie mir – die Praxis wird Ihnen diese momentane Selbstsicherheit noch um die Ohren hauen.

Kurz gesagt: Wenn Sie eine Ausnahme machen, fangen Sie vermutlich wieder von vorne an. Und jetzt treffen Sie Ihre Wahl.

Kohlenhydrate ausschleichen

Natürlich gibt es die Möglichkeit, sanfter in das Abnehmen mit LCHF einzusteigen, indem man die Kohlenhydratmenge schlicht nach und nach reduziert. Sie sollten sich jedoch darüber im Klaren sein, dass Sie damit wohl eher langsamer abnehmen werden.

Ich schlage in dem Fall die folgende schrittweise Annäherung vor. Zögerlichen Menschen rate ich, in aller Ruhe wirklich einen Schritt nach dem anderen zu wählen. Gleichzeitig sollten die Schritte aber auch nicht künstlich herauszögert werden, denn fest steht: Erst mit Schritt 3 sind Sie bei meinem LCHF zum Abnehmen angekommen. Darüber hinaus führt eine Kombination von viel Fett und zu vielen Kohlenhydraten unter Umständen zu einer Zunahme und ist nicht gesund.

Schritt 1:

Essen Sie, wenn Sie Hunger haben, und hören Sie auf, sobald Sie unhungrig sind. Verabschieden Sie sich von Zucker, ungünstigen Fetten sowie von Produkten mit unerwünschten Zusatzstoffen. Kaufen Sie Lebensmittel mit natürlichem Fettgehalt und lassen Sie sämtliche Light- und Diätprodukte weg. Darunter fallen neben reinem Zucker (inklusive allen Varianten wie Haushaltszucker, Honig, Rohrzucker, etc.) und Zuckerersatzstoffen auch alle Produkte, in denen Entsprechendes enthalten ist. Bitte denken Sie daran, dass Zucker sich auch hinter anderen Begriffen verstecken kann. Wenn Sie sich unsicher sind, hilft ein Blick auf die Inhaltsstoffe, die auf der Verpackung angegeben sind. Das gilt ebenso für die unerwünschten Zusatzstoffe. Ersetzen Sie ungünstige Fette durch gesunde Alternativen. Dazu gehören in der Regel alle Fertigprodukte und z.B. Gewürztütchen oder fertig gewürztes Fleisch (siehe für weitere Details die Aufstellung *„Absolut vermeiden!"*). Stattdessen wählen Sie natürliche Lebensmittel aus der Aufstellung *„Geeignete Lebensmittel"* aus.

Kommentar:

Falls Sie bislang vornehmlich von solchen Produkten gelebt haben, kann diese Umstellung schon reichen, um eine weitere Gewichtszunahme effektiv abzubremsen.

Schritt 2:

Halbieren Sie die Menge der Sättigungsbeilagen, wie Brot, Reis, Kartoffeln, Nudeln und Ähnliches. Testen Sie gerne darüber hinaus, ob Sie die Kohlenhydratmenge vielleicht problemlos noch stärker reduzieren können, fordern Sie sich dabei ruhig heraus. Ersetzen Sie die fehlende Menge durch kohlenhydratarmes Gemüse.

Kommentar:

Damit sind Sie bereits auf einem guten Weg. Der Anteil natürlicher Nahrung ist deutlich gestiegen. Weiter so! Auf der Waage könnte sich bereits etwas tun, wenn auch wahrscheinlich eher langsam.

Schritt 3:

Es ist soweit! Streichen Sie die restlichen Sättigungsbeilagen. Gleichzeitig werfen Sie ein kritisches Auge auf die kohlenhydratreichen Gemüse- und Obstsorten, die Sie zu sich nehmen. Wählen Sie stattdessen kohlenhydratarmes Gemüse und Beeren. Die Kohlenhydratmenge liegt nun bei 10-15 g pro Mahlzeit und auch die Proteinmenge ist an den individuellen Bedarf angepasst. Sie knausern nicht mit gesunden Fetten, haben aber gleichzeitig ihre Energiemenge im Griff. Entweder verlassen Sie sich auf Ihr Hunger- und Sättigungsgefühl oder Sie zählen still und leise die Kalorien mit.

Kommentar:

Sobald der Körper vollständig auf Ketose umgestellt hat, was einige Wochen dauern wird, beginnt Ihr Körper so richtig, sein Fett zu verbrennen. **Herzlichen Glückwunsch und Willkommen zu meinem LCHF!**

Schritt 4:

Mit diesem Schritt möchten nicht viele leben, denn damit wird es ziemlich hart und unbequem. In Schweden wird diese Version auch **vLCHF** (**v**ery **L**ow **C**arb **H**igh **F**at) oder auch „Fakir-Methode" genannt (eben weil sie unbequem ist). Dabei wird zwangsläufig die Gemüseaufnahme auf ein Minimum begrenzt, denn die tägliche Kohlenhydratmenge liegt bei maximal 10 g am Tag. Im Gegenzug erhöht man noch etwas den Fettanteil in der Nahrung.

Kommentar:

Dies mag vielleicht die effektivste LCHF-Version zum Abnehmen sein, gleichzeitig ist sie aber auch kulinarisch frustrierend. Man darf nie vergessen, dass wohl viele von uns eine nicht unbeträchtliche Menge an Gewicht verlieren möchten. Daher sollte die gewählte Methode auch auf lange Sicht durchführbar sein. Möchte man sich dennoch daran versuchen, appelliere ich an Sie, jedes einzelne verbliebene Gramm Kohlenhydrate in Obst und Gemüse zu investieren. Wählen Sie vornehmlich die Sorten mit dem geringsten Kohlenhydratanteil, so dass Sie wenigstens etwas Grünes auf dem Teller haben.

Ich hielt mich zum Abnehmen an Schritt 3. Schritt 4 habe ich phasenweise ausprobiert, aber da blieb der Genuss auf der Strecke, so dass ich nach einer Weile wieder zu Schritt 3 zurückgekehrt bin. Meiner Meinung nach ist dieser Schritt unnötig. Ich fühle mich mit einer größeren Menge an Gemüse jedenfalls deutlich wohler und möchte daher davon abraten.

Umstellungsbeschwerden

Folgende typische Umstellungsbeschwerden können auftreten, wenn zu einer ketogenen Ernährungsweise wie LCHF gewechselt wird:

- Müdigkeit
- Reizbarkeit
- Schwächegefühl
- Schwindel bzw. Blutdruckschwankungen
- Herzklopfen
- Kopfschmerzen
- Trägheit im Gehirn

- Schwitzen
- Seltsamer (metallischer) Geschmack im Mund
- Verdauungsprobleme
- Durst
- vermehrter Harndrang

Viele, aber nicht alle, erleben eine oder mehrere dieser Entzugserscheinungen, die häufig 1-2 Tage nach Umstellungsbeginn einsetzen (wenn man denn nun die Kohlenhydratmenge drastisch einschränkt) und einige Tage anhalten. Nur wenige haben länger als 1-2 Wochen damit zu tun.

Einige empfinden die Nebenwirkungen als sehr intensiv, besonders Müdigkeit, Schwindel und Kopfschmerzen machen manchen zu schaffen. Nicht selten beruhen gerade diese Nebenwirkungen auch auf einem Salzmangel. Wird die Kohlenhydratmenge strikt vermindert, wird in den ersten Tagen viel Wasser ausgeschieden. Dies macht sich u.a. dadurch bemerkbar, dass man deutlich öfter auf die Toilette gehen muss und der Druck im Gewebe, der vielen schwer Übergewichtigen besonders am Morgen unter anderem in den Beinen Schmerzen verursacht, spürbar abnimmt. Mit dem Wasser wird jedoch auch Salz ausgeschwemmt.

Eine gute Gegenmaßnahme ist, viel zu trinken und etwas mehr Salz zu sich zu nehmen, wahlweise in geringen Mengen in ein Glas Wasser (1/2 gestrichener Teelöffel pro 250 ml) gerührt oder als salzige Brühe. Wurden die Nebenwirkungen durch Salzmangel verursacht, sollten sie dadurch recht schnell behoben sein.

Ich litt die ersten Tage unter Kopfschmerzen, Mundgeruch und meine Verdauung war sogar einige Wochen verwirrt. Beides legte sich jedoch nach einer Weile und wich unbändiger Energie. Als unangenehm empfand ich die Zeit, als mein Blutdruck zunächst ins Schwanken geriet und anschließend langsam, parallel zum Gewichtsverlust, zu sinken begann. Mit Hilfe meines Arztes konnte ich schon bald mein Blutdruckmedikament reduzieren, bis ich es schlussendlich ganz absetzen durfte.

Zuckersucht

Zuckersucht ist ein Thema, das mir als Betroffene am Herzen liegt. Nicht vergessen, dass auch Kohlenhydrate aus stärkehaltigen Nahrungsmitteln im Körper zu Glukose (eine Zuckerart) umgewandelt werden. Daher bezeichne ich mich als zuckersüchtig, obwohl ich es gewöhnlich nicht mit Süßigkeiten, sondern mit belegten Broten und Unmengen Nudeln übertrieb.

Ab und an höre ich Äußerungen wie:

„Ich brauche jetzt sofort Schokolade.“

„Das ist reine Nervennahrung.“

„Diese Kekse haben echtes Suchtpotential.“

Kommen Ihnen Sätze dieser Art bekannt vor? Dann möchte ich die Gedanken noch ein wenig weiter anschieben, denn vielleicht ist das Thema für Sie ebenso interessant, wie für mich.

Es gibt sicherlich vielfältige Ursachen für Zuckersucht. Diese sind für mich nachvollziehbar:

- **Vorgänge im Gehirn:**

  Zucker veranlasst im Körper die Ausschüttung einer Reihe von Neurotransmittern, die im Volksmund „Glückshormone“ genannt werden, welchen abhängigmachendes Potential nachgesagt wird.

- **Schwankender Blutzuckerspiegel:**

  Als ob das noch nicht genug wäre, können zusätzlich die erwähnten starken Schwankungen des Blutzuckerspiegels nach erhöhtem Kohlenhydratgenuss zum Zuge kommen. Heißhunger ist in dem Fall die Folge: Der Körper fordert Kohlenhydrate (Zucker) ein.

- **Erziehung und Seelenleben:**

  Was wären Feiertage ohne Schokolade, Gebäck oder Süßigkeiten? Was steckt an Nikolaus im Stiefel und Ostern im Nest? Für jeden Feiertag gibt es typische, süße Spezialitäten (Stollen, Spekulatius, Neujahrsbrezel, usw.). Was findet auf jeden Fall seinen Platz in der Schultüte?

Ein Geburtstag, eine Hochzeit bis hin zum Leichenschmaus – ohne Süßes unvorstellbar. Gästen reicht man zur Tasse Kaffee zumindest Kekse, Pralinen sind ein gern gesehenes Dankeschön. Die Vorfreude auf Weihnachten steigern viele mit einem Adventskalender, in dem täglich süße Portiönchen stecken. Mit dem Besuch auf dem Weihnachtsmarkt werden zuckersüßer Glühwein oder Punsch und gebrannte Mandeln verknüpft. Die Auflistung lässt sich beliebig fortführen.

Gleiches gilt für unsere typischen Gerichte mit den leckeren Beilagen. Kaum eine Mahlzeit wird ohne Kartoffeln, Reis, Nudeln, Klöße, Gratins serviert. Können Sie sich ein Büffet ohne Sättigungsbeilagen oder den obligatorischen Brotkorb vorstellen? Im Falle der Pizza finden sich Kohlenhydrate in knuspriger Form unten drunter, der geliebte Döner steckt handlich in einer Brottasche. Brot ist uns so wichtig, dass wir eine Mahlzeit des Tages danach benannt haben: Das Abend*brot*!

Kohlenhydrate sind anscheinend untrennbar mit unseren Traditionen und Lebensgewohnheiten verknüpft. Bis in die Erziehung finden sie ihren Weg: Kinder werden häufig mit einem Eis oder einem Schokoladenriegel getröstet oder belohnt. Zum gemütlichen Fernsehabend gibt es Chips oder andere Knabbereien. Heißer Kakao mit Sahne wärmt himmlisch auf, wenn es draußen klirrend kalt ist. Cola und Salzstangen helfen angeblich bei Magenverstimmungen. Mich wundert es daher nicht, dass ich bestimmte Leckereien mit angenehmen Erinnerungen an meine Kindheit oder besonderen Situationen in meinem Leben verknüpft habe. In Momenten, in denen es mir nicht gut ging, ließ sich meine Seele mit diesen Leckereien sanft in Watte betten...

Wahrscheinlich gibt es weitere Ursachen für Zuckersucht, und nicht jeder Mensch, der viel Zucker oder Kohlenhydrate isst, ist per se zuckersüchtig. In dem Bereich gibt es noch einiges zu erforschen. Aber es schadet nichts, bereits jetzt in sich selbst zu horchen und damit auseinanderzusetzen.

Einer dieser Tage...

Ob Erziehung oder körperlicher Vorgang: Zucker bzw. Kohlenhydrate können eine zu wichtige Rolle spielen. Jedenfalls war das bei mir der Fall, und ich hatte gründlich darunter zu leiden. Nicht nur, dass ich meine Dosis brauchte, ich benötigte sie mit der Zeit immer häufiger. Am Schluss kreisten meine Gedanken ständig um Essen, richtig verzwickt. Wenn ich morgens aufwachte, war ich noch frohen Mutes und wollte den Tag vorbildlich bestehen, mit „gesunder", fettarmer und kalorienreduzierter Nahrung.

Daher konnte es vorkommen, dass ich bereits zum Frühstück gegen 8 Uhr Ananas pur aß. Kein Fett, dafür kalorienarm und extrem süß. In Ananas sollten irgendwelche fettverbrennenden Enzyme enthalten sein, das hatte ich bei Recherchen aufgeschnappt, und aus ähnlich cleverer Quelle hatte ich gelernt, dass das Frühstück die wichtigste Mahlzeit des Tages ist und auf keinen Fall übersprungen werden sollte. Auf meinen nicht vorhandenen Hunger konnte ich daher keine Rücksicht nehmen.

Meine innere Buchführung registriert:

Gesundes Obst – der perfekte Start in den Tag

Der Blutzuckerspiegel wurde vermutlich an diesem Punkt das erste Mal zum oberen Anschlag gejagt. Aber ich fühlte mich toll, kein Wunder bei dem massiven Zuckerkick. Ich hatte meine Sucht hervorragend befriedigt. Mein Körper tat, was mein Körper mit Zucker tun muss, und sobald der Blutzuckerspiegel unter den normalen Wert fiel, hatte ich fürchterlichen Heißhunger.

Sehen wir uns einen meiner typischen Tage, der auf dieses gesunde, vorbildliche Frühstück - so oder ähnlich - folgen konnte, weiter an:

Was nun? Es ist erst 10 Uhr und ich spüre, dass ich unbedingt ein knuspriges Brötchen brauche. Passt das in die Planung? Hm. Einkalkuliert ist es nicht und ich will eigentlich eisern bleiben. Der Gedanke lässt mich jedoch nicht mehr los, im Gegenteil. Kompromissbereit einige ich mich mit mir selbst auf ein Schwarzbrot mit Light-Frischkäse und viel Gemüse. Bei der Gelegenheit betrüge ich mich nicht nur *ein*mal, sondern gleich *drei*mal. Ich esse nämlich nicht nur ein nichteinkalkuliertes Brot, sondern gleich zwei (die Scheiben sind so klein!), und weil ich Light-Frischkäse verwende, herrlich fett- und kalorienarm, gehe ich beim Schmieren reichlich großzügig vor. Beim Wegräumen stelle ich fest, dass nur noch zwei Cocktailtomaten übrig sind, also kann ich die genauso gut auch essen. Da lohnt das Verstauen nicht.

Meine innere Buchführung registriert hingegen:

Gesundes Obst – der perfekte Start in den Tag
Vollkornbrot mit fettarmem Belag, dazu knackiges Gemüse – super

Gegen halb 12 greife ich zu einer Banane und einer Mandarine. Es heißt ja nicht umsonst, dass man „Fünf am Tag" essen soll, gerade in der Erkältungszeit! Die waren glücklicherweise in der Planung und ich fühle mich ausgesprochen gesundheitsbewusst.

Meine innere Buchführung registriert hingegen:

Gesundes Obst – der perfekte Start in den Tag

Vollkornbrot mit fettarmem Belag, dazu knackiges Gemüse – super

Fünf am Tag? – So gut wie im Kasten

---

13 Uhr, Zeit zu kochen, denn bald kommen die Kinder aus der Schule und haben sich Nudeln mit Tomatensauce gewünscht. Ich zaubere (mit einigen Malen abschmecken) eine köstliche, fettarme Tomatensauce. Wussten Sie, dass der Geschmack der Tomaten in der Sauce durch die Beigabe von 1 EL Zucker intensiver wird? Nein? Ich schon.

Da ich auf gesundes Essen gepolt bin, gibt es für mich Vollkornnudeln anstelle der handelsüblichen Spaghetti. Vollkorn hält länger satt und ist darüber hinaus gesünder, nicht wahr? Blöd nur, dass ich bereit war, für gewöhnliche Spaghetti zu morden. Dass sie lecker sind, stelle ich fest, als ich den perfekten Garzustand der Nudelportion aus Weißmehl für die Kinder kontrolliere. Für mein Problem habe ich eine probate Lösung zur Hand: Ich übertöne den Vollkorn-Touch mit reichlich geriebenem Käse. Schlau wie ich nun einmal bin, verwende ich dazu nicht den fettigen Parmesan, sondern geriebenen, fettreduzierten Käse aus der Tüte. Dennoch begehrt der Futterneid in mir auf, als ich den Kindern beim Genuss der leckeren Spaghetti zusehe, während ich in meiner Miniportion Vollkornnudeln lustlos herumgrabe. Beim Wegräumen der Teller esse ich die Reste der Kinder auf, ich werfe nicht gerne Lebensmittel weg. Um Wasser zu sparen, spüle ich die Teller nicht ab, sondern löffele die Tomatensauce umweltschonend vom Teller und entsorge sie in meinen Mund.

Meine innere Buchführung registriert hingegen:

Gesundes Obst – der perfekte Start in den Tag

Vollkornbrot mit fettarmem Belag, dazu knackiges Gemüse – super

Fünf am Tag? – So gut wie im Kasten

Konnte auf Weißmehlspaghetti verzichten - stolz

Meine Tochter hat am Nachmittag eine Klassenkameradin zu Besuch, es gilt ein Referat vorzubereiten. Normalerweise habe ich keine Süßigkeiten vorrätig, was nicht da ist, kann schließlich nicht verführen. Da ich aber von dem Besuch im Vorfeld informiert worden bin, habe ich, als treusorgende Mutter und gute Gastgeberin, den fleißigen Bienchen Erdnussflips gekauft, die ich ihnen nun in einer Schüssel auf den Tisch stelle. Ein kleines Händchen voll Flips verschwindet dabei automatisch in meinem Mund.

Ab und an rufen die Mädchen mich, um etwas zu fragen. Ab und an greife ich dabei im Vorübergehen dezent in die Schüssel.

Meine innere Buchführung registriert hingegen:

Gesundes Obst – der perfekte Start in den Tag

Vollkornbrot mit fettarmem Belag, dazu knackiges Gemüse – super

Fünf am Tag? – So gut wie im Kasten

Konnte auf Weißmehlspaghetti verzichten – stolz

NICHTS! – nicht registriert, weil automatisch

Am Abend kommt der Mann von der Arbeit zurück. Es gibt für ihn Kotelett mit Bratkartoffeln und Salat. Ich leiste ihm mit meinem Salat Gesellschaft. Der Geruch der Bratkartoffeln raubt mir fast den Verstand. Die sind köstlich, ich habe beim Braten gekostet. Aber Bratkartoffeln sind fettig und auf meinem Tagesplan ist nur Salat vorgesehen. Auch Salatsaucen schmecken übrigens mit einem Hauch Zucker viel besser, wenn man schon am Öl spart!

Ich werde unruhig, kann seinen Plaudereien kaum folgen, weil ich die ganze Zeit beobachte, wie eine Bratkartoffel nach der anderen in seinen Mund wandert. Mein Magen krampft sich vor Neid zusammen, der Salat macht mich nicht glücklich. Nur eine klitzekleine Portion Bratkartoffeln, bitte! Tapferes Lächeln fällt schwer.

Meine innere Buchführung registriert hingegen:

Gesundes Obst – der perfekte Start in den Tag

Vollkornbrot mit fettarmem Belag, dazu knackiges Gemüse – super

Fünf am Tag? – So gut wie im Kasten

Konnte auf Weißmehlspaghetti verzichten – stolz

NICHTS! – nicht registriert, weil automatisch

Salat - prima

Nach dem Essen räume ich ab. Ich würde gerne zugreifen, nur die paar restlichen Bratkartoffeln knuspern. Stattdessen knabbere ich frustriert die Fleischfetzen vom Knochen des Koteletts und tue mir in meiner Aschenputtel-Situation eine Weile von Herzen leid. Nein! Resolut werfe ich den Knochen weg, greife mir einen Apfel und beiße hinein. Mein Inneres schreit nach Nahrung, viel und jetzt. Das ist keine Einbildung, ich habe Hunger.

Meine innere Buchführung registriert hingegen:

Gesundes Obst – der perfekte Start in den Tag

Vollkornbrot mit fettarmem Belag, dazu knackiges Gemüse – super

Fünf am Tag? – So gut wie im Kasten

Konnte auf Weißmehlspaghetti verzichten – stolz

NICHTS! – nicht registriert, weil automatisch

Salat – prima

Apfel und den Verzicht geschafft – extrem tapfer

Der verzweifelte Protest und das Verlangen nach Nahrung schwellen von Minute zu Minute an, das Getöse in mir wird unerträglich. Ich hadere mit meinem Dicksein-Schicksal. Warum muss es ausgerechnet mich derart ungerecht und hart treffen? An zu vielen Kalorien kann es nicht liegen, ich war nachweislich tapfer (siehe innere Buchführung). Durchhalten, bald bin ich schlank! Nur noch etwa 30 Wochen hart und konsequent sein, dann kann ich endlich wieder normal essen.

22 Uhr – der Mann geht ins Bett, die Kinder schlafen schon länger. Ich horche eine Weile gebannt den Geräuschen, bis sich endlich himmlische Ruhe über das Haus gesenkt hat. Freie Bahn!

***** An dieser Stelle setzt mein Gehirn aus *****

Leise schleiche ich in die Küche und scanne mit einem Blick den Kühlschrank. Ich nehme mir Käsescheiben, ein wenig Wurst, nur das, was nicht auffällt. Ein Löffel aus dem Schokocreme-Glas, das ich der Familie am letzten Wochenende gegönnt habe. Noch einen, aber aus der Mitte, es darf nicht zu leer aussehen. Eine Mandarine. Die restlichen Bratkartoffeln, doch noch. Essensreste vermisst am Folgetag niemand. Ein Brot dick mit Margarine und Marmelade beschmiert. Noch eins. Und noch eins. Noch eins? Okay. Auf diese Weise esse ich mich durch die Vorräte, bis die Übelkeit mich bremst.

***** **An dieser Stelle setzt mein Gehirn wieder ein** *****

Auf dem Sofa komme ich zu mir. Der Fernseher dudelt Belanglosigkeiten vor sich hin. Ich bin ein Verlierer, das zeigt mir der Druck im Bauch glasklar. Enttäuschung, maßlos wie mein Essrausch zuvor, macht sich breit. Ich verstehe meine Welt und vor allem mich selbst nicht mehr. Dabei hatte ich den Tag doch bis dahin gut gemeistert! Wieder ein Tag vergeudet, verschenkt, zerstört.

Meine innere Buchführung registriert:

~~Gesundes Obst – der perfekte Start in den Tag~~

~~Vollkornbrot mit fettarmem Belag, dazu knackiges Gemüse – super~~

~~Fünf am Tag? – So gut wie im Kasten~~

~~Konnte auf Weißmehlspaghetti verzichten – stolz~~

~~NICHTS! – nicht registriert, weil automatisch~~

~~Salat – prima~~

~~Apfel und den Verzicht geschafft – extrem tapfer~~

ALLES SCHEISSE!

Heute kann ich mein damaliges Verhalten nachvollziehen. Zu dem Zeitpunkt war ich bereits süchtig, konnte oder wollte es aber nicht erkennen. Als Süchtige brauchte ich meinen „Stoff" und feuerte mein unbändiges Verlangen bereits am Morgen mit der Ananas ordentlich an. Schlimmer geht es wohl kaum. Auch im weiteren Tagesverlauf nahm ich in erster Linie Kohlenhydrate bei gleichzeitig möglichst geringer Kalorienzufuhr zu mir. Die Kohlenhydrate waren dabei nichts weiter als Futter für meine Sucht, da konnten die gewählten Lebensmittel noch so „gesund" sein. Die Kurve, die man an solchen Tagen aus meinen Blutzuckerwerten hätte zaubern können, wäre sicherlich eine höchst zackige Berg- und Talfahrt gewesen. Auf und ab, auf und ab.

Im Laufe des Tages braute sich in meinem Inneren eine üble Kombination aus Heißhunger und echtem Hunger zusammen, der ich am späten Abend nicht mehr gewachsen war, zumal ich dann auch noch unbeobachtet war.

Es kam, wie es logischerweise kommen musste. Wäre es nicht an diesem Abend passiert, dann spätestens am folgenden.

Weitere Gedanken zur Zuckersucht

Das Buch „*Sockerbomben i din hjärna*" („*Die Zuckerbombe in deinem Gehirn*") der schwedischen Autorin Bitten Jonsson hat mir in Bezug auf die Zuckersucht sehr weitergeholfen. Es gibt von ihr auf Deutsch zwar das Buch „*Zucker, nein danke!*" *(Mosaik bei Goldmann)*, aber ich bin mir nicht sicher, ob es noch gedruckt wird. Das wäre allerdings sehr schade, denn die Autorin hat mich für das Thema wirklich sensibilisiert.

In diesem Buch gibt es einen kleinen Test bzw. eine Hilfestellung, mit der man der Frage, ob man zuckersüchtig ist, vielleicht etwas näher kommen kann. Die Fragen zielen inhaltlich darauf ab, herauszufinden, ob man im Zusammenhang mit Zucker jemals...

- *gelogen* hat (Haben Sie schon einmal wegen der Menge der Süßigkeiten, die Sie konsumieren, gelogen? Haben Sie jemals behauptet, eine Süßigkeit nicht gegessen zu haben, obwohl Sie es doch getan hatten?)
- *versteckt* hat (Haben Sie schon einmal leere Verpackungen von Süßigkeiten, die Sie gegessen haben, tief unten im Müll versteckt?)
- *Geheimnisse* hatte (Haben Sie einen geheimen Vorrat an Süßigkeiten, den Sie vor anderen verstecken? Essen Sie heimlich Süßes oder stärkehaltige Lebensmittel wie Pasta oder Brot? Haben Sie anderen schon einmal heimlich Süßes weggegessen? Haben Sie jemals als Kind Geld gemopst, um Süßigkeiten kaufen zu können?)

Ein kleines Textstück möchte ich in diesem Zusammenhang mit freundlicher Genehmigung der Autorin Bitten Jonsson direkt aus dem Buch übersetzen, weil ich die Worte stark fand und sie einen tiefen Denkprozess in mir ausgelöst haben:

„Man sagt, dass ein Problem vorliegt, wenn im Zusammenhang mit dem eigenen Süßigkeitenkonsum gelogen, versteckt und/oder verheimlicht wird. Oder haben Sie jemals jemanden getroffen, der wegen gekochten Fischs oder Spinats gelogen, versteckt oder verheimlicht hat?"

Harte Worte, Treffer – versenkt! Jedenfalls in meinem Fall.

Wenn wir schon einmal dabei sind, möchte ich noch einige Fragen zum Weitergrübeln ergänzen:

- Wissen Sie, wo auch nach Geschäftsschluss Süßigkeiten erhältlich sind, und haben Sie sich dort deshalb schon einmal Süßes besorgt, weil Sie unstillbares Verlangen danach verspürten? Vielleicht sogar heimlich?

- Wann haben Sie zuletzt eine Woche oder länger am Stück auf Süßigkeiten verzichtet? Wäre der Gedanke an eine einwöchige Abstinenz belastend oder unvorstellbar?

- Sind Sie jemals auffällig wütend, neidisch oder traurig gewesen, weil jemand etwas Süßes gegessen und nicht mit Ihnen geteilt hat?

- **Denken Sie, dass Sie zuckersüchtig sein könnten?**

Nein, ich behaupte nicht, dass jede einzelne Frage, die mit JA beantwortet wird, ein Beweis für Zuckersucht ist. Ich will generell niemandem irgendetwas beweisen. Aber ich finde, dass es einige Gedanken wert sein sollte, besonders wenn man – wie ich – JEDE Frage mit JA beantworten kann. Auch im Blog war die Zuckersucht natürlich Thema:

Blogeintrag „Zuckersucht"
November 2012 – Gewicht: 76,9 kg

Mein Name ist Sudda und ich bin süchtig.
Zuckersüchtig. Kohlenhydratsüchtig.
Was aus meiner Sicht das Gleiche ist.

Ich bin „trocken" dank LCHF - oder besser: dank mir - aber einmal süchtig, immer süchtig, oder? Selbst nach drei Jahren mit LCHF würde ich nicht leichtsinnig werden und mehr davon in meine Ernährung einbauen. Ich ahne, dass ES mich sofort wieder packen würde. Vielleicht bin ich empfindlicher als andere. Vielleicht. Aber ich habe einige erlebt, die sich ihrer Sache sehr sicher waren und tief in die „Ausnahmeschublade" griffen. Warum? Gute Frage.

Weil man süchtig ist und es sich nicht eingesteht?

Weil man nicht begriffen hat, dass es nicht einfach verschwindet?

Weil man leichtsinnig ist?

Weil man sich nie wirklich damit beschäftigt und davon verabschiedet hat?

Sehr viele kamen anschließend mit dem Kopf nicht mehr aus der Ausnahmeschublade heraus, denn aus einer Ausnahme, die im schlimmsten (ja, schlimmsten!) Fall keine Konsequenzen auf der Waage zeigt, wird schnell die zweite oder dritte...

Ich befürchte instinktiv, dass ich rückfällig werden würde. Das würde ungefähr so gut funktionieren wie „Partyrauchen" beim Ex-Raucher oder „das eine Gläschen" beim Ex-Trinker: Es könnte auf extrem fruchtbaren Boden fallen, der verkapselte Samen ausschlagen und im Handumdrehen zum stabilen, stacheligen Unkraut heranwachsen.

Das Fatale an der Zuckersucht ist, dass es sich um LEGALEN Stoff handelt. Gibt es überall, frei verfügbar, ohne jegliche Altersbeschränkung. Unsere Supermärkte quellen davon über, sogar an der Tankstelle liegt Süßes im Überfluss, immer schön im Zugriffsbereich von Kleinkindern (der sogenannten Quengel-Zone) an der Kasse.

Wir lernen früh, dass Zucker gesellschaftlich hoch angesehen ist, sonst wäre er nicht an besonderen Tagen gerne der Mittelpunkt der Festtafel. Aber es ist eben nicht nur der Zucker an sich, ich höre oft, dass man sich im Leben nicht vorstellen könnte, auf Sättigungsbeilagen zu verzichten. Warum eigentlich? Sind Sättigungsbeilagen pur wirklich lecker? Nackig? Ohne alles?

Natürlich ist nicht jeder Mensch zuckersüchtig. Aber ich bin fest davon überzeugt, dass es deutlich mehr sind als man denkt. Ich bin eine trockene Zuckersüchtige, obwohl ich relativ selten süß aß. Stattdessen bezog ich meinen ‚Stoff' aus Nudeln und bergeweise Brot. Vielleicht deshalb bergeweise, weil ich mehr davon essen musste, um an die gleiche Menge Stoff zu kommen?

Gut, versucht man sich eben an diesem LCHF. Einige machen sich auf die spannende Reise, und viele, die es gewagt haben, haben am eigenen Leib spüren können, dass man zunächst eine körperlich schwierige Phase durchlebt, die eine gewisse Ähnlichkeit mit Entzug nicht verleugnen kann.

Ungünstig finde ich, dass auch in LCHF-Kreisen sehr viele ‚süße' Rezepte kursieren. Nicht falsch verstehen, einige können bestimmt problemlos damit umgehen. Ich nicht. Hätte ich versucht, die Kohlenhydrate, auf die bei LCHF verzichtet wird, kreativ nachzubauen, wäre ich *vermutlich nie davon losgekommen. Dadurch gäbe ich diesen Produkten einen hohen Wert - machte sie nachbauensWERT. Das Begehren und Vermissen nimmt auf diese Weise jedenfalls wohl kaum ein Ende, oder?*

Ganz selten habe ich es dann doch getan, an einer Hand abzählbar. Aber bereits LCHF-Panna Cotta hat mir fast das Genick gebrochen. Immer und immer wieder habe ich sie mir zubereitet, bis ich begriffen habe, dass das Nachbauen der Süßspeise System hatte, dass ich schon am Schalter stand, um den Rückfahrschein zu lösen. Nein, es funktioniert nicht. Jedenfalls nicht bei mir.

Mein Name ist Sudda und ich bin süchtig.
Zuckersüchtig. Kohlenhydratsüchtig.
Was aus meiner Sicht das Gleiche ist.

Ich erinnere mich noch gut an das Gefühl, als ich diesen Text in den Blog einstellte. Eine Weile verharrte ich mit dem Finger auf der Maustaste grübelnd über dem Absendeknopf und fragte mich, was meine Leser wohl davon halten würden. War das nicht eine Spur zu heftig? Würden sie mich für verrückt erklären?

Das geht mir bei manchen Blogtexten so, aber auch dieses Mal entschied ich mich zur Veröffentlichung. Auch in meinem Leben ist eben nicht immer alles perfekt und rosarot, Schwierigkeiten sind genauso Teil meines Lebens, wie bei jedem anderen auch.

Gespannt wartete ich auf Reaktionen bzw. Kommentare. Sie kamen reichlich und mit Aussagen, die teilweise sehr emotionsgeladen waren. Für mich war es wie ein Schulterschluss und wieder einmal spürte ich, dass ich mit meinen Gedanken und Problemen alles andere als allein dastand. Auch kleine Diskussionsansätze tauchten auf.

Die Kommentare im Blog nachzulesen, kann ich empfehlen, denn hier im Buch möchte ich sie nicht veröffentlichen. Mir hat es damals viel bedeutet.

Vom Sie zum Du

Jetzt sind wir bereits ein gutes Stück des Weges gemeinsam gegangen und ich habe einiges von mir preisgegeben. Ich finde daher, dass wir uns duzen sollten. Das Siezen fühlt sich bei einem so persönlichen Thema merkwürdig an, findest du nicht auch? Vom Blogschreiben bin ich es jedenfalls nicht gewohnt, so dass ich mich bis hierher ordentlich zusammenreißen musste.

Hoffentlich trete ich dir damit nicht zu sehr auf die Füße. ♥

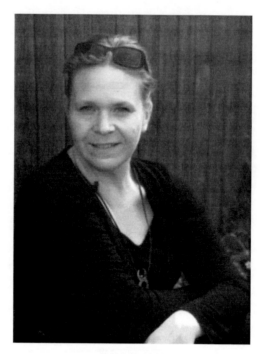

Frühjahr 2013

Mein LCHF - Anfangen

Am Anfang liest sich die Theorie hinter LCHF vielleicht derart widersprüchlich zu dem, was man bislang in Bezug auf gesunde Ernährung gelernt hat, dass es nicht einfach erscheint, es in die Tat umzusetzen. Stimmt aber nicht. Ist der Knoten im Kopf erst einmal gelöst, ist es tatsächlich simpel. Um den Anfang ein wenig zu vereinfachen, beschreibe ich Schritt für Schritt, wie der Start angegangen werden kann.

Es ist soweit. Wir fangen an. Jetzt und hier. Spannend? Spannend!

Informieren

Zu Beginn jeder Ernährungsumstellung sollte ausreichend Zeit und Energie in umfassendes Informieren investiert werden. Alle Fragen und Zweifel, die sich auftun, sollten zur eigenen Zufriedenheit beseitigt werden. Das ist wichtig, um voll hinter der Umstellung stehen zu können und Fehler zu vermeiden. Nur halbherzig engagiert und ohne rechte Überzeugung wird es dir schwerfallen, dich gegen Widerstände, sei es von außen oder aus den Tiefen des auf fettarm konditionierten eigenen Inneren, durchzusetzen. Fehler, die nicht rechtzeitig entdeckt werden und eine Abnahme verhindern oder sogar zu einer Zunahme führen, sind denkbar schlecht für das Durchhaltevermögen.

Daher empfehle ich dir, auch in anderen Quellen weiter zu forschen. Es gibt viel über LCHF, Ketose, über Zuckersucht, Blutzuckerspiegel, Insulin, Cholesterin, gesättigte Fettsäuren, etc. zu finden, zu lesen und zu verstehen.

Information ist das Ende von Unsicherheit!

Mir half es, mich im Forum der Seite www.LCHF.de anzumelden. Der Austausch mit anderen war extrem wertvoll. Ich fand dort Rückhalt und konnte meine Fragen stellen. Keine Bange als Anfänger, wir machen alle unsere Fehler, ich schließe mich da nicht aus. Im Gegenteil finde ich meinen größten Anfängerfehler legendär: Ich dachte nämlich, dass Kohlenhydrate aus Milchprodukten eine andere Art Kohlenhydrate seien und daher nicht zählen. Nun ja, machen wir es kurz, sie zählen natürlich doch.

Im Forum ist stets jemand da, der Tipps geben kann. Die Gemeinschaft ist sehr liebevoll im Umgang miteinander, dort gibt es Zuspruch, Trost, Anregungen, aber bei Bedarf auch einen Tritt in den Allerwertesten - alles zu seiner Zeit. Ganz zu schweigen von der Fülle an Informationen und Rezepten. Wobei die Rezepte mit einer gewissen Skepsis betrachtet werden sollten, da sie von den Mitgliedern selbst eingestellt werden. Daher ist nicht gewährleistet, dass sie zum Abnehmen taugen. Schließlich gibt es auch schlanke LCHFler, die weniger akribisch auf Kohlenhydrate achten, aber auch welche, die von alten Gewohnheiten nicht lassen wollen oder können.

Im Anhang habe ich Literaturtipps und auf meiner Webseite www.entpuppt.de einige Links und Internetseiten hinterlegt, die mir weitergeholfen haben. Natürlich kann ich nicht die Gewähr für die Richtigkeit der dort versammelten Informationen übernehmen, aber sie sind vielleicht zumindest ein guter Ansatzpunkt für weitere Nachforschungen. Besonders hervorheben möchte ich an dieser Stelle, neben der deutschsprachigen Seite www.LCHF.de, die englischsprachige Internetseite des schwedischen Arztes Dr. Andreas Eenfeldt: www.dietdoctor.com. Dort findet man, gerade als Anfänger, ebenfalls eine Fülle an Informationen rund um LCHF.

Vom perfekten Zeitpunkt

Falls z.B. die eigene Hochzeit in nur wenigen Stunden ins Haus steht und direkt im Anschluss daran bereits eine mehrwöchige Reise in die „All Inclusive"-Flitterwochen gebucht ist, gibt es vermutlich günstigere Zeitpunkte, um die Ernährung konsequent umzustellen. Ansonsten sollte die Umsetzung direkt dem Beschluss und der Informationsphase folgen.

Nicht am nächsten Montag, dem klassischen Anfangstag. Nicht erst in einem Monat, weil eine der üblichen Festivitäten ansteht, denn „gute Gründe" gibt es ständig: Silvester, Ostern, Weihnachten und die Adventszeit, Geburtstage in der Familie, Geburtstage von Freunden, Firmen- und Vereinsfeste, Hochzeiten, Taufen o.ä. Jeder einzelne Monat hat seine kleinen Besonderheiten und damit muss man zurechtkommen, was dir weit weniger schwer fallen wird, als vielleicht befürchtet. Stark bleiben, an den richtigen Stellen ablehnen und schon ist es geschafft. Im Zweifel bietet man an, z.B. einen Salat oder einige Frikadellen mitzubringen, oder packt sich für den Kaffee einen Becher Sahne ein. Dadurch hat man ohne größere Diskussion LCHF auf dem eigenen Teller und in der eigenen Tasse. Ansonsten rate ich dir, dich vorher Zuhause ausreichend satt zu essen. Das macht den Besuch entspannter, vor allem, wenn man nicht weiß, was einen essenstechnisch erwarten wird.

Allerdings möchte ich vorwarnen: Mehr als einmal habe ich erleben dürfen, dass der arme LCHFler am Ende doch ohne die eigens gekurbelten Spezial-Frikadellen dastand, weil die anderen Gäste zu schnell und zu beherzt zugriffen, da es begeisternd lecker schmeckte. Also immer daran denken, zunächst die persönlichen Interessen wahrzunehmen!

Wenn ich Feste bei mir ausrichte, koche ich Rezepte, die ich LCHF-tauglich modifiziert habe. Dazu gibt es für die Gäste Sättigungsbeilagen. Es ist nun wirklich das geringste Problem, einige Kartoffeln oder eine Handvoll Nudeln zusätzlich zu kochen.

Dieses Argument können wir also geschmeidig beiseite schieben und nennen das Problem beim Namen, denn wenn der Beginn ständig nach hinten verschoben wird, hat es oft einen ganz anderen Grund: Ausrede! Es ist nichts weiter als eine simple, billige Ausrede, weil das Leben, so wie es derzeit ist, durchaus lecker ist und das Abnehmen nicht unbedingt kuschelig. Allein der Vorsatz *demnächst* abzunehmen beruhigt die Seele und das schlechtes Gewissen, jedenfalls für den Moment. Schließlich ist es höhere Gewalt, dass man erst nächste Woche anfangen kann, oder?

Nein, ist es nicht. Du bist selbstverständlich immer selbst verantwortlich. Es ist Zeit aufzuwachen und Verantwortung zu übernehmen - jetzt!

Bestandsaufnahme

Es gibt Angenehmeres, als den Tatsachen tief ins Auge zu blicken. Das weiß ich genau, schließlich war ich zu meinen dicksten Zeiten eindeutig mehrfache Olympiasiegerin im „sich nicht im Spiegel betrachten" oder „Körper nur im Notfall von den Schultern abwärts anfassen". Ich wollte am liebsten ignorieren, nicht sehen und nicht darüber nachdenken. Jetzt ist es Zeit, sich den eiskalten Fakten zu stellen, der Punkt, an dem man spürt, dass sich ab sofort vieles verändern und verbessern kann. Augen zu und durch!

Fotografieren

Sich selbst zu fotografieren (oder fotografieren zu lassen) ist am Anfang vielleicht unangenehm, ich weiß. Ich weiß aber auch, dass der Tag kommen wird, an dem man sich schwarz ärgert, wenn vorher keine vernünftige Fotodokumentation gemacht wurde.

Ich kenne eine Blognachbarin, die sogar extra zu einem professionellen Fotografen gegangen ist, um gescheite Vorher-Fotos von sich zu haben. Das ist natürlich auch eine Idee, aber es ist fast schöner, unprofessionelle Fotos zu haben, denn wenn der Fotograf zu sehr versucht, einen „vorteilhaft" aussehen zu lassen, ist der Effekt hinterher vielleicht nicht so herrlich intensiv...

Einfach auf die besseren Zeiten freuen, in denen diese Fotos ein „Pfoah, weißt du noch? Zum Glück ist das vorbei!"-Gefühl auslösen werden. Ganz Hartgesottene fotografieren sich sogar in Unterwäsche oder im Badeanzug, für meine Seele war das zu viel. Jeder wie er mag. Aber machen, definitiv!

Wiegen

Die meisten kennen ihr Gewicht zwar recht genau, aber steige bitte trotzdem zu Beginn einmal morgens nach der Toilette unbekleidet auf die Waage und notiere das Ergebnis. Von jetzt an wird diese Zahl geringer. Endlich!

Du besitzt keine Personenwaage? Kein Problem. Wiege dich bei Eltern, Schwiegereltern, Freunden, beim Arzt oder in der Apotheke (dort wohl bitte bekleidet. ☺). Möglichkeiten gibt es viele. Die Anschaffung einer gescheiten Waage empfehle ich dir dennoch, denn die Fortschritte sind am besten nachvollziehbar, wenn du stets das gleiche Exemplar am gleichen Ort unter ähnlichen Bedingungen verwendest. Waagen sind nämlich kleine Diven, mögen keine Nebenbuhlerinnen und sind sich wohl daher selten untereinander einig. Ich würde mich im Vorfeld gründlich informieren und im Zweifel lieber etwas mehr Geld investieren, um ein gutes Stück zu ergattern, schließlich soll sie dich eine lange Zeit begleiten.

Wenn das Ergebnis auf der Waage nicht ausfällt, wie du es vielleicht erwartet oder erhofft hast, können die (von mir leicht veränderten) „10 ehernen Wiegegesetze" von Daniele Brands Balsam für die Seele sein:

- Mir ist heute noch nichts über die Lippen gekommen.

- Ich war schon auf der Toilette.

- Gestern habe ich mich absolut nach meinen Vorschriften ernährt.

- Ich habe letzte Nacht ausreichend und gut geschlafen.

- Gestern hatte ich keinen Stress und habe mich sportlich nur mäßig betätigt.

- Meine Waage ist ordnungsgemäß gewartet und steht mit sauberen Füßchen am gewohnten Platz, absolut eben und auf festem Untergrund.

- Ich bin gesund und munter, weder Infekte noch Allergien oder Kopfschmerzen beeinträchtigen mein Wohlbefinden.

- Ich habe heute weder wichtige Termine noch Zeitdruck, niemand ärgert mich.

- Als Frau habe ich heute keine zyklusbedingten Schwankungen.

- Ich habe mich komplett entkleidet.

Wenn du einen dieser Punkte verneinen kannst, vergiss das Wiegen!

Original von Daniele Brands, Quelle: http://kikilula.blogspot.de/2011/05/die-10-ehernen-wiege-gesetze.html

Wie du im weiteren Verlauf mit dem Wiegen verfahren möchtest, ist deine Entscheidung. Manche empfinden regelmäßiges Wiegen als zu viel Druck. Andere möchten mehr Kontrolle oder können sogar nicht ohne. Ich war während der Abnahme täglich auf der Waage und zunächst stets ein wenig gespannt, welches Ergebnis mich wohl erwarten würde. Aber sobald ich das Zutrauen gewonnen hatte, dass sich das Gewicht peu à peu verringerte, so lange ich mich eisern an meine Regeln hielt, habe ich den Wiegevorgang nicht mehr als Stress empfunden. Warum auch? Meistens wurde ich, wenn auch bisweilen in gemein kleinen Schritten, für meine Hartnäckigkeit belohnt.

Meine Waage war mir wichtig und tatsächlich hatte sie auch ihren ganz persönlichen Platz im Bad. Da ich leicht abergläubig veranlagt bin, durfte niemand die Waage anfassen oder gar verschieben. Sie stand stets ein wenig schief, im Verhältnis zu den Fugen der Bodenfliesen gesehen. So war ich mir sicher, dass das Wiegeergebnis stimmte. Probiere es gerne aus.

Nimm deine Personenwaage und wiegen dich an unterschiedlichen Stellen der Wohnung. Wiegst du im Wohnzimmer wirklich exakt so viel wie im Schlafzimmer oder in der Küche?

Um stets die korrekte Waagenposition einhalten zu können, hatte ich sogar ein Foto von der Waage an Ort und Stelle gemacht. Es müsste eigentlich irgendwo in den Tiefen des Blogs zu finden sein. Einmal habe ich es tatsächlich gebraucht, da jemand Unbefugtes das gute Stück verschoben hatte.

Wie dem auch sei, Waagen spielen beim Abnehmen nun einmal immer wieder eine größere Rolle und daher habe ich mir über das Verhältnis zwischen Waagen und ihren Besitzern immer wieder mal Gedanken gemacht:

Blogeintrag „Rückfall #6: Die Waage"
Dezember 2012 – Gewicht: 76,9 kg

Fast hätte ich sie vergessen, die Grande Dame der Stimmungsmanipulation. Wie konnte das nur passieren? Dabei gibt es mehrere Gründe weshalb sie eine der Hauptverdächtigen in Bezug auf Rückfälle ist.

1. Schlechtes Wiegeergebnis

Ein schlechtes Wiegeergebnis ist immer wieder ein böser Fallstrick. Man kann sich am Morgen noch so beschwingt, leicht und gut gefühlt haben, ein Tritt auf die Waage kann dieses Grundgefühl sofort mittels aufblinkenden Displays zerstören.

Es nagt, es brennt sich ein, begleitet unter Umständen negativ durch den ganzen Tag. Hat man eh schon eine schlechte Zeit, kann diese Anzeige einer Sammlung von Drähten, Metall, Glas, Kontaktdingensens und Batterie wirklich traurig machen, oder sogar aggressiv. Man läuft Gefahr in den "Jetzt ist eh alles egal, bringt eh nichts"-Modus zu geraten.

2. Gutes Wiegeergebnis

Hoffentlich beschwingt euch ein gutes Wiegeergebnis so sehr, dass ihr motiviert an eurem eigenen Plan bleibt, dass ihr den nötigen Biss behaltet. Nur kann der Schuss auch nach hinten losgehen. Nämlich dann, wenn man sich zurücklehnt und "das kann ich mir leisten/gönnen" denkt.

3. Stagnation

Vielleicht hast du dich über Tage oder Wochen zusammengerissen und die Waage sieht das überhaupt nicht ein. Dabei sitzen sogar die Klamotten tatsächlich lockerer. Egal, die Waage bleibt unerbittlich. Das kratzt das Ego extrem an, klar. ‚Wofür das Ganze? Warum soll ich mich so unter Druck setzen? Warum verzichten, wenn es eh nichts nützt?', denkt man dann vielleicht. Die Kollegin hätte in der Situation sicher ihre helle Freude an uns, denn ihre grandiose Torte würden wir uns unter Umständen gründlich schmecken lassen. Mir ist es neulich in so einer Situation passiert, dass ich mich dazu habe hinreißen lassen, größere Portionen zu essen und vor allem das ein oder andere Gläschen Wein mehr zu trinken.

4. Gesündigt und die Waage verrät es am Folgetag nicht!

ULTRAHEIKEL! Lese ich immer wieder. Jeder scheint zu erwarten, dass eine Sünde schon am nächsten Tag voll durchschlägt. Aber doof gesagt... Wenn die Sünde nur 200 g gewogen hat, wie soll denn dabei ein Kilo mehr bei rumkommen?

Oder anders: Ob ich am Vorabend ein 200 g Steak hatte oder 2 Tafeln Schokolade müsste doch der Waage zahlentechnisch am nächsten Morgen sowas von egal sein, oder?

Tatsächlich waren es aber vielleicht die zwei Tafeln Schokolade. Im Prinzip eventuell auch nicht schlimm, wenn man nicht zuckersüchtig ist und ansonsten sofort wieder auf die Essbremse latscht. Man reibt sich "am Tag danach" den Schlaf aus den Augen, geht mit schlechtem Gewissen auf die Waage und sie zeigt keine Zunahme an. Yippie! Was denken dann viele dummerweise?

‚Och, siehste, ist gar nicht schlimm. Kann man also mal machen. Ab und zu.' Und man füttert den Zuckertroll in sich mit liebgemeinten Kleinigkeiten. Macht ja nichts. Erst ab und zu. Dann öfter. Dann zu oft. Den Rest kann man sich denken. Kenn ich, hab ich alles früher selbst erlebt. Sollte Tante Trude dann demnächst ihren 80. feiern, lässt man es sich so richtig gut gehen. Man weiß ja, dass die Waage die einmaligen Sünden gar nicht registriert und den 80. feiert die Gute schließlich nur einmal.

Wenn wir das alles geschmeidig summieren, ist die Waage - wenn man nicht gerade ein sehr distanziertes Verhältnis zu ihren Ansagen hat - richtig gefährlich. Ich kenne viele Menschen, deren Leben von der Waage viel zu sehr bestimmt wird. Manche sogar, die nicht nur am Morgen, sondern auch am Abend draufsteigen, damit sie wissen, was ihnen am nächsten Tag HÖCHSTENS blüht. Denn am Morgen wiegt man normalerweise weniger als am Abend.

Ich hab schon die dollsten Rechentheorien gehört, wie man ungefähr berechnen könne, wie viel man am Morgen zu erwarten hat. Wiegen kann süchtig machen. Ich war grenzwertig gefährdet. Früher sowieso und auch am Anfang meiner Abnahme mit LCHF. Da kreisten viel zu viele Gedanken um das Wiegen. Aber eigentlich doch nur menschlich und natürlich. Irgendwie.

Mir ist sie mittlerweile richtig egal. Zum Glück. Ich halte es da mit LCHF-Coco, die in ihrer Signatur folgenden Spruch stehen hat:

"In der allergrößten Not, schlag ich halt die Waage tot!"

Messen

Gerne vernachlässigt, tatsächlich aber wichtig: Das Messen. Besonders wenn die Waage sich längere Zeit störrisch zeigt, kann es der Motivation äußerst zuträglich sein, wenn zumindest auf dem Maßband der ein oder andere Zentimeter nachweislich verloren gegangen ist. Außerdem: Was ist für andere sichtbar? Gibt es auf der Stirn eine digitale Anzeige, die Auskunft über den aktuellen Gewichtsstand gibt, oder ist es der Körperumfang, der ins Auge fällt?

Mit LCHF formt sich der Körper um, die Fettverteilung verändert sich. Im Forum gibt es einige, die davon berichteten, dass sich zwar auf der Waage nichts Spektakuläres tat, die Kleidergrößen jedoch dennoch vor sich hin schrumpften. Wenn du dich nicht regelmäßig vermessen möchtest, kannst du alternativ eine Hose aus dem Schrank kramen, die sich derzeit zwar mit knapper Not schließen lässt, in der ein längerfristiges Überleben jedoch noch unmöglich erscheint. Ich rate dazu, eine Hose aus festem, kaum nachgiebigem Material zu wählen (z.B. Jeans ohne Stretchanteil), denn sonst könnte das Anprobieren eine trügerische Aussage liefern, besonders wenn man die Hose zu häufig als Testobjekt verwendet und sie sich dadurch weitet.

Alternativ kann die Waist-to-Height-Ratio (Taille im Verhältnis zur Körperlänge) mit nur einem Messpunkt bestimmt werden, denn die eigene Körperlänge setze ich als bekannt voraus. Das Verhältnis zwischen Körperlänge und Taillenumfang ist recht interessant. Man erhält im Gegensatz zum allseits bekannten BMI eine erste Aussage über die Verteilung des Körperfetts, und gerade das Bauchfett gilt als gesundheitlich bedenklich. Dazu misst man den eigenen Taillenumfang und teilt das Ergebnis durch die Körperlänge in cm. Für Personen unter 40 gilt ein Wert über 0,5 kritisch. Im Alter von 40 bis 50 liegt die Grenze zwischen 0,5 und 0,6, für über Fünfzigjährige ist die Obergrenze 0,6. Du wirst sehen, dass deine Waist-to-Height-Ratio mit LCHF ähnlich hübsch dahinschmelzen wird wie Butter in der Sonne.

Ich wählte das klassische Maßband und war in der Auswahl der Messpunkte kreativ, denn Kleinvieh macht bekanntlich auch Mist. Und bevor die ersten gleich aufjaulen, weil ich 19 cm Brustumfang verloren habe: Das Volumen der Brust hat sich durch die Gewichtsreduktion *nicht* verändert. Im Gegensatz zu den Diäten, die ich vorher gemacht habe, blieb sie mit LCHF konstant, warum auch immer. Was hingegen geschmolzen ist, ist das höchst unschöne Fett am Rücken, das bei dieser Messung mit eingeschlossen ist. Gemessen habe ich etwa einmal pro Monat, aber dies ist die Gegenüberstellung nach drei Jahren:

Messstelle	17.08.2009	19.09.2012	Abnahme
Hals	44 cm	35 cm	9 cm
Oberarm, dickste Stelle	42 cm	30,5 cm	11,5 cm
Brust	123 cm	104 cm	19 cm
Taille, schmalste Stelle	124 cm	79 cm	45 cm
Hüfte, dickste Stelle	130 cm	100 cm	30 cm
Oberschenkel, dickste Stelle	78 cm	60 cm	18 cm
Über dem Knie	56 cm	43 cm	13 cm
Wade, dickste Stelle	46 cm	39 cm	7 cm
Fußgelenk	27 cm	23,5 cm	3,5 cm
Gesamt			**156 cm**

Das Ergebnis lässt sich sehen, oder? Um die Taille herum habe ich fast einen halben Meter verloren. Wer eine genauere Vorstellung davon haben möchten, wie viel das ist, kann sich ein Maßband um die Taille legen und es anschließend 45 cm weiter machen. Ich habe dabei meine Waist-to-height-Ratio von 0,72 (herrje!) auf 0,46 verbessert. Ist das nicht unglaublich?

Mahlzeitengestaltung

Das ist ein wichtiger Punkt, dem wir jetzt gemeinsam auf den Grund gehen werden. An dieser Stelle bist du gefragt, denn was du gerne isst, kann ich schließlich nicht wissen.

Im ersten Schritt wählst du aus der folgenden Liste die Lebensmittel aus, die du gerne magst, und stellst dir eine persönliche Lebensmittelliste zusammen.

Geeignete Lebensmittel in Kurzform

Fleisch und zucker-, stärke- und zusatzstofffreie Produkte vom Rind, Schwein, Lamm, etc. **Geflügel**

Fisch, Schalentiere und Meeresfrüchte

Innereien wie Herz, Magen, Niere, Leber (ab und an)

Eier

Fette und Öle: Butter, jeweils natives Kokos-, Oliven- und Leinöl, Schweineschmalz, Gänseschmalz, Butterschmalz

Pures Obst und Gemüse – KH-Gehalt bis max. 5 g/100 g: diverse Blattsalatsorten, diverse Kohlsorten (auch Sauerkraut), Avocado, Spinat, Radicchio, Schwarzwurzel, Gurke, Rettich, Limette, Zucchini, Spargel, Artischocke, Radieschen, Sellerie, Chicorée, Papaya, Aubergine, Tomate, Brombeere, Fenchel, Mangold, grüne Paprika, Pastinake, grüne Bohnen, Porree, Schalotte, Kohlrabi, Topinambur, Mairübchen, Brennnessel, Himbeere, Zwiebel

Pilze: alle essbaren Sorten

Kräuter, Salz und pure Gewürze (keine Fertigmischungen)

Sonstiges: zuckerfreier Senf und zuckerfreie Mayonnaise, Oliven

Eingeschränkt geeignet

Milchprodukte: BIO-Sahne (ohne Carrageen), saure Sahne, Schmand, Mascarpone, Ricotta, griechischer/türkischer Joghurt (10 % Fettgehalt und mehr), Creme fraîche, Creme double, Butter, Sahnequark (40 % i.Tr.) Käse etc.

Meine Liste ist wohl kaum vollständig. Es gibt ganz sicher weitere Lebensmittel, die für LCHF geeignet sind, aber das sind die, die in meiner Küche Verwendung finden oder mir zusätzlich spontan eingefallen sind. Auf Wunsch kannst du die Liste gerne ergänzen.

Ausmisten

Wenn man nicht parallel eine Familie zu versorgen hat, die nicht LCHF isst, macht es Sinn, die Vorräte, die man künftig nicht mehr braucht, auszumisten. Manche schieben den Beginn der Ernährungsumstellung gerne noch eine Weile vor sich hin, weil sie noch zu viele Vorräte haben, die sie nicht wegwerfen möchten. Das ist natürlich auch eine Möglichkeit, Veränderungen aus dem Weg zu gehen. Stattdessen gebe ich gerne den Tipp weiter, dass diese Vorräte auch verschenkt werden können. Ich kenne LCHFler, die ihre alten Vorräte, die noch verschlossen waren, an beispielsweise „die Tafel" weitergereicht haben, die es in vielen Städten gibt. Das ist aus meiner Sicht eine gute Idee.

Mag sein, dass es „Verschwendung" ist, wenn man die nicht tauglichen Vorräte nicht selbst verbraucht, aber ich denke, die meisten, die abnehmen möchten, haben im Laufe der Zeit noch ganz andere Summen in der Hoffnung auf Besserung ihrer Situation verschwendet. Vielleicht für teure Mitgliedsbeiträge, Shakes oder Pillchen. Es ist Zeit etwas zu verändern und das ist ein Schritt auf dem Weg. Ich habe jedenfalls alle Nahrungsmittel, die mich in meiner Willensstärke beeinträchtigen könnten, aus dem Weg geschafft. Speziell Süßigkeiten und Knabbereien sind etwas, was man bei mir nur höchst selten findet. Allerdings habe ich meinen Kindern am Anfang angeboten, dass sie jederzeit von mir einen Euro haben können, um sich ihre Süßigkeiten selbst zu kaufen und möglichst außer Haus zu verzehren. Ich wollte sie ihnen nicht rigoros verbieten, aber sie mussten sie nun auch nicht vor meiner Nase essen.

Persönliche Rezepteliste erstellen

Im nächsten Schritt ist es ratsam, sich mit Hilfe der eigenen Lebensmittelliste eine kleine Sammlung an Rezepten und Mahlzeitenideen zusammenzustellen, die bei LCHF geeignet sind und gleichzeitig den persönlichen Vorlieben entsprechen. Dadurch lässt sich vermeiden, dass man anfangs ratlos vor den Vorräten steht und nicht weiß, was man essen soll oder möchte. Rezeptideen findest du in meinem Blog, in manchen LCHF-Blogs und im Forum. Es ist auch möglich, viele der bisherigen Lieblingsrezepte mit ein wenig Fingerspitzengefühl LCHF-tauglich umzuwandeln, dazu bedarf es lediglich einer Prise Kreativität und Phantasie.

Da ich es gerne unkompliziert mag, stellte ich mir meine Mahlzeit meistens aus je einer angemessenen Menge

- Fleisch, Fisch, Geflügel oder Ei
- kohlenhydratarmem Gemüse, roh oder gegart, sowie
- einer passenden, fettreichen Sauce, Dressing, Kräuterbutter o.ä.

zusammen. Fertig.

Guten Appetit!

Ich achtete darauf, mindestens einmal am Tag eine LCHF-Mahlzeit zu essen, auf die ich richtig Lust hatte. Für mich war das wichtig, um mit meiner Ernährung auf Dauer glücklich und zufrieden leben zu können. Durch dieses regelmäßige Zugeständnis an meine Vorlieben kam die Botschaft irgendwann auch in der Seele an. Mir reichte bald eine kleine Menge des Begehrten völlig, das bislang gewohnte Überessen, diese Gier, blieb aus. Schließlich konnte ich es jederzeit wieder genießen.

Nicht zu bekommen, wonach mir wirklich ist, kann zum „Grasen" führen. Unruhig picke ich mir dann immer wieder irgendetwas aus dem Kühlschrank und bin doch nicht zufrieden. Unter dem Strich esse ich in solchen Situationen viel mehr als normal. Und in dem Fall spielt es auch keine Rolle, dass alles, was ich gegessen habe, LCHF entsprochen hat. Zu viel ist zu viel. Erkältungen bergen übrigens ebenfalls eine große Gefahr zu Grasen. Anscheinend kann ich mich, wenn die Nase verstopft ist und ich nicht gut riechen kann, schlecht entscheiden.

Rezepte umwandeln

Die meisten Rezepte lassen sich LCHF-tauglich umwandeln. Meistens reicht es, wenn einige Zutaten ausgetauscht oder gestrichen werden. Kohlenhydratreiche Produkte lassen sich recht gut durch kohlenhydratarme ersetzen, fettarme Lebensmittel durch fettreichere. Lass mich das beispielhaft an dem Gericht „Rindsroulade mit Kartoffelpüree und Sauerkraut" verdeutlichen. Wie wird daraus ein LCHF-Gericht?

Die Roulade fülle ich mit etwas Senf, Schinken und einem Hauch Gewürzgurke. Allerdings achte ich darauf, dass ich zuckerfreien Senf (z.B. Dijon-Senf) verwende. Mit der Gewürzgurke bin ich knauserig, denn sie enthält recht viel Zucker. Ich wähle eine fettreiche Schinkensorte und lege davon ein wenig mehr auf. Alternativ schmeckt es übrigens vorzüglich, wenn man für die Füllung anstelle des Schinkens frisches Schweinemett verwendet. Dadurch bleiben die Rouladen innen schön saftig. Die Rouladen brate ich in einer großzügigen Menge Butterschmalz an, die Zeiten des fettfreien Anbratens sind vorbei. Du wirst schnell merken, dass das sowohl dem Bratergebnis als auch dem Geschmack sehr zuträglich ist.

Anstelle des Kartoffelpürees bereite ich mir cremiges Blumenkohlpüree zu. Dazu gare ich Blumenkohl wie gewohnt, schütte das Kochwasser ab, püriere ihn noch heiß mit dem Stabmixer unter Beigabe eines großzügigen Stücks Butter zur gewünschten Konsistenz und würze mit Salz, Pfeffer und Muskat. Dieses Püree schmeckt sehr gut und kann auch mit anderen Gemüsesorten, wie z.B. Rosenkohl und Brokkoli zubereitet werden.

Das Sauerkraut (bitte beim Einkauf die enthaltene Kohlenhydratmenge vergleichen. Lohnt sich!) brate ich zunächst in etwas Butterschmalz an, bis es eine hübsche Farbe hat. Anschließend gebe ich pro Kilo Sauerkraut einen Becher Sahne und etwas Wasser oder Brühe hinzu und lasse das Kraut bis zur gewünschten Konsistenz einkochen. Wenn ich die Rouladensauce nun noch mit einer Alternative zu Mehl abbinde, habe ich eine tolle LCHF-Mahlzeit.

Saucen anders binden

Bei LCHF bindet man Saucen natürlich weder mit Mehl noch mit Speisestärke oder fertigen Saucenbindern. Mir macht es nichts aus, wenn die Sauce flüssiger ist, aber welche Möglichkeiten gibt es, um sie dennoch etwas anzudicken?

Reduzieren:

Wenn viel Flüssigkeit und vielleicht auch Sahne in der Sauce enthalten ist, kann es reichen, die Sauce länger köcheln zu lassen, so dass sie dadurch automatisch etwas dickflüssiger wird. Wenn man der Sauce fettreiche Milchprodukte beifügt, verdampfen durch das Einkochen der Sauce die flüssigen Bestandteile. Je höher der Fettgehalt, desto schneller und zuverlässiger bindet die Sauce. Besonders gut binden daher auch Crème double und Mascarpone. Bei Crème fraîche (oder auch Sauerrahm) handelt es sich um Sahne, die mit Milchsäurebakterien versetzt wurde. Sie ist von der Konsistenz her dickflüssig bis stichfest, schmeckt allerdings leicht säuerlich. Möchte man Crème fraîche zum Binden der Sauce verwenden, sollte man sie zunächst separat mit einigen Esslöffeln der heißen Sauce verrühren, da sich sonst Klümpchen bilden können. Fettarme Milchprodukte eignen sich zum Binden von Saucen nicht.

Eigelb:

Das Binden der Sauce mit Eigelb nennt man „legieren" und ist besonders gut für helle Saucen oder Suppen geeignet. Dazu verrührt man Eigelb in einer Schüssel mit etwas Saucenflüssigkeit, nimmt den Topf mit der fast kochenden Sauce vom Herd und rührt die Eimischung unter. Anschließend darf die Sauce maximal noch einmal leicht erhitzt werden, aber nicht mehr kochen, sonst gerinnt das Eigelb und bildet unschöne Flöckchen in der Sauce.

Butter:

Das Binden der Sauce mit Butter nennt man hingegen „aufmontieren". Dazu zieht man die soweit fertige Sauce von der Herdplatte und schlägt mit einem Schneebesen kleine, eiskalte Butterstücke unter die Sauce. Die Butter verbindet sich mit der Sauce zu einer so genannten Emulsion und wird dadurch sämig, d.h. leicht gebunden. Wenn man die Butter hinzufügt, darf die Sauce nicht mehr zu stark erhitzen, da sie sonst ihre Bindung wieder verliert. Daher die Sauce sofort verwenden oder nur noch warmhalten.

Gemüse:

Diese Methode ist vor allem bei Schmorbraten sehr gut geeignet. Dazu verwende ich gerne Zwiebel, Sellerie, vielleicht Pastinake und etwas Möhre. Allerdings sind in diesen Gemüsesorten nicht gerade wenige Kohlenhydrate enthalten, daher genieße ich eher wenig davon.

Nachdem ich das Fleisch im Schmortopf angebraten habe, nehme ich es aus dem Topf, brate im Bratensatz das Gemüse an und fülle anschließend mit der Flüssigkeit auf, in der das Fleisch schmoren soll. Dann gebe ich das Fleisch zurück in den Topf und lasse ihn in Ruhe schmoren. Wenn der Braten fertig ist, nehme ich das Fleisch wieder heraus, versetze die während des Garvorgangs entstandene Flüssigkeit vielleicht mit Sahne oder ein wenig mehr Brühe, püriere das Gemüse gründlich mit dem Pürierstab und würze abschließend.

Tomatenmark:

Handelt es sich um eine „tomatige" Sauce, wie z.B. zu meinen gefüllten Paprikaschoten, verwende ich gerne ein wenig Tomatenmark. Auch damit wird die Sauce etwas dickflüssiger. Allerdings müssen natürlich einige zusätzliche Kohlenhydrate in Kauf genommen werden oder man genießt bewusst nur einen Hauch der Sauce.

Weitere, kleine Tipps

- **Panade**: Fleisch oder Fisch werden bei LCHF nicht herkömmlich paniert. Stattdessen lassen sich z.B. zu Bröseln zerkleinerte echte Schweineschwartenchips (wider Erwarten nach der Zubereitung geschmacksneutral) oder geriebener Parmesan verwenden. Manche panieren auch mit Mandelmehl, aber das habe ich noch nicht ausprobiert.

- **Nudeln**: Ich esse meine Nudelsauce seit LCHF auf einem Salatbett. Man kann stattdessen aber auch aus Gemüse Nudelähnliches herstellen – dazu einfach mit dem Sparschäler feine Streifen von Gemüse (z.B. Zucchini) abschälen und kurz in der heißen Pfanne anbraten. Zucchini-, Auberginenscheiben oder Spinatblätter lassen sich für eine Lasagne anstelle der Nudelblätter verwenden.

- **Knabbereien vor dem Fernseher**: Statt ungesunder Chips stelle ich gerne diverse Tapas bzw. Fingerfood zusammen. Oder ich rühre unterschiedliche, leckere Dips an und stelle Gemüsesticks und Stücke von LCHF-Knäckebrot, im Forum liebevoll Heinrichknäcke genannt, dazu. Das Knäcke-Rezept findest du hinten im Rezeptteil.

- **Doppelt gemoppelt**: Wenn ich etwas Aufwändigeres (wie z.B. Kohlrouladen) zubereite, investiere ich ein wenig mehr Zeit und Material und bereite die doppelte Menge zu. Das, was nach dem Essen übrig bleibt, friere ich portionsweise ein. Dann habe ich jederzeit eine geeignete Mahlzeit, die ich auf die Schnelle erwärmen kann.

- **Reste von Gemüsepüree**: Ist Gemüsepüree vom Vortag übrig geblieben, vermische ich es gründlich mit rohem Ei, forme mit feuchten Händen kleine Bratlinge und brate sie in Butterschmalz aus. Köstliche Beilage!

- **Reste von Hartkäse:** Wer lieber Käse am Stück kauft, statt fertig geschnittener Scheiben, kennt das Problem vermutlich, es bleibt gerne ein Rest über, der noch völlig in Ordnung ist, sich aber nur schlecht z.B. mit einem Käsehobel in Scheiben hobeln lässt. Solche Käsereste reibe ich (bitte eventuell vorhandenen, nicht essbaren Rand vorher großzügig abtragen und beim Reiben auf die Fingerchen achten!) und verwende sie entweder direkt oder friere sie portionsweise ein. Geriebener Käse ist praktisch als Extra auf Salat oder als oberste Schicht für einen Auflauf. Ansonsten kann man auch kleine Häufchen von geriebenem Käse, verteilt auf einem Stück Backpapier, im Backofen bei moderater Temperatur schmelzen und anschließend abkühlen lassen. Schon hat man köstliche Käsecracker, die hervorragend zu Dips passen. Ein perfekter Ersatz für die sonst üblichen Knabbereien, die bei LCHF eben nicht mehr auf dem Mahlzeitenplan stehen.

- **Blumicas Suppenwürze**: Nicht selten braucht man zum Kochen Brühe. Leider sind in den fertigen Brühen regelmäßig Glutamat und weitere Zusatzstoffe enthalten. Brühen lassen sich mit wenig Aufwand selbst herstellen und anschließend portionsweise einfrieren. Ich habe meistens sowohl Gemüsebrühe als auch Rinderbrühe vorrätig, damit decke ich ab, was ich an Geschmacksrichtungen benötige.

Wenn man Brühe eher für den Geschmack braucht, empfehle ich Blumicas Suppenwürze. Mit dieser Suppenwürze lassen sich Gulasch, Eintöpfe und Saucen hervorragend würzen Dieses Rezept habe ich von einer MitLCHFlerin, die sich „Blumica" nennt und nicht nur durch einen imposanten Abnehmerfolg, sondern auch durch ein gutes Kochhändchen auszeichnet. Ich hatte bereits einmal das Vergnügen, bei einem LCHF-Treffen von ihr bekocht zu werden. Leckerlecker!

Zutaten:

1 Knolle Sellerie, 2 Karotten, 2 Zwiebeln, 4 Zehen Knoblauch, 2 Stangen Lauch, 2 Hände voll Liebstöckel, 1 Petersilienwurzel und grobes Meersalz (ca. 20-25 % des Gemüsegewichts).

Zubereitung:

Das Gemüse waschen, schälen, putzen und im ersten Schritt bereits weitestgehend klein würfeln. Je besser das Gemüse im Vorfeld zerkleinert wird, desto schonender für die elektrischen Küchengeister.

Anschließend alle Zutaten in der Küchenmaschine oder dem Standmixer zerkleinern. Die Suppenwürze abschließend in saubere, heiß ausgespülte und gründlich mit einem sauberen Tuch abgetrocknete Marmeladengläser abfüllen und fest zuschrauben (wie man es beim Einkochen von Marmelade aus Hygienegründen eben auch macht). Diesen Vorrat verwahre ich im Kühlschrank.

Ich finde darüber hinaus, dass Suppenwürze ein nettes Mitbringsel ist, wenn es in einem hübschen Glas verpackt und mit einem netten, handgeschriebenen Etikett versehen ist. Blumen schenken kann schließlich jeder! Schon mal ein Glas Suppenwürze geschenkt bekommen?

Eigene Gedanken

Der Wortbestandteil „Eigen" lief mir immer wieder vor die Füße. Ableger dieser Wortfamilie wollten bearbeitet werden, wobei ich „Eigen" als „mir zugehörig" oder „für mich" verstehe. Daran habe ich gearbeitet, denn es war höchste Zeit, dass ich mir selbst wichtiger wurde, zu lange hatte ich mich selbst vernachlässigt.

Eigenverantwortung

Viele Menschen, die abnehmen möchten, suchen sich eine Diät aus und kümmern sich ausschließlich um das grammgenaue Befolgen der vorgegebenen Mahlzeitenpläne. Das allein soll sie zum gewünschten Abnehmerfolg führen und nicht selten werden solche Diäten mit Aussagen der Art „Das Figurwunder – 10 Pfund in 7 Tagen" beworben.

Tatsächlich habe ich mit der Zeit eine gewisse Allergie gegen das Wort „Pfund" entwickelt. „Pfund" klingt nach viel mehr als Kilo und dennoch ist das Ergebnis unter dem Strich das Gleiche, oder nicht? Ganz schlimm finde ich übrigens die Verniedlichung „Pfunde purzeln", dicht gefolgt von „sporteln". Auch so etwas Pseudo-Putziges. Da krieg ich Ausschlag! Bestimmt. Aber das nur am Rande.

Wer nur eine Handvoll Kilos verlieren will, schafft es damit vielleicht sogar, wobei der Erfolg meistens nur vorübergehend ist. Vielen reicht das jedoch bereits, um wenigstens für den Zeitraum des Bikiniurlaubs oder anlässlich einer wichtigen Feierlichkeit eine gute Figur zu machen. Aber sobald wir von mehr Übergewicht reden, 10 kg und aufwärts, sieht die Welt anders aus. Dennoch versuchen sich auch viele der höheren Gewichtskategorie an Diäten dieser Art. Schließlich ist der Berg Übergewicht enorm und man möchte tunlichst schnell schlank sein. Macht man die Diätpläne eben mehrere Wochen oder Monate hintereinander, kein Problem! Dass solche Pläne in ihrer Zusammensetzung der Nährstoffe und auch im Energiegehalt meistens unzureichend sind, wird ignoriert.

Diäten dieser Art sind nicht auf die Bedürfnisse von echten Übergewichtigen ausgelegt. Wie auch? In der Regel wurden sie für Menschen mit mäßigem Übergewicht erdacht, von Menschen (nicht selten sogar mit geballter, theoretischer Ahnung von veralteten Ernährungs-weisheiten – gelernt ist gelernt!), die mangels persönlicher Erfahrung mit echtem Überge-wicht eher nicht nachvollziehen können, was *in* einem Betroffenen vor sich gehen kann.

Im Laufe der Jahre konnte ich mich mit vielen Übergewichtigen austauschen. Ich frage bei solchen Gelegenheiten gerne nach der Ursache des Übergewichts, der Geschichte dahinter. Die Ursachen sind vielfältig. Das reicht von Ernährungsgewohnheiten, die sich schleichend verändert haben, bis hin zu Lebensgeschichten, die so traurig sind, dass einem der Atem stockt. Die Körperhülle dient nicht selten als Schutzpanzer. Zusätzlich haben sich viele über diverse Diäten im ständigen Wechsel mit Phasen des Überessens an ungesunden Nahrungs-mitteln langsam, aber sicher, in diese Situation gebracht. Hinter Übergewicht steckt häufig mehr als nur „zu viel essen und zu wenig Bewegung". Kann schlichtes „extrem wenig essen und extrem viel Bewegung" in dem Fall die alleinige Lösung des Problems sein? Das glaube ich kaum.

Zunächst musste ich realisieren, dass ich für meine Ernährung selbst verantwortlich bin. *Ich* entscheide, was ich zu mir nehme und war daher auch verantwortlich für meine körperlichen Ausmaße. Das war unangenehm und ich habe diesen Gedanken sogar anfänglich leicht wü-tend von mir geschoben, da ich mir durchaus ein wenig in meiner Opferrolle gefiel. Es war erträglicher, nichts dafür zu können, als selbst Schuld zu sein. Irgendwann habe ich diese Tatsache jedoch akzeptiert und verstanden, dass genau das eigentlich der entscheidende Vorteil ist. Ich bestimme selbst und kann dadurch etwas verändern, mein Geschick in die eigenen Hände nehmen.

Daher lehne ich Diäten ab, die durch grammgenau vorgeschriebene Mahlzeiten des eigen-ständigen Denkens berauben. Dabei wird der Vorgang des Abnehmens auf „Autopilot" ge-schaltet. Es muss nicht an Problemen gerührt werden, was manchem vielleicht unangenehm wäre. Einfach die vorgegebenen Mahlzeiten nach Punkt und Komma befolgen und hoffent-lich das Ziel erreichen. Nicht selten bildet man sich ein, dass so gut wie alle persönlichen Probleme vom Übergewicht abhängen und sich durch das Abnehmen von selbst in Luft auflö-sen. Das ist im Prinzip ähnlich ungut wie stillschweigend und kritiklos zu essen, was auf den Tisch kommt, ob es einem nun bekommt oder nicht.

Unvergessen eine von mir auserkorene Diät, bei der man ausschließlich von Eiweißshakes leben sollte. Das Risiko für meine Gesundheit war mir bewusst, auch dass eine kulinarisch frustrierende Zeit vor mir lag, aber ich überzeugte mich mit dem Argument, dass die Diät lediglich 20-30 Wochen dauern würde, dann hätte ich mein Ziel erreicht und könnte endlich wieder normal essen. Das war mir den Preis wert. Definitiv.

Denkfehler bemerkt? Wäre meine Ernährung vorher auch nur ansatzweise normal gewesen, woher kam dann das Übergewicht, das nicht nur an mir klebte wie Pech, sondern darüber hinaus langsam, aber sicher, anwuchs?

Umdenken ist erforderlich! Sonst werden die Kilos ebenso schnell ihren Heimathafen, den Körper, wiederfinden, wie Brieftauben nach hunderten Kilometern blindlings ihren Schlag. Plus dass der Stoffwechsel durch das Hungern auf Sparflamme schalten und künftig mit weniger Energie klarkommen wird. Der berühmte Jo-Jo-Effekt! Da ist er.

Ein kluger Mann hat einmal zu mir gesagt:

Wer wieder wie vorher isst, sieht bald wieder wie vorher aus.

Aber zurück zu meinem damaligen Diätplan. Wie gut hat der wohl funktioniert? Wie lange schafft es ein schwer übergewichtiger Mensch, der leider ein wenig Probleme mit emotionalem Essen und anderweitig verursachten Heißhungerattacken hat, sich von nur drei Eiweißshakes am Tag (bei einer Gesamtenergiemenge von ca. 900 kcal) zu ernähren? Immerhin rund zwei Wochen. Der Gewichtsverlust war zwar imposant – aber zu welchem Preis? Nie habe ich mich schlechter gefühlt als in diesen Tagen und ich habe lange gebraucht, bis ich mich davon erholt habe. Dummerweise hat sich mein Gewicht schneller erholt als ich.

Selbst wenn man eine solche Diät bis zum Wunschgewicht durchhalten würde, wird dadurch das Ziel, dauerhaft das neue Gewicht zu halten, tatsächlich erreicht? Wie geht es anschließend weiter? Hat eine Veränderung der Ernährungsgewohnheiten stattgefunden? Sind die Ursachen des Übergewichts reflektiert und bearbeitet? Gab es ausreichend Lerneffekt, um in Zukunft Verantwortung für den eigenen Körper übernehmen zu können? Ist ein starrer Diätplan überhaupt universell für jeden geeignet? Ich lasse diese Fragen zum Weiterdenken einfach im Raum stehen.

Parallel zum Umstieg auf LCHF baute ich daher dieses Mal das Abnehmen von Anfang an auf mehreren soliden Grundsteinen auf, die zusammen die nötige, stabile Basis bildeten. Meine neue Ernährungsform war zwar ein wichtiger Punkt, aber eben doch nur *ein* Teil des Fundaments. Hinzu kam umfangreiche Seelenarbeit, zu der nicht nur das Erkennen und Ändern bestimmter Verhaltensmuster und Suchtarbeit, sondern auch das Auseinandersetzen mit den Geistern der Vergangenheit gehörte. Bewegung rundete das Gesamtpaket ab.

Eigenbedarf

Ich bin von LCHF als Ernährungsform überzeugt. Klar, schließlich gelang es mir damit, meine Ernährung in den Griff zu bekommen und stressfrei Gewicht zu verlieren. Gesundheitlich bin ich heute in einem deutlich besseren Zustand als vor einem Jahrzehnt. Daher geht es in diesem Buch in erster Linie um LCHF. Ich lege dir diese Ernährungsform wirklich gerne ans Herz, trotzdem musst du selbst die Ernährung finden, die zu dir und deinen Bedürfnissen passt. *Deine* Ernährung. Es kann zwar gut sein, dass mein Weg auch deiner werden kann, aber es wäre vermessen zu behaupten, dass LCHF *der* Weg für alle ist.

Für die Suche und Entscheidung solltest du dir ausreichend Zeit nehmen und alle zur Verfügung stehenden Quellen nutzen, um dich umfassend zu informieren. Lies alles, was dir zum Thema in die Finger fällt, treffe keine übereilten Entscheidungen, weil vielleicht die Cousine der Tante der Friseurin der Metzgersgattin auf diese Weise innerhalb von 2 Wochen 10 kg abgenommen hat.

Du bist einzigartig, und Abnehmen ist eine höchst private Angelegenheit. Es geht ausschließlich um dich. Deine neue Ernährung muss zu dir und deiner Lebenssituation passen. Sie sollte idealerweise den Rest des Lebens umsetzbar sein. Frage dich: Was brauchst du, um erfolgreich abzunehmen und dein neues Gewicht auf Dauer zu halten? Was ist nötig, um überhaupt anzufangen? Womit fühlst du dich wohl? Was ist für dich auf Dauer praktikabel? Worin magst du dein Vertrauen und deine Kraft investieren? Zu allen Ernährungsformen wirst du Pros und Contras, zahlreiche Studien für und wider, sowohl eindringliche Warnungen als auch euphorische Lobhudeleien finden. Entscheide selbst.

Eigenliebe

Ich habe manchmal den Eindruck, dass das Wort Eigenliebe häufig mit überzogenem Egoismus gleichgesetzt wird, dabei beschreibt es für mich die Liebe und Zuneigung zu sich selbst. Man ist sich selbst etwas wert. Erst das macht es vielleicht sogar möglich, andere Menschen wertzuschätzen. Daher ist sich selbst zu lieben nicht nur für das eigene Wohlgefühl von großer Wichtigkeit. Ein Mensch, der sich selbst liebt, misst anderen keinen höheren Wert bei als sich selbst. Empfindet man Liebe und Respekt für sich selbst, hat man es weder nötig, andere schlecht zu machen, um sich besser zu fühlen, noch anderen jeden Wunsch von den Augen abzulesen, in der Hoffnung, Anerkennung zu finden. Eigenliebe ist die Basis für Selbstbewusstsein. Wenn ich von mir selbst, meinen Qualitäten und Fähigkeiten überzeugt bin, wirft mich Kritik von außen nicht so leicht aus der Bahn.

Woher nehmen, wenn nicht stehlen?

Ein Glas kann halb voll oder halb leer sein, es kommt auf die Perspektive an. Jeder Mensch hat bestimmt etwas an sich, das er mag und wertvoll findet. Eine gute Übung, um sich dessen bewusst zu werden, ist, diese positiven Punkte aufzuschreiben, optische ebenso wie charakterliche. Es kann sein, dass man zunächst etwas ratlos vor dem Papier sitzt, es vielleicht sogar ein wenig unangenehm erscheint, nett über sich selbst zu schreiben. Aber selbst wenn es nur einige wenige Dinge sind, die einem einfallen, hat man doch begonnen, sich mit dem Positiven in und an sich zu beschäftigen und vielleicht etwas weniger auf Negatives fokussiert zu sein. Ich würde den Zettel beiseite legen und mit der Zeit um weitere positive Eigenschaften ergänzen.

Eine Übung, mit der ich anfänglich Schwierigkeiten hatte, weil ich dabei lachen musste, geht folgendermaßen: Man stellt sich täglich vor einen Spiegel, sieht sich selbstbewusst in die Augen, sagt mehrere Male hintereinander klar und deutlich „Ich liebe dich!" und nennt dazu den eigenen Namen. In meinem Fall also „Ich liebe dich, Annika!". Manchmal entdeckt man dabei sogar neue Facetten an sich, die einem gefallen. Ich musste übrigens anfänglich nicht lachen, weil ich die Übung lustig fand, sondern weil es mir peinlich war.

Von außen

Durch LCHF begann ich mich zu verändern. Nicht nur, dass mein Gewicht dahinschmolz, was für jeden, der mich kannte, auf den ersten Blick offensichtlich war, auch meine Ausstrahlung veränderte sich. Ich fühlte mich wohl in meiner Haut, frei und glücklich. Mein Selbstbewusstsein stieg, und das hatte automatisch einen Einfluss auf meine Außenwirkung. Immer häufiger wurde ich mit Ungewohntem konfrontiert: Mit Komplimenten!

Anfänglich fiel mir der Umgang damit schwer. Einerseits prickelte es im Gesicht und juckte im Herzen vor Freude, andererseits wusste ich überhaupt nicht, wie ich reagieren sollte. Manches Mal habe ich sicherlich recht merkwürdig geantwortet. Dennoch freute ich mich über jedes einzelne. Zur Motivation habe ich sie mir sogar notiert, für schlechtere Zeiten, in denen man sich vorübergehend gar nicht leiden mag. Dann konnte ich sie hervorkramen.

Blogeintrag „Männerkomplimente"
16. Juli 2010 - Gewicht: 92,2 kg (33,7 kg weniger)

Gestern war ich mit der Tochter in der Stadt. In der Drogerie traf ich auf die Mutter einer Klassenkameradin der Tochter, die ich schon seit fast einem Jahr nicht mehr gesehen habe. Es kam, wie es kommen musste: Überschwänglich kreischend und wild gestikulierend kommentierte sie meine Abnahme.

„Ich hätt dich fast nicht erkannt. Ganz anderer Mensch. Was hast du gemacht? Das sieht toll aus. Wahnsinn..." Und so weiter und so fort. Es gipfelte darin, dass sie ihren Mann herbeirief, der leicht widerwillig gehorchte. An seinem Eis mümmelnd stellte er sich dazu.

„Guck mal! Ist das nicht der Wahnsinn wie die abgenommen hat? Ich hätte sie fast nicht erkannt! Was sagst du denn dazu?" Höchste Aufregungsstufe und wildes Gestikulieren.

Ihr Mann kaute weiter an seinem Eishörnchen, knusperte es seelenruhig klein, klopfte sich anschließend in erstaunlicher Slow Motion die Hände ab und sagte: „Was willst du? Ist doch besser so!" Herrlich!

Schenk dir Aufmerksamkeit

Im Alltag ist es nicht immer einfach, den Augenblick bewusst zu erleben. Ich habe meinen Trott, meine Termine und ehe ich mich versehe, ist wieder eine Woche vorbei. Wenn es mir jedoch gelingt, zumindest etwas achtsamer durch mein eigenes Leben zu gehen, bin ich in der Lage, auch die kleinen, schönen Dinge zu erkennen. Gleichzeitig gibt es mir das Gefühl, dass ich zumindest für einen Moment die Zeit anhalten oder entschleunigen kann.

Zeit ist ein Geschenk, echte eigene Wertschätzung. Ich gönne mir bewusst Momente. Das muss nichts Ausgefallenes sein. Es ist ein guter Anfang, wenn ich mir morgens für den Kaffee in aller Ruhe Zeit nehme, eine Kerze anzünde und die schönste Tasse aus dem Geschirrschrank wähle. Ich genieße meine Ruhe und fordere sie im Zweifel auch anderen gegenüber ein. Und wenn ich Kaffee trinke, versuche ich *nur* Kaffee zu trinken und meinen Gedanken entspannt nachzuhängen. Ich füttere *nicht* parallel den Hund oder räume flugs die Spülmaschine ein. Das kann ich später immer noch tun.

Man investiert so viel Zeit in andere, warum nicht in sich selbst? Es heißt schließlich „Liebe deinen Nächsten wie dich selbst" und nicht „Liebe deinen Nächsten viel mehr als dich selbst". Ich rede nicht von Stunden, du könntest jedoch ab sofort mit ein paar ganz persönlichen Minuten täglich anfangen und sehen, wie es sich entwickelt.

Wenn jeder an sich selbst denkt, ist an jeden gedacht.

Geduld

Eigenliebe bedeutet auch, Geduld mit sich zu haben. Davon bitte reichlich, gerade in Bezug auf das Abnehmen. Es wird wahrscheinlich eher nicht so sein, dass man am Morgen aufwacht und schlank ist, das dauert seine Zeit. Besonders, wenn man einen Berg Übergewicht mit sich herumträgt und jahrelang vom Heißhunger gejagt wurde, sollte man sich von dem Gedanken und dem Druck lösen, dass Abnehmen etwas ist, was Ruckzuck erledigt sein wird. Dass es dauert, ist sogar wichtig, denn die Seele braucht außerordentlich viel Zeit zum Nachrutschen, manchmal länger als das Abnehmen selbst. Es ist ein intensiver Prozess. Die Seele muss eine Chance bekommen, sich an den neuen Zustand zu gewöhnen. Sie ist nämlich ein wenig blind, weil sie häufig viele Jahre vernachlässigt wurde. Und jetzt kommt man plötzlich daher, baut ihr ganzes Zuhause um, verändert alles, stellt nicht nur die Möbel um, sondern versetzt sogar ganze WÄNDE! Ist doch klar, dass sie sich zunächst ständig verläuft und überall anstößt, sich unwohl fühlt, oder? Stell dir das bildlich vor.

Aber damit nicht genug. Es wird täglich weiter umgeräumt, bis man entweder am Ziel ist oder aufgibt. Was macht die clevere Seele, sobald wir aufhören oder den Spaß und den Biss verloren haben? Genau. Sie räumt wieder alles fein säuberlich zurück an Ort und Stelle, so wie es vorher war, denn das kennt sie. Und da die Seele leider sehr dominant ist, beugt sich der Körper früher oder später und fügt sich in sein Schicksal.

Nimm die Seele in aller Ruhe an die Hand, denn gemeinsames Umbauen und Neugestalten kann viel Spaß machen. Gib ihr ein Mitbestimmungsrecht. Dann fühlt man sich gemeinsam schneller im neuen Zuhause daheim und möchte für immer dort wohnen bleiben.

Eigeninitiative

Eins meiner größten Probleme war, dass es viele „gute" Gründe gab, um zu essen. Langeweile, Frust, Freude, Trauer, Wut, Müdigkeit oder einfach um anderen Essenden Gesellschaft zu leisten. Als Familienköchin kümmerte ich mich sogar hingebungsvoll um die Essensreste, das gute Zeug konnte ich doch nicht einfach verkommen lassen.

Durch LCHF verspürte ich keinen Heißhunger mehr, mein Blutzuckerspiegel plätscherte in ruhigen Bahnen vor sich hin, außerdem ging es mir blendend. Aber schützt das dauerhaft vor emotionalem Hunger? Wohl kaum. Ich befürchtete, dass alle Dämme brechen würden, sobald ich in schwierigen Momenten auch nur einmal nachgeben würde. Am Anfang einer Abnehmphase ist man höchst motiviert, vor allem, wenn sich die Resultate auf der Waage sehen lassen können. Aber nicht jeder Tag im Leben ist ein guter Tag, und wenn erst einmal die Anfangseuphorie verflogen war, wie sollte ich mit schlechten Tagen umgehen?

Daher erstellte ich mir eine Liste mit Alternativen für den Fall, dass der emotionale Hunger mich kalt erwischte. Ich schrieb sie auf, weil ich in solchen Situationen nur schwer denken konnte, schnelles Handeln tat Not. So brauchte ich nur einen Blick darauf werfen und reagieren. Das Notieren war darüber hinaus hilfreich, um mir vor Augen zu führen, dass es überhaupt andere Alternativen als essen gab. Das kann sich ein Mensch, der kein emotionaler Esser ist, vermutlich nicht vorstellen, aber so war es.

Meine Ideen stelle ich gerne als Denkanstoß zur Verfügung. Du kannst sie übernehmen oder formulierst eine höchstpersönliche Liste:

- **Wichtigster Schritt: Sofort die brenzlige Situation verlassen.**

Es ist egal, was andere denken, es geht um dich. Jemand argumentierte einmal, dass es Flucht wäre und man vor solchen Situationen nicht weglaufen sollte. Mag sein, dass es Flucht ist, aber in dem Moment, in dem emotionaler Hunger auf mich einbohrt, bin ich nicht in der Lage, ausreichend vernünftig zu denken, um durch Willensstärke dem Problem den Garaus machen zu können. Wenn ich die akute Situation verlasse und es mir dadurch gelingt, die Emotionen in den Griff zu bekommen, kann ich mir im Nachgang immer noch umfassende Gedanken darüber machen, was zu dem Zwischenfall geführt hat.

- **Schuhe an, raus an die frische Luft** - joggend, walkend oder spazierend. Es darf gerne ein wenig anstrengend sein, aber am Anfang reicht vielen, die jahrelang Bewegung gemieden haben, einfaches Spazieren. Das kann in dem Fall genauso effektiv sein wie Joggen für einen trainierten, schlanken Menschen. Bewegung in der freien Wildbahn pustet Hirn und Seele frei. Hinterher fühlt man sich eindeutig besser.

- In besonders hartnäckigen Fällen einige Male fest **auf einen Boxsack hauen** oder z.B. unbeobachtet gegen eine Mauer treten, damit kann schön Druck abgebaut werden.
- Ähnlich gut tut es, die **Lieblingsmusik** laut aufzudrehen, mitzusingen und sich frei zu tanzen.
- Eine vertraute Person **anrufen** und offen **reden**. Falls nicht erreichbar oder vorhanden: Irgendeine Person anrufen und ein ganz anderes Thema einschlagen.
- **Schlafen** gehen, denn dann schalten die Gedanken ab.

Eher ruhige Ablenkungsmanöver im Wachzustand, wie lesen und baden, haben sich für mich als kontraproduktiv erwiesen – dem emotionalen Hunger blieb zu viel Raum, um sich noch tiefer in mich zu bohren.

Such dir Beschäftigungen aus, die nicht an Essen gekoppelt sind. Das ist wichtig, denn das ist das nächste Problem. Viele Momente sind mit Essen verknüpft. Freundin kommt zum Kaffee = Kekse essen? Fernsehen = knabbern? Sollte es bei dir solche Verknüpfungen geben, dann lass den Fernseher in emotional schwierigen Momenten aus oder triff dich mit deiner Freundin stattdessen zum Spaziergang. Mach etwas völlig anderes, ändere deine Muster.

Rauslassen, statt aufessen

Ich bin von Anfang an offensiv mit dem Thema Abnehmen und LCHF umgegangen, im Blog ebenso wie im Alltagsleben. Meine Befindlichkeiten mussten raus, meine Fortschritte, meine Gedanken, meine Rückschläge, mein „Früher". Verarbeiten war wichtig.

Natürlich war das bisweilen unangenehm oder peinlich. Aber ich habe durch Ausprobieren gelernt, dass ich auch dann noch gemocht und geliebt werde, wenn ich sauer, wütend, ungerecht oder sogar nervig bin.

Außerdem lassen sich Unstimmigkeiten, die nicht selten reine Missverständnisse sind, eindeutig besser beheben oder aus dem Weg schaffen, wenn dem Gegenüber bewusst gemacht wird, dass einem der auslösende Vorfall missfallen hat.

> Der Mut, mit runden Formen anzuecken, muss mühsam erlernt werden.

Das fiel anfangs schwer, manchmal schoss ich definitiv über das Ziel hinaus und gerade meine Familienmitglieder hatten es in den ersten Wochen nicht leicht mit mir. Ich musste lernen, das rechte Maß zu halten, die anderen mussten lernen, dass die Zeiten der ständigen Harmonie vorbei waren und ich durchaus in der Lage war, meinen Gefühlen freien Lauf zu lassen.

Du hast ebenso ein Recht auf deine persönlichen Ecken und Kanten wie jeder andere Mensch, denn genau diese Ecken und Kanten machen uns aus. Es ist unnötig sie zu verstecken und daher abzupolstern. Lass sie frei, es gibt viel an dir zu entdecken. Trau dich!

Eigenart

Ich bin ich. Du bist du. Er ist er und sie ist sie. Wir sind alle unterschiedlich, innerlich wie äußerlich. Gerade das macht das Leben bunt, spannend und fröhlich. Nicht auszudenken, wie langweilig es wäre, wenn alle gleich wären. Es gäbe keine Überraschungen mehr im Umgang mit anderen. Das im Hinterkopf zu behalten ist auch wichtig, wenn es um die Zielsetzung beim Abnehmen geht. Es fängt bei der Wahl der Ernährungsweise an und endet bei der Vorstellung vom Zielgewicht oder der Optik, die du eventuell für dich vor deinem geistigen Auge hast. Dir sollte bewusst sein, dass du dich selten realistisch mit anderen messen kannst, denn deine Basis ist eine andere, individuell wie du selbst.

Wenn man sich die Menschen ansieht, stellt man schnell fest, dass es schon allein vom Körperbau her verschiedene Typen gibt. Der eine ist groß und schmalgliedrig, der nächste vielleicht klein und stabil gebaut. Die eine Person hat das Übergewicht gleichmäßig am Körper verteilt, vom Ohrläppchen bis zur dicken Zehe, die nächste trägt das meiste vielleicht rund um die Körpermitte. Mit den persönlichen Voraussetzungen sollte man sich anfreunden, denn falsche Vorstellungen oder zu hohe Erwartungen können zu echtem Frust führen. Oder wie ein Arzt einmal zu mir sagte: „Gute Frau, Sie sind nun einmal keine Elfe und werden auch nie eine werden. Zumindest äußerlich hat ihr genetischer Zug eine andere Strecke gewählt." Gut, bin ich eben eher ein Troll oder eine spannende Mischung aus beidem.

Nein, wir sollten uns nicht an Vorbildern orientieren, in Zeiten leistungsstarker Fotobearbeitungsprogramme erst recht nicht aus Quellen wie Hochglanzmagazinen oder Ähnlichem. Konzentriere dich auf das Wesentliche: DICH SELBST. Beschäftige dich mit dir und freu dich an den Veränderungen, die an und mit dir geschehen.

Das gilt auch für die Erwartungen an die Geschwindigkeit beim Abnehmen. Stress dich nicht damit, den teilweise imposanten Gewichtsverlust anderer auf die eigenen Werte umzurechnen, sei stattdessen stolz auf jedes Minus, das du bewerkstelligen kannst. Ich konnte früher Stunden damit zubringen, mir mit Hilfe von Kalkulationsprogrammen am Computer seitenweise Listen zu erstellen, aus denen ich ablesen konnte, an welchem Datum ich *theoretisch* Gewicht XY erreicht haben würde, wenn ich ebenso toll abnehmen würde, wie mein Vorbild. Das war so theoretisch, dass es nie geklappt hat.

Vergiss nicht, dass es bereits eine erste Leistung ist, den richtigen Weg zu finden, eine weitere Zunahme auszubremsen und entspannt abzunehmen. Vielleicht ist das sogar deutlich mehr als alles, was du in den letzten Jahren geschafft hast.

Eigentor?

Du nimmst weder für mich noch für irgendwen sonst ab. Nur für dich. Du bist niemandem Rechenschaft schuldig, außer dir selbst. Wenn du dich freien Herzens für eine Ernährung entschieden hast, dann zieh sie durch. Es ist an der Zeit zu handeln, nicht nur zu planen oder zu träumen.

Solltest du unterwegs straucheln, dann schieb es nicht auf äußere Einflüsse, wie kosmische Strahlung, Zyklus, Vollmond, gemeine Mitmenschen etc. Schlussendlich entscheidest du, was und ob du isst. Sei ehrlich zu dir selbst, Ausreden helfen nicht weiter.

Ebenso wenig solltest du mit dir hadern oder dich gar bestrafen. Das ist kein guter Impuls an dein Selbstbewusstsein. Dass man sich ärgert, ist sicherlich nicht verkehrt, aber es sollte niemals darin ausarten, dass man z.B. beschließt, am Folgetag so gut wie gar nichts zu essen und „zur Strafe" zu hungern. Damit könnte einem die Kontrolle vollständig entgleiten. Stattdessen einfach mit den gewohnten, bewährten Regeln weitermachen.

Bei genauer Analyse finden sich häufig Fehler. Die solltest du bearbeiten und darin eine Chance zur Weiterentwicklung sehen. Entweder du merzt sie aus und hältst dich wieder eisern an deine Vorgaben oder die Ernährung, für die du dich zunächst entschieden hast, war eventuell nicht die richtige. Um das jedoch wirklich entscheiden zu können, sollte man der Ernährungsform eine ausreichend lange Zeitspanne konsequenten Durchhaltens als Chance einräumen. Es ist nicht gut, ständig zwischen den diversen Ernährungsrichtungen hin und her zu wechseln.

Aufstehen

Abklopfen

Nase hochziehen

Krönchen richten

Weiterlaufen!

Das erste Jahr mit LCHF

Ich beschränke mich in diesem Buch auf das erste Jahr mit LCHF, weil es das Jahr der großen Abnahme war. Alles andere würde jeden vernünftigen Rahmen sprengen. Es war schon nicht leicht, sich für diesen Zeitraum auf das Wichtigste zu beschränken, da in diesem Jahr so viel Schönes passiert ist.

Juli 2009

Die ersten Schritte mit LCHF ging ich zwar während des Schwedenurlaubs im Juli 2009, dennoch habe ich diese Zeit niemals als den tatsächlichen Beginn betrachtet. In den ersten zwei Wochen verzichtete ich lediglich auf Sättigungsbeilagen, Brot und Süßes.

Einige Tage litt ich unter Kopfschmerz. Hinzu kam ein übler Geschmack und Geruch im und aus dem Mund, den ich als äußerst unangenehm empfand, besonders wenn mir jemand zu nah kam. Ich konnte meinen Geruch selbst kaum ertragen! Zähne häufig putzen bzw. viel Wasser trinken zeigte leider nur kurzfristig eine Verbesserung. Der Geruch entsteht zu Beginn der Umstellung auf die Fettverbrennung (Ketose). Sobald sie vollzogen ist, verschwindet das Phänomen zum Glück wieder. Leider kann diese Phase bis zu vier Wochen andauern.

Im Gegenzug bemerkte ich nach nur 2-3 Tagen eine wichtige Verbesserung: Morgens nach dem Aufstehen schmerzten die Beine deutlich weniger. Eine Menge Wasser verließ mich und damit der Druck auf das Gewebe. In diesen ersten Wochen verlor ich 5 kg. Das Unglaubliche war jedoch, dass ich keinerlei Heißhunger mehr verspürte! Ich aß mein Essen und war zufrieden.

Generell habe ich mich an den Umstellungsbeschwerden wenig gestört, im Gegenteil. Ich nahm es als Beweis dafür zur Kenntnis, dass ich LCHF richtig umsetzte und mich auf dem besten Weg in die Ketose befand.

August 2009

Nach dem durch mein Urlaubsfoto verursachten, augenöffnenden Schock startete ich am 03. August höchstoffiziell mit LCHF. Nur einige Tage später eröffnete ich den Blog. Ich hatte schon länger damit geliebäugelt, mochte ich doch von jeher Tagebücher. Anfangs hielt ich mein Werk für die Öffentlichkeit gesperrt. Tatsächlich war der Grundgedanke, heimlich meine Fortschritte zu notieren und den Blog anschließend meinem Mann im Erfolgsfall zu Weihnachten gebündelt triumphierend zu schenken, denn wir hatten da ein kleines Übereinkommen:

Die Wette

Der Mann fand meine neue Ernährung zunächst gewöhnungsbedürftig. Nach den ganzen Jahren, in denen ich so fett- und kalorienarm wie möglich gekocht hatte, zogen Lebensmittel einer Kategorie in den Kühlschrank ein, die er bei uns zuvor so gut wie nie gesehen hatte: Vollfett! Gleichzeitig erschien ihm ein wenig befremdlich, dass ich, der bekennende Nudel- und Brotjunkie, fortan solche Produkte mied.

Das war das absolute Gegenteil meiner bisherigen Marschrichtung und mein Mann ist kein Freund von großen Veränderungen. „Das kannst du selbst essen. Ich möchte mein gewohntes Essen!", protestierte er mit Nachdruck. Bekam er. Es gab passend modifizierte Gerichte, ergänzt um eine Sättigungsbeilage für die Familie, meistens kochte ich mein Essen aber separat. Für mich stellte es kein großes Problem dar, ob nun ein Topf mehr auf dem Herd stand. Wobei der Mann sich nach nur kurzer Zeit dann doch für LCHF entschied, denn es war eindeutig leckerer.

Meine Anfangseuphorie war nicht weiter ungewöhnlich, aber ich ging ihm recht zügig mit meinen neuen Weisheiten auf den Wecker. Klar, nach jahrelangem „Hü!" folgte jetzt ein abstraktes „Hott!".

Wie wir schlussendlich darauf kamen, weiß ich nicht mehr. Ich kann mich allerdings sehr wohl erinnern, dass wir draußen im Garten bei einer Tasse Kaffee die Abendsonne gemeinsam genossen und am Ende eine Wette abschlossen.

Ich notierte im Blog:

Blogeintrag „Einmal die Tochter absetzen"*
06. August 2009 – Gewicht: 120,9 kg

SCHOCKSCHWERENOT!

Der Beschluss ist gefasst und ich habe mich auch noch dazu hinreißen lassen, mit meinem Mann eine Wette einzugehen. Sollte ich es schaffen, bis Weihnachten weitere 20 kg (insgesamt also 25 kg) abzunehmen, bekomme ich 400 €, die ich dann wohl auch brauche, um mir neue Kleidung zu kaufen. Das Ziel ist, die 100,9 kg auf der Waage zu sehen.

Sollte ich es aber nicht schaffen, droht mir wahrhaft Schreckliches:

Mein Mann ist passionierter Wanderer, durch und durch, ich bin passionierte NICHT-Wanderin. Wenn ich es nicht schaffen sollte, diese zusätzlichen 20 kg bis Weihnachten zu verlieren, muss ich ein Wochenende, sprich von Freitag bis Sonntag, mit ihm wandern gehen. Mit Übernachtungen zwar, aber allein der Gedanke, dass ich erst kilometerweise wandern muss, dann mit der Gewissheit schlafen gehen darf, dass ich am nächsten Tag wieder so weit wandern muss... Pfui!

Wie dem auch sei: DAS IST DER STARTSCHUSS!

*Mein Endziel war damals so viel abzunehmen, wie meine Tochter zu der Zeit wog. Daher der Titel.

Diese Wette hat mich extrem beflügelt. Ich wollte ein für alle Mal beweisen, dass ich sehr wohl abnehmen konnte und Biss hatte, und nun blieben mir rund 20 Wochen für den Nachweis.

Dass er nach der Flut vergeblicher Versuche seine Zweifel hatte und von seinem Gewinn höchst überzeugt war, war ihm kaum zu verdenken. Aber es ist ihm zugute zu halten, dass er wie ein Fels in der Brandung neben mir stand und alles akzeptierte, was mir augenscheinlich gut tat.

Blog dich frei!

Ich bloggte mich voran. Nach ein paar Wochen war ich so stolz darauf, dass ich begann, einzelne Bekannte handverlesen als Leser zuzulassen, bis Bettina (in Bloggerkreisen als „Rednoserunpet" unterwegs) mich davon überzeugte, den Blog öffentlich zu machen, um auch andere an meinem Weg teilhaben zu lassen. Der Moment, in dem ich die Einstellungen im Blog entsprechend änderte, war aufregend. Man würde mich fortan sogar googeln können! Jeder, der wollte, konnte lesen.

Nach und nach trudelten die ersten regelmäßigen Leser ein. Sie lasen nicht nur, sie kommentierten darüber hinaus mit ihren teilweise speziellen virtuellen Namen. Es dauerte nicht lange, bis mir die ersten dadurch fast bekannt vorkamen, obwohl sie eigentlich wildfremde Menschen waren. Sie nahmen Teil an meinen Gedanken, interessierten sich für mich, fieberten mit.

Viele Jahre hatte ich mich mit meinem Problem einsam, unglücklich und unverstanden gefühlt. Auch, weil ich niemanden hatte, dem ich mich bis ins Detail offenbaren konnte oder wollte. Jetzt lernte ich, dass ich alles andere als allein war, denn neben dem Feedback meiner Leser fand ich in den Weiten des Internets andere Abnehmblogs, deren Leser wiederum ich wurde. Diese Blogger setzten zwar auf andere Ernährungsweisen, dennoch entwickelte sich nicht selten ein reger Austausch und ein nettes Miteinander. Ein merkwürdiges und schönes Gefühl, das mir erst recht Aufwind gab! Ich wollte es nicht mehr nur mir und meinem Mann, sondern allen anderen am besten gleich auch noch beweisen.

Mein Essen

Die ersten Tage habe ich pro Mahlzeit noch relativ viel gegessen, trotzdem nahm ich ab. Zwischen den Mahlzeiten war ich satt und zufrieden. Heißhunger gab es nicht mehr. Mein Energiebedarf war damals gewichtsbedingt noch recht hoch.

Bis ich mich endgültig an LCHF gewöhnt hatte, kam es vor, dass ich vereinzelt Zwischenmahlzeiten aß, wie man an dem folgenden Beispiel einer der ersten Tage sehen kann. Da es sich nur um ein paar Löffel Joghurt gehandelt hat, bezweifle ich, dass es sich dabei um Hunger gehandelt hat, sondern wohl eher um eine Restmacht alter Gewohnheiten. Damals dachte ich – wie erwähnt – fälschlicherweise noch, dass Kohlenhydrate aus Milchprodukten nicht zählen, daher dachte ich, dass ein paar Löffel Joghurt keine Rolle spielen würden...

Blogeintrag „Das Schiff ging vom Stapel"
06. August 2009 – Gewicht: 120,9 kg

Ich habe in den vergangen Tagen so viel gegessen, dass ich zu keiner Zeit in irgendeiner Form Hunger hatte. Im Gegenteil kann ich sagen, dass ich mich so satt schon lange nicht mehr gefühlt habe. Vor allem hält das Gefühl ungewöhnlich lange an!

Um einen Eindruck zu vermitteln, was ich esse, kommt hier die Auflistung des gestrigen Tages (Achtung festhalten!):

FRÜHSTÜCK:
Rührei aus zwei Eiern mit etwas Sahne aufgeschlagen und in Butterschmalz gebraten. Dazu Krautsalat mit einem Dressing aus u.a. Mayo, Creme fraîche, Essig und Senf (unfassbar lecker).

ZWISCHENDURCH:
Ein paar Esslöffel 10 %iger türkischer Joghurt ohne Extrageschmack

NACHMITTAG:
Ein Hähnchenfilet, umwickelt mit Bacon und gebraten, dazu hausgemachtes Tsatsiki und Champignons mit etwas Knoblauch in Butterschmalz gebraten.

ABENDS (Geburtstag von Freundin):
1,5 Teller Käse-Lauch-Hack-Suppe und Hartkäse

Da soll mir doch mal einer sagen, dass man davon nicht satt wird!!

Klingt nicht verkehrt, oder?

Wie viele „Punkte" das wohl wären? Ich weiß es nicht. Ich will es auch gar nicht wissen. Die Zeiten sind definitiv vorbei.

Die Veränderungen

Bereits nach 10 Tagen fasste ich im Blog die ersten Veränderungen zusammen. Ich möchte auf einzelne noch einmal eingehen.

„Ich bin hellwach und topfit. Laufe den ganzen Tag wie ein Rädchen im Uhrwerk, aber dann werde ich mit einem Mal müde, als habe jemand einen Schalter umgelegt. Das war bisher nicht so. Da war ich einfach IMMER müde…"

Das war ein wundervoller Gewinn für mein Lebensgefühl. Es gab mir die Hoffnung, dass sich endlich alles zum Guten wenden könnte. Ich ernährte mich wider der gängigen Empfehlungen, dennoch reagierte mein Körper ausgesprochen positiv darauf. Ich ahnte, dass ich gewagt und gewonnen hatte. Hatte ich mich noch einige Wochen zuvor schlapp und müde durch den Alltag geschleppt, stand ich nun bereits bei der ersten Tasse Kaffee zur Radiomusik tänzelnd in der Küche. Ich kann nicht ausmachen, ob es an der Ketose lag oder daran, dass ich spürte, dass es dieses Mal anders war. Vielleicht war ich aber auch so beschwingt, weil meine Gedanken nun nicht mehr ständig um Nahrung kreisten und die Waage mir täglich eine phantastische Abnahme bescheinigte. Nach jahrelangen Problemen mit dem Abnehmen auf einmal 12,4 kg in zwei Monaten zu verlieren, verursachte einen dezenten Rausch! Oder es war schlicht eine gekonnte Mischung aus all diesen Punkten.

Die Energie hielt kontinuierlich bis zum Abend an. Dann war es allerdings so, als habe jemand plötzlich den Stecker rausgezogen. Ich schlief sofort ein und vor allem die ganze Nacht in einem durch, schmerzfrei. Endlich!

„Mein Gesicht, die Hände und die Füße sind deutlich abgeschwollen. Einige Tage musste ich andauernd auf die Toilette."

Ein Gramm Kohlenhydrate bindet etwa vier Gramm Wasser und die Glykogen-Speicher, die recht schnell geleert und verbraucht werden, fassen ca. 500-600 g Kohlenhydrate. Daher beträgt der Gewichtsverlust aus Wasser anfangs rund 2-3 Kilogramm. Da eingelagertes Wasser schmerzhaften Druck im Körper verursacht hatte, war es eine Wohltat, es zu verlieren.

„Der Blutdruck sinkt. Allerdings ist er sich morgens noch etwas unschlüssig. Ich messe immer vor Tabletteneinnahme. Ich denke, dass ich vielleicht meinen Arzt aufsuchen sollte…"

Mein hoher Blutdruck, der mit Medikamenten bislang in Schach gehalten wurde, kam auffällig schnell ins Wanken. Damit hatte ich nicht gerechnet und es war unangenehm, wenn mir schummerig im Kopf wurde. Dennoch schob ich es zunächst noch beiseite. Allerdings sollte da noch ein echtes Geschenk auf mich zukommen...

„Meine Verdauung weiß auch noch nicht so genau, was sie will."
Der Darm hatte schwer mit der Umstellung zu kämpfen. Im ersten Monat wechselten Verstopfung und Durchfall einander ab. Seitdem habe ich damit keine Probleme mehr, es sei denn, ich esse Lebensmittel, die ich schlecht vertrage, wie z.B. zu viel Kohlgemüse oder bestimmte Suppen.

Und sie bewegt sich doch!

Die Energie, die sich in mir breit machte, forderte mich heraus. Ich musste sie umwandeln. Die emotionaleren Momente, die bislang zu Essattacken geführt hatten, wollten anders verarbeitet werden. Daher begann ich, regelmäßig zügig spazieren zu gehen. So konnte ich neben dem Energieüberschuss auch meinen inneren Druck abbauen. Die ersten anstrengenderen Wanderungen mit dem Mann überlebte ich nur mit knapper Not, aber ein Anfänger ist eben ein Anfänger.

Es war nicht einfach, denn meine Kondition war unterirdisch. Schon nach einer knappen Viertelstunde zügigen Gehens war ich dem Ende relativ nahe. Aber ich riss mich zusammen so gut es ging. Ich gab mein Bestes, gab nicht auf, auch wenn die Muskeln seufzten. Nein, gemocht habe ich es anfänglich nicht sonderlich, und ich war jedes Mal froh, wieder Zuhause zu sein.

Blogeintrag „Ich war auch mal weg"
12. August 2009 – Gewicht: 118,3 kg (7,6 kg verloren)

Als mein Herzallerliebster mir vorgestern sagte, dass er am kommenden Abend ein wenig spazieren gehen wolle (ich würde es als straffes Wandern bezeichnen, aber die Schmerzgrenze liegt da ja bei jedem ein wenig anders) – habe ich mich in einem kleinen Moment der Euphorie breitschlagen lassen, mitzugehen. Es sei kurz nochmal erwähnt, dass ich wandern (und auch Nordic Walking) absolut hasse! Gehend fortbewegen ist nun wirklich nicht meins.

Ich kann da aber auch überhaupt nix für, das muss ein genetischer Defekt sein, den ich von meiner Großmutter väterlicherseits geerbt habe (ich armes Ding!). Ich weiß also nicht, welcher Teufel mich da schon wieder geritten hatte. Vielleicht die Tatsache, dass mein Mann mir eigens bei Globetrotter original Wandersöckchen gekauft hat, was ich ganz niedlich fand.

Gestern Abend also... 18 Uhr... Mein Mann angetan mit hypertech-atmender Wanderhose, dazu passend Hemd, Socken, Schuhe und – ICH SCHWÖRE – höchstfunktioneller Wanderunterwäsche, ich in Jeans mit „irjendsunnem" (Rheinländisch für: irgendeinem) Shirt, aber immerhin mit neuen Socken. Und mit Hund an der Leine. Wir zogen los. Zum Naherholungsgebiet. Bergauf! BERGAUFER!

Und dann kamen die Schnaken (Stechfliegen), in Scharen und Schwärmen. So schnell war ich noch nie zu Fuß unterwegs. Ich hasse diese Viecher und da war mir der Berg auf einmal total egal. Normalerweise zieht der Hund MICH, wenn wir spazieren gehen. Aber gestern habe ICH den Hund gezogen, der wusste gar nicht, wie ihm geschah. Keuchend am Ende der Steigung angekommen, konnte ich meinen Mann überzeugen, dieses Naherholungsgebiet zu verlassen – dachte an Zuhause... Aber nein, die Wanderung wurde durch die Felder fortgesetzt.

Nach zwei Stunden strammsten Marschierens kamen wir endlich an. Meine Beine summten (Die können Musik machen – was für ein Talent.). Mein Mann fragte, ob wir am Donnerstag wieder gehen würden. Ähm... hmmm... neeee... ähhh... weiß noch nicht...

Das Gewicht

Meine Wiegeergebnisse für den Monat August sahen wie folgt aus:

03.08.2009	120,9 kg	-5,0 kg	Gesamt: -05,0 kg
10.08.2009	118,3 kg	-2,6kg	Gesamt: -07,6 kg
17.08.2009	116,6 kg	-1,7kg	Gesamt: -09,3 kg
24.08.2009	114,7 kg	-1,9kg	Gesamt: -11,2 kg
31.08.2009	113,5 kg	-1,2kg	Gesamt: -12,4 kg

7,4 kg Gewichtsverlust (und 5 kg hatte ich ja bereits im Juli abgenommen) in nur einem Monat ließen mich mit einem äußerst zufriedenen Grinsen zurück. Noch 12,6 kg, und mir blieben 16 Wochen Zeit dafür.

September 2009

Ungebrochen in Euphorie und Elan setzte ich meine Ernährungsumstellung fort. Manchmal dachte ich, ich würde träumen oder demnächst überschnappen, weil ich mich so außerordentlich gut fühlte. Die Umstellungsbeschwerden waren bereits vergessen, alles wurde Tag für Tag leichter, nicht nur mein Körper.

Es war unbegreiflich anders. Aber man muss nicht immer alles begreifen, finde ich. Man sollte stattdessen genießen, was einem geboten wird.

Lecker, lecker

Im Gegensatz zu manchen anderen, die sich beim Abnehmen mit der Mahlzeitengestaltung schwer tun, hatte ich die Möglichkeit, mich mit einer Vielzahl an Rezepten von schwedischen LCHF-Seiten zu versorgen. Ich druckte sie aus und sortierte sie in einen Ordner ein. Auf diese Weise hatte ich stets Material, wenn mir die Ideen ausgingen. Am liebsten war mir aber der ganz einfache Weg: Fleisch, Kräuterbutter und ein großer, gemischter Salat machen mich immer wieder glücklich. Ich bin da recht unkompliziert.

Ab und an habe ich, inspiriert von anderen, doch etwas Neues ausprobiert und dadurch einige leckere Rezepte auf dem Blog sammeln können. Ich werde öfter gefragt, für wie viele Portionen ein Rezept gedacht ist, denn das ist nur selten angegeben. Das kann ich tatsächlich kaum beantworten, schließlich soll man bei LCHF nach dem eigenen Sättigungsgefühl essen und das ist nun einmal höchst individuell. Meine Portionsgröße kann dem einen zu groß sein, dem anderen zu klein. Daher ist die Angabe nicht nur überflüssig, sondern sogar kontraproduktiv.

Yippie, ich schwinde weiter!

Weil ich mich mit LCHF wohlfühlte, war es überhaupt kein Problem, am Ball zu bleiben und so nahm ich auch im September ab und feierte jedes einzelne Hektogramm:

07.09.2009	113,2 kg	-0,3 kg	Gesamt: -12,7 kg
14.09.2009	112,0 kg	-1,2 kg	Gesamt: -13,9 kg
21.09.2009	110,6 kg	-1,4 kg	Gesamt: -15,3 kg
28.09.2009	110,2 kg	-0,4 kg	Gesamt: -15,7 kg

Damit war ich durchaus zufrieden, obwohl ich zugebe, dass ich am liebsten das Anfangs-tempo beibehalten hätte. Utopisch, denn der Wasserüberschuss-Bonus war mittlerweile verbraucht. Dennoch stand fest, dass mich am Ende des Monats nur noch 9,3 kg und 12 Wo-chen vom Gewinn der Wette trennten. Es lag glasklar im Bereich des Möglichen, wenn es mir gelingen würde, den bisherigen Kurs zu halten. Aber was sollte mich davon abbringen? Mir fehlte nichts und die grandiosen Veränderungen hätten darüber hinaus ansonsten jegliches Verzichtsgefühl aufgewogen. Das, was ich bislang erreicht hatte, hätte ich niemals für einen Teller Nudeln aufgegeben.

Ein wenig Motivation

Ich gönnte mir jeden Abend etwas private Zeit, ging nötigenfalls früher zu Bett und tag-träumte bewusst. Mit aller Kraft meiner Phantasie dachte ich mir **Traumgeschichten** aus. Ich malte mir Situationen aus, in denen ich als schlanke, wunderschöne Frau die Heldin war. Das ging bis ins Detail – Kleidung, Frisur, ganze Dialoge. Entwickelte sich etwas während des Träumens nicht zu meiner vollen Zufriedenheit, fing ich eben einfach wieder von vorne an, so lange, bis es mir passte. Es konnte unendlich abstrakt werden, das war mir egal, die Gedan-ken sind schließlich frei. Ob es dazu einen wissenschaftlich erwiesenen Hintergrund gibt, der besagt, dass es hilft, kann ich nicht sagen. Mir half es definitiv, auch wenn sich die Geschich-ten wegen ihrer Detailvielfalt natürlich nie bewahrheiten konnten.

Wie viele Menschen, reagiere ich recht stark auf Musik, auf Texte und Melodien gleicher-maßen. Es gibt Töne und Worte, die schleichen sich tief in mein Herz. Daher lag es nahe, mir zwei **Musiklisten** aus den Liedern zusammenzustellen, die mich beim Abnehmen motivieren konnten. Die eine Liste peppig frisch, um mich in Bewegung zu setzen und die Aktivität weiter anzufeuern, hintergründig warm die andere, um die Seele warm zu unterfüttern, wie Daunen in einer molligen Jacke. Lieder bewirken etwas, daran glaub ich fest. Selbst wenn die Musik verstummt, hallt vieles lange im Unterbewusstsein nach. Das wollte ich nutzen. Ich hatte meine Musik fast ständig bei mir, sei es auf dem MP3-Player oder als CD im Auto.

Die Auseinandersetzung

Dass ich begonnen hatte, mit meinen Gefühlen anders umzugehen als sie aufzuessen, führte in diesem Monat zu Schwierigkeiten. Meine Familie war es nicht gewöhnt, dass ich auf einmal wütend oder traurig reagieren konnte und das klar und deutlich zeigte. Ich wiederum fand es erstaunlich, dass ich so sein konnte, wie ich mich fühlte, und trotzdem geliebt wurde. Leider muss ich zugeben, dass ich bisweilen gründlich über das normale Maß hinausschoss. Vermutlich war es wichtig zu lernen, dass ich sogar richtig mies sein durfte, ohne für immer abgestraft und abgelehnt zu werden. Nein, es war alles andere als eine entspannte Phase für meine Lieben. Schon Kleinigkeiten konnten mich aus dem Stand überbordend wütend machen.

Eines Tages war der Mann von mir und meiner Art schlussendlich so genervt, dass er den folgenschweren Satz aussprach: „Wenn das mit deinen Launen nicht aufhört, bleibst du besser dick!". Klar, eine Partnerin, die lieb zu allem „Ja" und „Amen" sagt, und dafür sorgt, dass die Harmonie konstant erhalten bleibt, ist deutlich bequemer. Ich war maßlos enttäuscht und fühlte mich gründlich missverstanden. Dieser Satz war im ersten Moment ein glatter Schlag ins Gesicht. Nachdem ich mich eine Weile zurückgezogen hatte, um (nach neuer Manier) zu toben und zu weinen, konnten wir in Ruhe darüber reden. Jedem gelang es, den eigenen Standpunkt zu erläutern.

Wir haben dabei viel von- und übereinander gelernt. Nicht nur ich musste Dinge verändern, sondern auch er. Dazu musste er allerdings zunächst erfahren und verstehen, was mich bewegte, und dass das emotionale Essen bei mir System hatte. Er hatte es nicht bemerkt oder nicht merken wollen, ich hatte mir gleichzeitig viel Mühe gegeben, es zu vertuschen. Unangenehmes spricht man nicht unbedingt gerne an. Ich konnte ihm nicht in die Augen schauen, als ich mein Herz ausschüttete. Finde erst einmal die *richtigen* Worte für deine Gefühle – Worte, die dein Gegenüber versteht. Es brach vieles aus mir heraus, was sich über einen langen Zeitraum angestaut hatte. Ich gestand ihm sogar mein tatsächliches Gewicht, das ich ihm all die Jahre verheimlicht hatte, weil es mir zu peinlich war.

Nach diesem Gespräch gab ich mir Mühe, meine Gefühlsexplosionen in normalen Bahnen zu halten, und im Zweifel genauer zu erklären, was warum in mir vorging. Er nahm im Gegenzug Rücksicht darauf, dass auch ich das Recht hatte, meine Emotionen an die frische Luft zu lassen. Das gelingt uns – meistens – recht gut. Natürlich streiten wir ab und an, es ist nicht ständig alles eitel Sonnenschein. Schließlich sind wir gleichwertige und starke Persönlichkeiten mit auffällig sturen Köpfen. Aber gleichzeitig sind wir die allerbesten Freunde.

Kritik dieser Art hätte bei mir nur wenige Wochen zuvor dazu geführt, dass ich zu meinem gewohnten Verhalten zurückgekehrt wäre: Essen, um die Gefühle unterdrücken zu können. Wir hätten nicht darüber gesprochen und beide unsere „Normalität" zurück gehabt.

I'm walking...

Das regelmäßige Spazieren, das ich im Urlaub für mich entdeckt hatte, entwickelte sich schleichend zu einer Gewohnheit. Zwar immer noch nicht geliebt, aber gebraucht. Ich ging im Schnitt alle zwei Tage eine halbe bis ganze Stunde und das so schnell es mir möglich war.

In diesem Monat eroberte ich an den Wochenenden auf Wanderungen mit dem Mann erste Teile der Eifel und entdeckte die Schönheit des Ahrtals für mich. Wobei... sonderlich genießen konnte ich den Anblick nicht, denn das Ahrtal glänzt unter anderem besonders durch Steigungen, die mich an die Grenzen meiner Kraft brachten. Immer wieder musste ich stehenbleiben, um die Atmung unter Kontrolle zu bringen, denn der Mann schlug ein recht zügiges Tempo ein. So kam es mir jedenfalls vor. Er ist hingegen der Meinung, dass er viel Rücksicht auf meinen Zustand genommen hat und besonders langsam gegangen ist. Ich denke, die Wahrheit liegt – wie so oft – in der Mitte.

Für mich waren Wanderungen damals eine Sporteinheit. Anfangen, durchhalten und überleben. Das Drumherum konnte ich erst genießen, als ich ausreichend Ausdauer entwickelt hatte und mir Steigungen weniger ausmachten. Ich mag Berge bis heute nicht. Ansehen ja, das ist okay, aber bergauf und bergab wandern ist nicht meine Stärke. Ich bin eben eine echte Flachländerin. Ich gehe gerne durch Täler, meinetwegen am Fuße einer Erhöhung entlang, aber rauf muss ich nun nicht unbedingt. Da kann Bergwandern noch so gut für einen knackigen Po sein, im Zweifel bleibt eben auch der flach.

Sonst so

Neben dem Verlust des Körpergewichts, den gesundheitlichen Veränderungen sowie den sich parallel vergrößernden Kleidungsstücken, entdeckte ich im September die ersten ungewöhnlichen körperlichen Veränderungen. Erlebnisse ähnlicher Art säumten immer wieder meinen Weg und sie kamen nicht selten wie von Zauberhand über Nacht. Das waren quasi kleine Extra-Meilensteine, über die man sich freuen konnte. Manchmal merkte ich erst während des Abnehmens, was mir die ganzen Jahre gefehlt hatte bzw. was einfach nicht tastbar war.

Ähnlich war es übrigens auch mit manchen Beschwerden. Dass sie mich überhaupt beeinträchtigt hatten, bemerkte ich erst an der neuen Leichtigkeit, wenn sie fortfielen. Daher ist es trügerisch, wenn man als schwer Übergewichtiger denkt: „Ach was, ich bin fit. Meinem Körper macht das Mehrgewicht nichts aus!" Du wirst es vielleicht selbst erleben. Ich wünsch es dir jedenfalls sehr.

Blogeintrag „Unfassbare Entdeckung"
09. September 2009 – Gewicht: 113,2 kg (12,7 kg verloren)

Oh weia, mir ist vorhin was passiert... Mein Mann rief an, um fernmündlich etwas auf die Einkaufsliste hinzufügen zu lassen. Üblicherweise habe ich keine Lust meinen Einkaufszettel zu suchen, nehme einen Stift und schreibe auf die Rückseite meines Patschehändchens. Was soll ich sagen?

ICH BLIEB MIT DEM KULI HÄNGEN!

Nennt es Knochen, nennt es Sehne, das ist mir TOTAL egal.

ICH BLIEB DRAN HÄNGEN.

Ist das nicht sagenhaft? Ich geh jetzt ein bisschen vor Freude Lambada im Schlafzimmer tanzen, wo mich keiner sieht.

MEINE HAND HAT KNOCHEN! Du glaubst es nicht... Sowas.

Oktober 2009

Der Sommer ging, der Herbst kam, ich blieb ungebremst auf meiner persönlichen Überholspur. Kann man überhaupt einem Menschen, der Ähnliches noch nie erlebt hat, verständlich machen, was in mir ablief? Es war unbeschreiblich. Es tut mir leid, wenn ich mich in meiner Begeisterung wiederhole, aber das Gefühl ist wirklich schwer zu vermitteln.

Wenn Virtuelles real wird

Im Oktober traf ich zum ersten Mal in meinem Leben Menschen, die ich im Internet kennengelernt hatte. Aus Virtuellem wurde Realität. DatBea, Rednoserunpet und ich hatten viel Spaß an diesem Nachmittag in Düsseldorf. Das Treffen war gleichzeitig der Startschuss zu vielen Begegnungen mit Fremden. Damit wagte ich mich wieder ein Stück weiter aus meiner Schmetterlingspuppe heraus. Ich glaub, meine liebste Nuggy war die nächste auf meiner Liste, dicht gefolgt von Pfeffermiinze. Hach ja, ich liebe diese virtuellen Namen, weil sie frei gewählt sind. Häufig gibt es interessante Hintergrundgeschichten dazu oder man kann phantasievoll mutmaßen, wieso sich jemand gerade diesen Namen ausgesucht hat.

Bei den ersten Treffen war mir zwar ein wenig mulmig und nervös zumute, mittlerweile empfinde ich es als recht normal und sehe neuen Begegnungen mit reiner Neugierde und Freude entgegen. Glücklicherweise habe ich bislang nur schöne und interessante Stunden verbracht und bin vielen Menschen begegnet, von denen ich irgendetwas an positiven, neuen Erfahrungen für mich mitnehmen konnte. Mittlerweile besteht ein großer Teil meines Freundes- und Bekanntenkreises aus ehemals Virtuellen. Sie sind eine echte Bereicherung für mich und ich möchte sie nicht missen.

Fortgesetzter Abwärtstrend

Meinem Ziel, für die Wette insgesamt 25 kg abzunehmen, kam ich peu à peu näher. Ich war zuversichtlich, dass ich es schaffen würde. Der Mann schwankte gewaltig zwischen Stolz und echter Verwunderung über meinen kontinuierlichen Abwärtstrend und der Befürchtung, bald 400 € herausrücken zu müssen. Dass er unsicher wurde, hat mich natürlich erst recht angefeuert. Ich wollte auf jeden Fall den Sieg erringen und das ließ mich umso konsequenter sein. Dass es um viel Geld ging, war mir eigentlich egal, mir ging es um mehr. Es ging um mein Selbstbewusstsein und meine Ehre. Wobei das Geld durchaus ein schöner Nebeneffekt sein würde, schließlich wurde es langsam höchste Zeit, einige neue Kleidungsstücke zu kaufen, da die alten mittlerweile extrem lose an mir herumschlabberten. Auch wenn es mitten in der Abnahme wenig Sinn macht, viel Geld in eine komplette Garderobe in einer dieser Zwischengrößen zu investieren, tut es dem neuen Ich gut, sich deutlicher zeigen zu können. In den alten Walla-Walla-Kleidungsstücken gingen die neuen Formen definitiv unter!

Aber zurück zum Gewichtsverlust für den Oktober - ich lasse die Zahlen für sich sprechen.

05.10.2009	109,2 kg	-1,0 kg	Gesamt: -16,7 kg
12.10.2009	108,7 kg	-0,5 kg	Gesamt: -17,2 kg
19.10.2009	108,0 kg	-0,7 kg	Gesamt: -17,9 kg
26.10.2009	106,9 kg	-1,1 kg	Gesamt: -19,0 kg

Begreif dich

Wir sind alle nur Menschen und unterliegen manchmal merkwürdigen Stimmungsschwankungen, worüber ich mir in diesem Monat einige Gedanken machte.

Blogeintrag „Muss man das verstehen?"
08. Oktober 2009 – Gewicht: 109,2 kg (16,7 kg verloren)

Es ist doch wirklich ein wenig merkwürdig mit dem Selbstbild.

Als ich dick war, war ich zwar dick, trotzdem empfand ich mich niemals so dick, wie ich tatsächlich war. Dann fängt man an abzunehmen, die Waage zeigt freundliche Zahlen, die Hosen lockern sich, die Schwellungen schwinden und man fühlt sich schön und schlank. Tolles Gefühl. Bis hierher komme ich noch mit meinem logischen Denken mit. Weitere 5 Kilo weniger und ich fühle mich an einem „Nicht-so-guten-Tag" dicker als vorher! Wie kann das sein?

Noch merkwürdiger ist aber doch, dass man sich morgens noch schrecklich fühlen kann, im Spiegel wie ein Hefeteig aussieht und überhaupt fehlt nur noch eine Kleinigkeit, um das Fass zum Überlaufen zu bringen. Einige Stunden später zieht man eine Hose an, die passt plötzlich, und ZACK… fühlt man sich wie eine Elfe und möchte am liebsten den ein oder anderen Catwalk entlang laufen, um sich in voller Pracht der gesamten Welt zu zeigen. Komisch. Habt ihr das auch? Oder bin ich einfach nur merkwürdig?

Ich hatte generell gründlich an meinem Selbstbild zu kauen. Nicht umsonst hatte ich jahrelang den Blick in den Spiegel gemieden, wollte mich überhaupt nicht ansehen. Genauso hatte ich es vermieden, mich mit meinem Körper zu beschäftigen. Man kann sich sehr gut nur oberflächlich berühren, um sich an- und auszuziehen oder beim Duschen einzuseifen. Anfassen, ohne zu „be-greifen".

Blogeintrag „Eincremen als Therapie?"
26. Oktober 2009 – Gewicht: 106,9 kg (19 kg verloren)

Ich fand in einer Frauenzeitschrift einen Artikel, in dem die Meinung vertreten wird, dass regelmäßiges Eincremen des Körpers (zweimal täglich!) gegen Cellulite helfen würde. Sofort überlegte ich, ob ich überhaupt so konsequent sein könne. Zweimal am Tag finde ich nämlich recht zeitaufwändig, oder nicht?

Hängen blieb ich am Schluss des Artikels. Dort stand, dass es einen besonderen, psychologischen Nebeneffekt beim Eincremen gäbe: **„Beim täglichen Einmassieren erinnert man sich an die Bikini-Pläne und der Verzicht auf leckere Figurkiller fällt langfristig leichter."** Ich glaube, dass da tatsächlich etwas dran ist.

Denke ich zurück an meine dicksten Zeiten, so weiß ich, dass ich allein den Gedanken, meinen unförmigen Körper zu berühren, als sehr unangenehm empfand. Will man den Körper aber eincremen, so muss man sich sogar a) vollständig entkleiden und b) jede Partie berühren. Ich hab mich damals sogar am liebsten scheibchenweise umgezogen. Schlafanzughose aus, Unterhose und Hose an. Dann Oberteil aus, hektisch BH und anderes Oberteil an. Dabei am besten das Hirn komplett ausschalten. Gar nicht nachdenken!

Als ich anfing abzunehmen, durchbrach ich dieses Verhaltensmuster bewusst. Ich wollte mich von Anfang an eincremen, um mir selbst etwas Gutes zu tun und eventuell der drohenden Hängehaut vorzubeugen. Ab ins Bad, sorgfältig abschließen und entblättern. Nach dem Duschen habe ich mich verstohlen eingecremt. Das war am Anfang schrecklich. Ich habe manche Frust- und Wutträne vergossen habe, perfekt ausgeleuchtet von einer Menge Halogenstrahler. Ich berührte mich mit spitzen Fingern, es fühlte sich fremd an und gar nicht gut. Und doch war „all das" ICH! Dabei lernte ich also, mich im wahrsten Sinne des Wortes zu „begreifen".

Ja wirklich, ich glaube, dass an der Theorie, dass Eincremen die Abnehmvorsätze unterstützen kann, etwas dran ist. Ich beginne langsam, stolz auf mich und meinen Körper zu sein, und möchte das Gewonnene (bzw. Verlorene) nicht mehr gegen den sich schnell verflüchtigenden Moment eines Esskicks eintauschen.

Ihr wollt etwas verändern? Kauft eine Körperlotion und fangt an!

Auf dem Weg zum normalen Gewicht gab es viele Einzelschritte, das wird mir gerade jetzt besonders bewusst, da ich alte Texte für dieses Buch heraussuche. Ehrlich? Manches Mal schlucke ich feste, so wie in diesem Moment. Ich hatte es fast vergessen. Eigentlich war ich auf der Suche nach einem anderen Text, über ein Erlebnis, von dem ich wusste, dass es im Oktober 2009 stattgefunden hat und mir sehr viel bedeutet. Unterwegs stolperte ich zufällig über das Eincremen. Aber es ist nicht weniger wichtig, oder? Mich freut es jedenfalls, dass ich dieses Blogschätzchen wiedergefunden habe.

Dennoch möchte ich DAS Highlight des Monats nicht unterschlagen. Im Gegenteil. Es tat sich Großes!

Geht sie noch oder läuft sie schon?

Mein ganzes Leben lang wollte ich joggen können. Einfach nur laufen, laufen, laufen. Für mich symbolisiert Joggen einen Hauch von Freiheit, es setzt aber eine gewisse Grundfitness voraus. Dazu braucht man (theoretisch) keine großartige Ausrüstung. Geeignete Laufschuhe sowie gemütliche Sportkleidung anziehen und los.

Ich konnte es nie. Schon in meiner Jugend war ich vielleicht so manches, aber keine Läuferin! Gut, es gab sicherlich smartere Ideen, als mit einem Bruder laufen zu gehen, der topfit war und gute 20 cm länger, dazu versehen mit Beinen, die gefühlt bis knapp unter das Kinn reichten. Er lief und ich rannte. Einer seiner Schritte waren locker zwei meiner. Ich versuchte mitzuhalten und hätte am liebsten bereits nach rund einem Kilometer meine Lunge ausgespuckt. Und doch blieb es mein Traum. (Ein anderer Traum war übrigens wieder eine „Rolle rückwärts" zu schaffen – damals utopisch, da Bauch und Brust mich sicherlich erdrückt hätten, wenn ich es jemals geschafft hätte, den bleischweren Po vom Boden zu lösen.)

Zunächst hielt ich mich an das Walken. Gehen können die meisten. Das Tempo und die Distanz orientieren sich am eigenen Können, ideal für den Anfang! Ich ging und ging und ging. Bei der Gelegenheit baute ich nicht nur Kondition, sondern vermutlich auch die nötige Muskulatur auf, sonst wäre das Folgende sicherlich nicht so glimpflich für meine Gesundheit ausgegangen. Rückblickend war es wirklich leichtsinnig und ich rate in dieser Gewichtsklasse davon ausdrücklich ab!

Blogeintrag „Kein Titel der Welt kann beschreiben, was ich gerade fühle…"
31. Oktober 2009 – Gewicht: 106,9 kg (19 kg verloren)

Ich sitze hier und weiß gar nicht, wie ich meine Gefühle in Worte fassen soll. Ich habe mir die Laufsachen angezogen und mich aufgemacht, durch die Felder zu walken. Da ich aber meine geliebten Walkingschuhe umgetauscht hatte, grub ich meine alten Laufschuhe aus. Schließlich ist barfuß gehen nicht so geeignet.

Zu meiner Schande muss ich gestehen, dass ich die vergangene Woche damit verbracht habe, diese Schuhe wiederzufinden. Ich habe sie mir vor etwa 3-4 Jahren gekauft, weil Joggen von jeher mein Traum war. Der Verkäufer hatte sich über eine Stunde Zeit genommen, den richtigen Schuh für mich zu finden, aber gelaufen bin ich dann doch nie.

Wie dem auch sei, die Schuhe waren verschollen. Ich suchte hier, schaute da... NICHTS... Bis ich sie durch puren Zufall tief unten in der „Da-kann-man-alles-mal-reinwerfen"-Kiste in der Garage fand. So viel zur Wertschätzung von Sportmaterialien. Ich zog die prima Laufschuhe an und ging los. Nach rund 50 m der Strecke dachte ich: „Na, wenn du schon echte Laufschuhe trägst, kannst du ja mal ausprobieren, wie weit du laufen kannst." Angetrabt, ganz locker. Nach 100 m dachte ich, dass ich sterben muss, überredete mich aber, noch bis um die Kurve zu laufen. Das ging!

Als ich um die Kurve kam, sah ich, dass am Ende des Weges (etwa 200 m entfernt) Gärtner Päuschen machten und mich anstarrten. Neeee, also da musste ich noch dran vorbei und rund 100 Sicherheitsmeter weiter. Ich überquerte zusätzlich die Landstraße und lief Richtung ehemalige Klärgrube. Dahinter beginnt eine Steigung und bis dahin wollte ich kommen. Ich lief und lief. An der Steigung lungerte eine Horde Jugendlicher mit Mopeds herum. Na toll! Ich lief also die Steigung hoch, um mir keine Blöße zu geben, die ist rund 100-200 m lang. Und auf einmal, ich weiß echt nicht, wie ich das anders beschreiben soll, war ich in so einem Flow. Es lief von alleine! Ich, quasi alias Forrest Gump, lief und lief und lief. Ich lief, bis die Feldwege zu Ende waren und ich im oberen Teil des Dorfes angekommen war. Es wühlte mich derart auf, dass ich erst mal zu meiner weltallerbesten Freundin T. lief, um ihr davon zu erzählen.

Zur Verdeutlichung: Wir reden davon, dass die dicke Sudda aus dem Stand mehr als 25 Minuten gejoggt ist! Ohne Sterben!

Gut, wir reden jetzt hier nicht über Geschwindigkeit, sondern ums Prinzipielle.

T. war genauso von den Socken wie ich und hat sich mit mir gefreut. Das mir angebotene Wasser trank ich aus und setzte meine Runde fort - walkend. Nach 5 Minuten überlegte ich, ob es vielleicht ein einmaliges Phänomen war, eine Eintagsfliege. Was tut man? Man läuft wieder los. Und wieder geschah das Gleiche. Die ersten Meter waren scheiße, aber dann lief es und lief und lief. Ich war so verdutzt, dass ich bis vor meine Haustüre gejoggt bin, vorbei an Nachbarn und was sonst vorhanden war. Wieder 25 Minuten am Stück!

Zuhause hab ich mich unter die Dusche geschmissen. Ich war nicht fertig, nicht verschwitzt, nicht aus der Puste. Ich war einfach nur glücklich.

Und wisst ihr, was ich dort in aller Ruhe gemacht habe? Ich habe geweint.

Muss ich dazu mehr schreiben?

Nein, muss ich nicht.

November 2009

Der November war ein verhältnismäßig ruhiger Monat. Nachdem ich begriffen hatte, dass ich laufen konnte, lief ich regelmäßig. Ansonsten bloggte ich, bastelte einige neue, taugliche Rezepte zusammen und fühlte mich wohl in meiner Haut.

Auffällig fand ich, dass sich meine gute Stimmung in der dunkleren Jahreszeit anhielt. Normalerweise gehörten diese Monate einerseits zu den glücklicheren, weil man sich unter dicken Kleidungsschichten angenehm verhüllen konnte, andererseits drückten sie mir regelmäßig auf das Gemüt. In diesem Jahr war es anders.

Außerdem gab es zum ersten Mal Wichtigeres als das Haus stets jahreszeitentypisch zu dekorieren! Das war fast ein kleiner Skandal, denn bis dahin war mir die gemütliche Stimmung in meinen vier Wänden sehr wichtig gewesen. Die Vorweihnachtszeit war stets meine liebste Saison gewesen. Ich dekorierte, backte, bastelte Weihnachtskarten, packte jedes einzelne Geschenk mit Liebe ein und das ganze Haus war mit Kerzen erleuchtet. In diesem Jahr habe ich die Weihnachtszeit fast verpasst. Ich kam fast ins Schleudern, um rechtzeitig zumindest das Nötigste zu erledigen. Es gab für mich erstmals eindeutig Wichtigeres zu tun.

Heiter weiter

Und das Gewicht? Wie weit war ich im November noch von den anvisierten 100,9 kg entfernt?

02.11.2009	105,7 kg	-1,2 kg	Gesamt: -20,2 kg
09.11.2009	104,3 kg	- 1,4 kg	Gesamt: -21,6 kg
16.11.2009	105,1 kg	+0,8 kg	Gesamt: -20,8 kg
23.11.2009	104,4 kg	-0,7 kg	Gesamt: -21,5 kg
30.11.2009	102,5 kg	-1,9 kg	Gesamt: -23,4 kg

Der Mann wurde nervös, ich kam meinem Ziel rasant näher und dabei hatte ich noch fast einen Monat Zeit. Ende November trennten mich lediglich mickrige 1,6 kg vom Wettgewinn. Ich befand mich glasklar auf der Zielgeraden und war dementsprechend motiviert, mich penibel an meine Vorgaben und mein Sportpensum zu halten. Ich überlegte mir beim Essen sehr genau, ob ich nicht bereits genug hatte oder doch noch den Rest brauchte.

Dennoch habe ich nicht versucht, meine Essensrationen drastisch zu reduzieren und zu hungern, um mein Ziel wirklich sicher zu erreichen. Dazu wusste ich zu genau, dass mich Hunger leicht aus meiner bislang sicheren Bahn werfen könnte.

Blogeintrag „Payday"
25. November 2009 – Gewicht: 104,4 kg (21,5 kg verloren)

Gestern Abend hättet ihr mich übrigens mit einem breiten Lächeln auf meinem Lieblingssessel thronen sehen können. Und das kam so: Der Mann lag versonnen auf dem Sofa und grübelte vor sich hin (das erkennt man bei ihm immer daran, dass er sich durch die Haare wuschelt).

Auf einmal fragte er: „Sag mal, wann muss ich eigentlich das Geld bezahlen, wenn du die Wette gewinnst?" Mir ging das Herz auf, denn der Mann ist nun wirklich niemand, der große Komplimente macht oder ordentlich motivieren kann, aber diese Frage war schließlich nicht nur eine Frage...

Es war gleichzeitig das Eingeständnis (und somit ein VERSTECKTES Lob), dass er annimmt, dass ich die Wette gewinne! Ich lächelte vor mich hin.

Der Mann setzte seine Rede fort: „Ich wollte mir doch die Jacke kaufen."

Ich antwortete: „Wieso hast du denn nicht früher angefangen zu sparen, mein Lieber?"

Er seufzte leise und wuschelte intensiver in den Haaren als er entgegnete: „Konnte ja kein Mensch ahnen, dass du das durchziehst und schaffst. Menno!"

Liebe durchflutete meine Seele und meinen Körper und ich fühlte mich innerlich wunderbar weich an, als ich schließlich triumphierend kreischte:

„PAYDAY IST AM 24.12.2009, HASE. KEINEN TAG SPÄTER!"

Verstärkung naht

Anfang November hatte ich meine liebste Arbeitskollegin ebenfalls mit dem LCHF-Virus infiziert. Das war genial, denn da wir an gegenüberliegenden Schreibtischen sitzen, konnten wir uns jederzeit über unsere Erfahrungen austauschen und das taten wir auch überaus rege. Manches Mal haben wir so gelacht, dass wir kaum ans Telefon gehen konnten. Daher schrieb ich im Blog recht viel über „Lady S.". Sie war für mich eine wertvolle Begleiterin, auch wenn sie entspannte 18 Jahre jünger ist als ich. In den Erfolgsgeschichten wirst du sie wiederfinden, denn was sie erreicht hat, ist wirklich der Erwähnung wert.

Blogeintrag „Lady S. verursacht Brechreiz"
9. November 2010 – Gewicht: 85,9 kg (40 kg verloren)

Ich mag sie ja wirklich gern. Echt! Das Büro ist ohne sie leer und wir haben viel Spaß miteinander. Aber das, womit sie mich zurzeit belästigt, geht zu weit...

Lady S. hat den letzten Kilos den Kampf angesagt. Also den letzten 5, oder so. So richtig sicher ist sie sich nicht, wo der Endpunkt sein soll, aber dann wiegt sie auf jeden Fall deutlich unter 70 und das Projekt „Abnehmen" kann erst einmal als abgeschlossen gelten. Der Rest ist Feintuning.

„Kampf ansagen" nimmt sie sehr wörtlich. Sie hat ihr Vorgehen mit LCHF ein bisschen überarbeitet. Hat sie bisher nicht sonderlich auf die Fettbalance geachtet, wird diese seit letztem Freitag akribisch unter die Lupe genommen. Nachdem sie ellenlange Meter Berechnungen auf der Rechenmaschine angestellt und eine Art Wochenplan, was sie im Einzelnen essen möchte, erstellt hat, ist sie zur Tat geschritten.

Eine ihrer Hauptwaffen: Schokosahne!

Da sie zum einen gern schon morgens süß isst und zum anderen errechnet hat, dass Schokosahne in ihrer Zusammenstellung ein fast unschlagbares Verhältnis zwischen Fett auf der einen Seite und Kohlenhydraten und Eiweiß auf der anderen Seite hat, darf ich mir schon am frühen Morgen mit ansehen, wie sie einen Becher Sahne mit ein wenig Backkakao zum Frühstück verspeist.

Also ich esse durchaus saure Sahneheringe zum Frühstück, aber <u>das</u> geht zu weit! Das ist fast eine Abmahnung wert, wo mir doch gerade heute übel ist.

Zusätzlich zu der Sahne isst sie noch zwei Mahlzeiten, die genauestens ausgeklügelt sind. Und obwohl sie dadurch ihre Kalorienaufnahme um rund 400 Kalorien pro Tag gesteigert hat, ist Folgendes seit Freitag passiert: **Sie hat schon ein Kilo abgenommen, in fünf Tagen!**

Boah! Ich würde mit so einem Zeugs niemalsnienicht abnehmen. Ich werde das für euch im Auge behalten, auch wenn es mir nicht leicht fällt...

P.s. Total niedlich finde ich, wenn sie mittags nochmal schnell an dem leeren Schokosahnebehälter schnüffelt, um den Geruch noch minimal nachgenießen zu können.

Dezember 2009

Die letzten Tage der Wettfrist brachen an, parallel zur gemütlichen Weihnachtszeit. Während um mich herum die meisten ein wenig in Weihnachtsstimmung versanken und beim Abnehmen Fünfe gerade sein ließen, lief ich zur Höchstform auf. Endspurt! Nein, sogar das Ende des Endspurts lag vor mir. Ich hatte schon oft mit meinem Mann gewettet, auch in Bezug auf das Abnehmen, aber dieses Mal war der Sieg greifbar nah. Einmal gewinnen, nur einmal! Da fiel es mir nicht schwer, die Finger von Weihnachtsgebäck und anderen Leckereien zu halten.

Im Nachhinein betrachtet hätte das Wettende strategisch nicht besser liegen können, denn die Weihnachtszeit mit ihren traditionellen Leckereien hatte mir in den Vorjahren stets zusätzliche Kilos beschert. Schließlich wurde man genau in dieser Zeit nicht schief von der Seite angesehen, wenn man hier und da etwas Süßes aß. Wenn man das geschickt verteilte, fiel niemandem auf, wie viel man in der Summe zu sich nahm. Es gelang sogar mir selbst, das auszublenden. Ich aß schließlich nie mehr, als mein jeweiliges Gegenüber, sogar eher weniger, um als Dicke nicht unangenehm aufzufallen. Dass ich aber häufiger mein mitnaschendes Gegenüber wechselte, hatte ich erfolgreich verdrängt. Jeder, der in der Weihnachtszeit einen Fuß über unsere Schwelle setzte, wurde von mir fast genötigt, einen Schwung meiner imposanten Keksproduktion zu testen. Im Gegenzug probierte ich bei meinen Freundinnen natürlich auch gerne deren Kreationen. Unter dem Strich gelangte bei diesen Gelegenheiten sicherlich mehr als reichlich Zucker in meine Blutbahn. In diesem Jahr interessierte mich zum Glück nur eins: Gewinnen! Ich war die Disziplin in Person, konsultierte voller Vorfreude täglich mehrfach die Waage und dann? Dann war es endlich soweit:

Blogeintrag „Tschakka!!"
15. Dezember 2009 – Gewicht: 100,9 kg (25 kg verloren)

...um mich mal Sissys Ausdruck für wirklich Unfassbares zu bedienen... Aber kein anderer Ausdruck passt zu dem, was jetzt kommt!

Ich war gerade laufen, danach wollte ich die Eisbeine unter der Dusche parken. Und was macht man vorher, wenn man praktischerweise gerade eh nackig ist? Genau...

WIEGEN!

Gut, ich wollte mir ja eigentlich noch die Füße fein machen, bevor ich sie öffentlich präsentiere, aber es kam so plötzlich und überraschend, dass ich es so wie es ist festhalten MUSSTE!

Ich kann es immer noch nicht fassen. Ich habe gleich mehrere Fotos gemacht, aber das ist das einzige, das was taugt, die anderen waren aus gegebenem Anlass verwackelt.

Und, werte Leser, das Wiegeergebnis ist bitte schön INKLUSIVE Kamera.

YEAHAW!

Tatsächlich ist das Foto qualitativ so schlecht, dass es leider keinen Sinn macht, es ins Buch einzufügen. Aber es lässt sich im Blog ansehen. Auf dem Foto erkennt man meine Füße auf der Waage und das Display zeigt ein klares „100,9".

Ich stand mit Herzklopfen auf der Waage, mir war vor Freude abwechselnd heiß und kalt. Umgehend riss ich das Telefon an mich und rief den Mann an, stammelte ein „Ich hab gewonnen" durch den Hörer. Der Mann explodierte zwar fast vor Stolz, antwortete aber, gerissen wie er ist: „Dann sieh zu, dass du das Gewicht bis Heiligabend hältst. Denn erst an dem Tag musst du nachweisen können, dass du gewonnen hast, nicht heute!"

Öh. Blöd. Aber das Recht war bedauerlicherweise auf seiner Seite. Es galt, sich noch 9 Tage feste am Riemen zu reißen. Und das tat ich!

Aber manchmal läuft es mit dem Abnehmen nicht, wie man es sich vorstellt, da kann man so eisern sein, wie man will. Es gibt eben noch andere Faktoren, die Einfluss auf das Gewicht haben, wie vorübergehende Wassereinlagerungen, ob nun z.B. zyklusbedingt oder durch Muskelkater verursacht. Davor war auch ich nicht gefeit. Es wurde noch einmal richtig spannend, als die Waage am letzten offiziellen, wöchentlichen Wiegetag vor Heiligabend, am 21.12., exakt 101 kg anzeigte – dummerweise 100 g zu viel! Entsprechend wild träumte ich einige Nächte, bis schließlich:

Blogeintrag „And the winner is...!"
24. Dezember 2009

...SUDDA!

Heute Morgen sprang ich natürlich direkt auf die Waage, kein WENN und kein ABER! Der Mann war zum Glück auch früh genug wach, schließlich musste er mit eigenen Augen sehen und zugeben, dass er verloren hat... Hat er dann auch!

*Mit einem Gesamtgewicht von **100,2 kg** habe ich den Zieleinlauf gemacht und versuche ernsthaft, mich NICHT darüber zu ärgern, dass ich gestern Abend um 21 Uhr partout noch diesen riesigen Hähnchenschenkel essen musste (und das nur, weil er übrig war!)*

Scheiß drauf!
ICH HAB GEWONNEN! ICH HAB GEWONNEN!

Und außerdem denke ich, dass es ganz o.k. ist noch kein „Uhu" zu sein, denn so reiße ich mich über die Feiertage etwas zusammen. Bis Neujahr will ich auf jeden Fall unter Hundert wiegen.

Wir haben nach dem Wiegen gefrühstückt und als ich da saß und in mein Ei biss, musste ich tierisch heulen. Mein Mann hat sich richtig erschrocken. Die Tränen liefen und liefen und liefen. Ich bin stolz auf mich, so froh, es durchgezogen zu haben, erleichtert, dass es funktioniert hat. Da gibt es keine richtigen Worte für, glaub ich nicht. Und darum war weinen genau das, was die Gefühle auf den Punkt gebracht hat.

Euch allen für die gedrückten Daumen einen wahrhaft fetten Knutsch. Ich bin so froh, dass es euch gibt, und ich wünsche euch allen und euren Familien ein wunderschönes Weihnachtsfest und einen entspannten Rutsch ins Neue Jahr!

Jahresendabrechnung

Im Dezember entwickelte sich mein Gewicht wie folgt:

07.12.2009	102,2 kg	-0,3 kg	Gesamt: -23,7 kg
14.12.2009	101,7 kg	-0,5 kg	Gesamt: -24,2 kg
21.12.2009	101,0 kg	-0,7 kg	Gesamt: -24,9 kg
24.12.2009	**100,2 kg**	**-0,8 kg**	**Gesamt: -25,7 kg**
29.12.2009	101,4 kg	+1,2 kg	Gesamt: -24,5 kg

Ich muss wohl zugeben, dass ich nach diesem großartigen Sieg über die darauf folgenden Feiertage die Zügel ein wenig sehr locker ließ.

Noch einige Worte zum Sport im Dezember:

Wenn die Vernunft ansatzweise siegt

Um meine Laufleistung vernünftig auszubauen, nahm ich Kontakt zu Mathias auf. Mathias ist nicht nur der Ehemann meiner Freundin und Pilates-Trainerin Margit, sondern auch ein fähiger Personaltrainer im Bereich Ausdauersport. Fortan trainierte ich eine Weile nach einem von ihm ausgeklügelten Trainingsplan.

Ich fühlte mich dadurch ein wenig in meinem bisherigen Laufpensum beschnitten, weil ich nun Lauf- und Gehphasen abwechseln und parallel ein genaues Auge auf meinen Puls werfen sollte, obwohl ich doch schon so toll und natürlich völlig ohne Pulsuhr am Stück laufen konnte. Aber Mathias war in dieser Beziehung unerbittlich. Er hielt es für unverantwortlich, stets am persönlichen Limit zu laufen (auch wenn mein Limit damals nicht weiter nennenswert war) und mahnte, ich solle meinem Körper die Zeit lassen, sich in Ruhe zu entwickeln. Eine Verletzung durch Überbeanspruchung könne mir jegliche Freude am Laufen nehmen, versuchte er meinen Ehrgeiz abzubremsen. Zähneknirschend erfüllte ich brav den vorgegebenen Plan. Also meistens. Hm. Manchmal stach mich dennoch der Hafer und ich testete still und heimlich, ob ich mich durch diesen Trainingsplan wirklich verbesserte.

Viele sagen, dass ein Personaltrainer zu teuer ist. Ja, gutes Personaltraining hat seinen Preis, aber es ist eine gute Investition, wenn man in sportlichen Belangen unsicher und Bewegung viele Jahre weiträumig aus dem Weg gegangen ist. Ein guter Personaltrainer ist in der Lage, dein Leistungsniveau und deine Defizite zu erkennen und dir einen Plan passend auf den Leib zu schneidern. Er oder sie wird sich in der gebuchten Zeit völlig auf dich konzentrieren und gegebenenfalls Fehler korrigieren. Das kann Verletzungen vermeiden und sollte zu einer guten, sportlichen Leistungssteigerung beitragen.

Mal im Ernst… Die meisten von uns geben beträchtliche Summen für Nebensächlichkeiten wie designte Fingernägel, Technik oder sündhaft teure Urlaube aus, warum nicht in die eigene Gesundheit investieren? Vielleicht einfach das Geld, das du bei LCHF an Süßigkeiten sparst, in ein Schweinchen packen und wenn ein Sümmchen beisammen ist, einen Trainer buchen. Anfänglich wirst du vielleicht recht zeitnah einige Stunden hintereinander brauchen, aber nach einer Weile wird bestimmt ein Termin pro Monat oder Quartal reichen, um den Trainingsplan sinnvoll zu aktualisieren. Oder du startest von vorneherein mit einem Trainingspartner. In der Gruppe reduzieren sich die Kosten pro Person bestimmt.

Januar 2010

Neues Jahr, neues Ziel!

Nach dem Gewinn der Wette zu Weihnachten, baumelte nun das nächste große Ziel dekorativ vor meiner Nase: Der sagenumwobene UHU.

UHU ist der anerkannte Kosename für diejenigen, die **u**nter **Hu**ndert wiegen, das Gewicht fortan im zweistelligen Bereich haben. Sehr wertvoll, sehr wichtig! Ein Meilenstein deluxe sozusagen.

Kommt ein Vogel geflogen

Die Feiertage zollten ihren Tribut, es wurde Zeit sich wieder persönlich am Kragen zurück in die Erfolgsspur zu zerren. Ich hatte es mit der Kontrolle der Essensmengen nicht sonderlich genau genommen. Zu viel ist und bleibt zu viel! Dazu kam das ein oder andere Glas Rotwein, was der Abnahme ebenso wenig zuträglich war. Rotwein gehört nicht umsonst in die Kategorie *„In Maßen – nicht in Massen"*. Während der Abnahme sollte man einen möglichst großen Bogen darum machen.

Während der Feiertage habe ich weder genau auf mein Sättigungsgefühl geachtet, noch ein Auge auf die Energiemenge geworfen. Ich ließ mich dezent gehen. Ich könnte jetzt entschuldigend in die Waagschale werfen, dass in unserer Familie auf Weihnachten und Silvester unmittelbar des Mannes Geburtstag folgt, aber: Man ist immerimmerimmer selbst verantwortlich für das, was man isst, und mit stets wiederkehrenden Feiertagen musste ich umgehen oder mit den Konsequenzen leben lernen. Zum Glück fand ich recht gut wieder in geregelte Bahnen – nicht zuletzt wegen meines neuen Ziels. Sobald ich zurück bei meinen gewohnten Regeln war, rauschte das Gewicht gewaltig abwärts: -2,4 kg in einer einzigen Woche. Der UHU war mein! Yay.

Dem UHU widmete ich später ein eigenes Ritual, dazu musste ich allerdings für mein Sicherheitsgefühl zunächst ein wenig Abstand zur Dreistelligkeit gewinnen. Das Januargewicht in der Übersicht:

04.01.2010	101,6 kg	+0,2 kg	Gesamt: -24,3 kg
11.01.2010	99,2 kg	-2,4 kg	Gesamt: -26,7 kg
18.01.2010	98,7 kg	-0,5 kg	Gesamt: -27,2 kg
25.01.2010	97,9 kg	-0,8 kg	Gesamt: -28,0 kg

Die Zweistelligkeit sorgte vorübergehend für einen kleinen, emotionalen Aussetzer. Es gab schon früher immer Gewichtsschwellen, die mir Probleme bereiteten, das scheint ebenfalls eine gewesen zu sein. Kennst du das auch? Es hat etwas von einem Turnierpferd, das eine Hürde scheut und nicht zu springen wagt.

Meine Blog-Gedanken dazu:

Blogeintrag „Emotionaler Hunger?"
13. Januar 2010 – Gewicht: 99,2 kg (26,7 kg verloren & definitiver UHU)

Es ist schon komisch. Da habe ich mich so lange nach dem UHU gesehnt, der Zweistelligkeit, und bin damit richtig, richtig glücklich, aber auf einmal habe ich Hunger!?!?

Die ganzen Monate war es eher so, dass ich mich manchmal daran <u>erinnern</u> *musste, etwas zu essen. Ich war konstant satt. Und jetzt könnt ich... also ich könnte... MINDESTENS EINEN LAIB KÄSE, EIN PAKET BUTTER UND EIN PAKET SAHNE ESSEN!*

So fühlte ich mich jedenfalls gestern. Ich hatte wirklich ausreichend gegessen und war satt. Trotzdem habe ich immer wieder den Kühlschrank geöffnet, als sei er der "Sesam öffne dich" persönlich. Ich begab mich auf die Suche wie ein Trüffelschwein. Wenn ich jetzt behaupten würde, ich hätte nichts davon gegessen, was der Kühlschrank an Nahrung bot, würde ich lügen. Es war aber nichts Schlimmes, nur eben hier ein halbe Scheibe Käse und dort noch ein Stück Fleisch (oder zwei), das die Welt nicht brauchte. Gleichzeitig war ich nicht gut drauf, antriebslos und müde.

Jetzt frag ich mich, was das soll? Das sind Muster aus der Zeit vor LCHF. Da war ich nämlich eindeutig ein AUS-JEDEM-GRUND-ESSER, d.h. es gab immer einen Grund, sich etwas in den Mund zu stopfen. Warum jetzt? Ist doch alles o.k.? Kommt mein ICH etwa nicht mit? Gönne ich mir das unterbewusst nicht? Hab ich Angst vor meiner eigenen Courage? Meint meine Innenstimme, dass Versagen bei mir Programm ist?

Ich weiß nicht, wie ich euch das erklären soll. Allerdings bin ich gleichzeitig überglücklich, dass es mich nicht nach den (aus meiner Sicht) falschen Nahrungsmitteln gelüstet. Das wär es ja noch.

*Vollgefuttert wie ich am Ende des Tages war, bin ich still, leise und mit schlechtestem Gewissen auf die Waage geschlichen... Bereit zum Abwatschen sozusagen. **99,5!** Nochmal Glück gehabt. Heute fühle ich mich definitiv besser.*

Wenn der Druck nachlässt

Im selben Maße, in dem ich abnahm und mich regelmäßig bewegte, veränderte sich mein Blutdruck. Der war seit Jahren medikamentös eingestellt, nachdem der Hochdruck vor Jahren durch Zufall entdeckt worden war. Seit meinem Beginn mit LCHF hatte ich immer wieder mit starken Schwankungen zu kämpfen und nach einer Weile bewegten sich die Werte, die ich regelmäßig zu Hause maß, kontinuierlich abwärts. Gerade wenn er schwankte, fühlte es sich im Kopf sehr unangenehm an.

Als ich in diesem Monat nach einer Laufeinheit nach Hause kam, war es ganz übel. Mir war so schwindelig, dass ich mich kaum auf den Beinen halten konnte, und eine Messung bescheinigte mir einen Druck von 90/70. Was?

Ich suchte umgehend meinen Arzt auf, den ich sonst eher selten besuche. Eigentlich habe ich jahrelang in erster Linie die Praxisgebühr bezahlt, um neben der Überwachung des Blutdrucks an mein Rezept für mein Schilddrüsenmedikament zu kommen, die ich wegen einer Unterfunktion seit mehr als 15 Jahren regelmäßig einnehme. Meinen Arzt sah ich deutlich häufiger unterwegs draußen auf der Laufstrecke als in der Praxis. Ich finde, dass das die schönste Art und Weise ist, einem Arzt zu begegnen: Man braucht ihn nicht, ist gesund und winkt ihm unterwegs im Vorbeilaufen aus der Ferne freundlich zu.

Meinem Arzt hatte ich natürlich bereits brühwarm erzählt, wie ich mich ernähre. Glücklicherweise hat er nie Einspruch erhoben, vielleicht auch, weil er wusste, dass Widerspruch bei mir zwecklos war. Ich schilderte ihm mein Problem mit dem Blutdruck und nach eingehender Kontrolle erlaubte er mir, das Medikament auszuschleichen. Allerdings musste ich im Gegenzug mehrfach täglich den Druck messen und dokumentieren. Einmal pro Woche sollte ich in der ersten Zeit in der Praxis zur Messung erscheinen, damit er sich versichern konnte, dass alles okay war. Das endgültige Ausschleichen des Medikaments dauerte einige Wochen, seitdem bin ich stolze Besitzerin eines völlig normalen Blutdrucks OHNE Medikamente. Und? Kennst du viele, denen das geglückt ist?

Februar bis Juni 2010

Nach dem Gewinn der Wette und meinem neuen Dasein als UHU plätscherten die darauffolgenden Monate ruhig vor sich hin. Es gab Highlights, na klar, aber alles in allem begann ich mich damit anzufreunden, dass es auch während des Abnehmens und mit LCHF absolut stinknormale Monate gibt. Trotzdem gab es hie und da erwähnenswerte Erlebnisse. Ganz vorne dabei war mein UHU-Ritual:

Ich bin bekennende Steinsammlerin. Nein, keine Edelsteine, ich meine ganz normale Findlinge vom Wegesrand, die irgendetwas Besonderes an sich haben. Das kann die Form sein, die Farbe, was weiß ich. Steine sind für mich wertvoll, man findet sie überall in meinem Zuhause, sowohl im Garten als auch auf Fensterbänken und in diversen weiteren Ecken im Haus. Für mein Ritual suchte ich mir nun einen Stein aus, der aus meiner Sicht würdig und perfekt war, und bemalte ihn mit einer „100" und einigen dekorativen Sternchen. Anschließend versenkte ich mein Kunstwerk beim nächsten Besuch in Köln demonstrativ und feierlich im Rhein. **Auf dass die 100 NIE zu mir zurückkehren möge!** Das fühlte sich gut und vor allem sehr endgültig an. Lange Zeit stand ich an der Brüstung, die Sonne schien mir ins Gesicht.

Solltest du ab und an am Rhein spazieren gehen: NIEMALS EINEN STEIN EINSAMMELN, DER MIT EINER „100" BESCHRIFTET IST! Fühl dich gewarnt. Selbst Schuld, wenn du es doch tust.

Metamorphose

Du kannst dir sicherlich vorstellen, dass sich mein Körper durch die Abnahme immer weiter veränderte. So richtig kam ich dabei nicht immer mit. Ab und an geschah es sogar, dass ich im Vorbeilaufen von meinem eigenen Spiegelbild überrascht wurde, wenn ich zufällig damit konfrontiert wurde. Immer häufiger hielt ich in solchen Momenten vor meinem Spiegelbild inne. Es ist so anders, wenn man sich bewusst anschaut und einem das, was man sieht gefällt. Ebenso intensiv wie ich vorher meinen eigenen Anblick gemieden hatte, genoss ich ihn jetzt. Das nahm durchaus eitle Züge an, was ich allerdings nicht negativ finde. Ich mag mich eben so richtig gerne. Nach und nach tauchten Ecken und Enden an mir auf, die ich schon fast vergessen hatte. Sehr spannend.

Blogeintrag „Ich bin ein Wendehals"
9. Februar 2010 – Gewicht: 97,5 kg (28,4 kg verloren)

Wendehals ist ein höchst negativ belegtes Wort, oder? War es für mich auch... bis gestern!

Gestern saß ich nämlich gemütlich in meinem TV-Sessel herum und langweilte mich durch das Programm. Dazu muss ich aus der Position meines Sessels den Hals nach rechts wenden. Es juckte, und wenn es juckt, muss man kratzen. Und was war da?

__Ein neuer, fremder Hals!__ Da waren Muskeln und Sehnen, kaum noch Schwabbelmasse. Ich hab gegrabbelt, getastet, gefühlt, gedrückt, gestrichen und dabei den Hals die ganze Zeit von links nach rechts gewendet. Lustig! Nach der Entdeckung der ersten Knochen (Schlüsselbeine) am Oberkörper vor einigen Wochen ein echtes neues Highlight. Vorher hatte ich optisch fast keinen Hals mehr. Gut, vielleicht doch, aber das war eine teigige Masse, die den Kopf halt mit dem klumpigen Rumpf verband. Ich habe so lange Wendehals gespielt, dass ich heute Muskelkater habe. SOIFZ!

Ich entfaltete mich Schritt für Schritt und freute mich an den kleinen und großen Meilensteinen auf dem Weg. Manche waren ganz besonders...

Blogeintrag „Verheulter Mittwochabend oder Meilenstein deluxe"
6. Mai 2010 – Gewicht: 94,2 kg (31,7 kg verloren)

Gestern Abend wollte ich in die Wanne. Bis die aber vollgelaufen ist, bleibt einem ein erquickliches Zeitfenster. Also hab ich in allen möglichen Dosen, Kisten und Schränke gestöbert, auf der Suche nach Dingen, die mir Freude machen. Irgendwann kam ich am Schmuckkasten an, in dem einige wunderbare Erinnerungsstücke wohnen. Dabei stieß ich auf meinen Ehering.

Warum der im Schmuckkasten liegt? Nun, ganz einfach: Er passte mir seit etwa 15 Jahren nicht mehr. Wir hatten ihn eh schon größer anfertigen lassen, weil ich zum Zeitpunkt der Hochzeit schwanger und daher angeschwollen war. Ich sehe den Verkäufer noch vor mir, der versuchte, die Braut damit zu trösten, dass es jederzeit möglich sei, den Ring nach der Schwangerschaft verkleinern zu lassen. Vergrößern sei durchaus schwieriger. Außerdem sei es nun nicht so hübsch, wenn man bei der Trauung den Ring nur an einem Lederband um den Hals baumeln lassen könne, weil er nicht passt. Zähneknirschend ging ich auf den Deal ein. Ich war mir ja sicher, dass der Ring auf jeden Fall kleiner gemacht werden müsse.

Falsch gedacht. Er passte 15 Jahre nicht, da ich nach der Schwangerschaft weiter zunahm. Das tut weh! Hab mal den Ehering in der Schatulle statt am Finger, obwohl du glücklich verheiratet bist. Der Mann hat den Ring im Gegensatz zu mir immer getragen, als Glücksbringer.

Der Ring war mein interner Meilenstein. Der ließ sich aber nicht in irgendeine Liste einfügen, weil nicht zu berechnen war, bei welchem Gewicht er mir wieder passen würde. Kommt ja nun nicht nur darauf an, wie fett die Fingerchen sind, sondern auch wieviel Wasser eingelagert ist. Ähnlich wie Kleidergrößen... ein ewiges Mysterium! Am Anfang meiner Abnahme habe ich den Ring anprobiert. Er "klemmte" stracks nach dem ersten Fingerglied. Ich hab sogar für den Blog ein Foto davon gemacht, aber ehrlich gesagt war es mir zu peinlich, es zu veröffentlichen. Meine Finger waren damals noch so geschwollen und wurstig, einfach eklig und wenig weiblich.

Als ich nun durch den Schmuckkasten grabbelte, fiel mir der Ring also wieder in die Hand. Neugierig streifte ich ihn über... UND ER PASSTE! Er passte einfach. Ich bekam eine Ganzkörpergänsehaut. Gut, ist noch etwas eng, aber weitere 2-3 Kilo Abnahme und ich werde ihn tragen können, ohne dass ich Gefahr laufe, ihn auffräsen lassen zu müssen, wenn die Finger mal wieder anschwellen. Das ist ein großes Ding für mich. Das ist noch besser als der Fakt, dass ich wieder eine Rolle rückwärts machen kann, ohne zu ersticken.

Hauptsache die Richtung stimmt

Das Gewicht verflüchtigte sich in diesen Monaten zunächst etwas zäher. Das kann passieren. Ich denke, der Körper legt nach einer größeren Abnahme eine kleine Pause ein, als müsse er sich neu sortieren. Vielleicht aber auch, weil der Energiebedarf sich mit dem schwindenden Gewicht verringert und man versäumt hat, die Energiemenge anzupassen.

Ein sogenanntes Plateau durchzustehen, ohne an sich oder der Ernährungsweise zu zweifeln oder gar fast wahnsinnig zu werden, ist nicht gerade einfach. Dazu braucht man Nerven wie Drahtseile. Ich habe logischerweise zwischendrin auch versucht, an der Ernährung zu schrauben und z.B. den Fettanteil erhöht. Die Waage interessierte meine Bemühungen jedoch nicht. Eine Versuchsreihe, die ich irgendwann mit Lady S. startete, ging daneben. Wir versuchten, nicht mehr die Kalorien mitzuzählen, sondern nur nach Bauchgefühl bzw. Hungergefühl zu essen. Tatsächlich gelang es mir damit mein Gewicht zu halten, mehr aber nicht. Ich war also anscheinend in der Lage, instinktiv exakt die Menge Nahrung aufzunehmen, die ich benötigte, um mein Gewicht zu halten! Das war eine nette Zukunftsperspektive, aber zum Abnehmen taugt es bei mir leider nicht, was nicht heißt, dass es bei allen so sein muss. Ich kehrte zurück zu meinen Regeln und irgendwann ging es zum Glück vernünftig weiter abwärts.

01.02.2010	97,5 kg	-0,4 kg	Gesamt: -28,4 kg
01.03.2010	97,3 kg	-0,2 kg	Gesamt: -28,6 kg
05.04.2010	96,5 kg	-0,8 kg	Gesamt: -29,4 kg
03.05.2010	94,2 kg	-2,3 kg	Gesamt: -31,7 kg
07.06.2010	93,7 kg	-0,5 kg	Gesamt: -32,2 kg
05.07.2010	92,2 kg	-1,5 kg	Gesamt: -33,7 kg

Das verlorene Gewicht machte sich bei der Kleidung deutlich bemerkbar. Lustigerweise hatte ich zu Beginn meines Weges die Vorstellung, dass ich abnehmen, gleichzeitig sparen und mich hinterher einem finalen Klamotten-Kaufrausch hingeben würde. Irgendwie hatte ich nicht im Blick, dass man auch unterwegs ständig neue Kleidung in schwindenden Größen braucht - die Realität sah natürlich anders aus. Zu meinen schwersten Zeiten trug ich Kleidergröße 50/52, manchmal passten mir Sachen sogar nur in Größe 54. Aber solche Kleidungsstücke kaufte ich aus Prinzip nicht, weil die Größe mir zu peinlich war. Das mag albern wirken, denn ob man nun 52 oder 54 trägt, müsste doch egal sein. Nein, war es nicht. Ich erwarte aber auch gar nicht, dass das jemand nachvollziehen kann.

Ich musste also doch ab und an unterwegs in neue Stücke investieren. Die Tatsache, nicht mehr in der Übergrößenabteilung einkaufen zu müssen, war genial. Unbewusst trottete ich zwar manchmal automatisch dorthin, aber was ist schöner, als resolut auf dem Absatz kehrt machen zu können, weil es dort nichts Passendes für mich gab? Ähnlich schön war auch, wenn Kleidungsstücke, die ich anprobierte, viel zu groß waren. In die nächstkleinere Größe zu schlüpfen und den Knopf oder Reißverschluss entspannt schließen zu können, war unbezahlbar! Das versorgte mein Selbstbewusstsein jedes Mal mit einem mehrere Tage anhaltenden Kick.

Blogeintrag „Kompliment vom Mann"
17. Mai 2010 – Gewicht: ca. 94,2 kg (ca. 31,7 kg verloren)

Der Mann hängte gestern die getrocknete Wäsche vom Wäscheständer ab und hielt mir auf einmal eine Hose unter die Nase.

„Sag mal, ist das deine?"

„Ja!", antwortete ich wahrheitsgemäß.

Prüfend hielt er sich das Corpus Delicti vor den Körper.

„Ich hätte die jetzt fast den Kindern zusortiert. Wenn ich mir überlege, was ich früher für Schlafsäcke für dich aufgehängt habe. Erstaunlich!"

Das hat gut getan, saugut!

Eine sportliche Herausforderung

„Sollen wir nicht dieses Jahr im August den Women's Run in Köln mitlaufen?", fragte Margit mich während einer gemeinsamen Laufeinheit. Was? Ich? Ein echter Lauf? So ein offizielles Ding? Ich brauchte eine Weile, bis ich mich dazu durchringen konnte und mich gemeinsam mit einigen Mädels (darunter neben Margit auch meine Kollegin Lady S., R.ita und Nicole) für die 5 km-Distanz anmeldete. Es war März, bis August war es noch etwas hin. Mir blieb ausreichend Zeit, dafür zu trainieren.

Ich gab mir gar nicht erst die Mühe, so zu tun, als würde mich die Aussicht auf den Lauf kalt lassen, stattdessen machte ich fast alle Menschen um mich herum damit wahnsinnig. Ich war nervös und unsicher. Gefühlt hatte ich gerade eben erst laufen gelernt, und jetzt sowas?

Echte Läufer lachen vermutlich darüber und könnten die Strecke rückwärts auf einem Bein schneller hüpfen, als ich vorwärts laufen, aber das war halt meine Reaktion darauf.

Außerdem möchte ich zu meiner Ehrenrettung ergänzend erwähnen, dass rund 5.000 Frauen für diesen Lauf angemeldet waren, dazu kamen noch die jubelnden Freunde und Familienangehörigen. Die Laufstrecke führte darüber hinaus unter anderem durch die Altstadt Kölns, die an Wochenenden stets gut besucht ist. Das war eindeutig etwas anderes, als allein, maximal zu zweit, daheim über die Feldwege zu hoppeln.

Da half es nichts, dass es in erster Linie um den Spaß an der Freude ging. Mir war es so ernst damit, dass ich mich sogar für drei Monate im Fitnesscenter anmeldete, um mein Training durch Einheiten auf dem Laufband, und somit hoffentlich auch meine Laufleistung, zu verbessern. Interessiert beäugte ich die im Internet gelisteten Laufzeiten vom des Vorjahres und errechnete mir eine Zeit, unter der ich auf jeden Fall bleiben müsste, um NICHT als Letzte ins Ziel zu kommen. Gleichzeitig wollte ich so fit sein, dass ich nicht mit knallrotem Kopf und japsend nach Luft über die Ziellinie taumeln würde. Sport dominierte in diesen Monaten definitiv meine Freizeit, ich war wahlweise im Fitnesscenter oder auf der Laufstrecke zu finden.

Juli und August 2010

Da das erste Jahr mit LCHF sich langsam dem Ende zuneigte, war ich neugierig, wie es im Allgemeinen um meine Gesundheit stand. Obwohl der Erfolg auf der Waage mich in meiner Ansicht bestätigte, dass LCHF mir gut tat, wollte ich es doch ganz gerne schwarz auf weiß haben. Daher vereinbarte ich bei meinem Arzt einen Termin zum sogenannten Check-up. Bei der Gelegenheit wurden diverse Untersuchungen durchgeführt und auch das Blut einer gründlichen Analyse unterzogen. Zusätzlich wurde mein Inneres geschallt.

Der Arzt fuhr mit dem Ultraschallkopf hin und her über meinen Bauch. Warum ist das Gel immer so kalt? Und warum schwieg er? Oder kam mir das nur vor wie eine halbe Ewigkeit? Er drückte das Gerät in Leberhöhe auf meinen Bauch und sah mich strahlend an: „Ich kann wieder was sehen! Freie Sicht! Und auch die Leber sieht jetzt richtig gut aus." Er erklärte mir, dass das Bauchfett die Sicht deutlich beeinträchtigt hatte. Durch die nun freie Sicht auf die Organe konnte er sich davon überzeugen, dass alles in bester Ordnung war - übrigens auch mit meinen Blutwerten und den anderen Untersuchungen.

Ich habe noch nie bei einem Arzt gespürt, dass er sich von Herzen mit mir gefreut hat, wie bei dieser Untersuchung. Er war so zufrieden mit mir, dass er mir die Praxisgebühr, die ich sonst wegen der Zusatzleistungen hätte zahlen müssen, geschenkt hat. Allerdings musste ich im Gegenzug versprechen, dass ich fleißig und regelmäßig weiterlaufen würde. Das tat ich natürlich und freute mich diebisch über die geschenkten 10 Euro. Super, da ließ ich mir doch direkt auch ein neues Rezept für das Schilddrüsenmedikament ausstellen. Das war glasklar einer der schönsten und lustigsten Arztbesuche meines Lebens. ♥

Jahresgewichtsabschluss

Der Rückblick auf den Gewichtsverlust des Jahres konnte mich nur glücklich und zufrieden stimmen. Ich habe zusätzlich noch die Werte bis zum Jahresende notiert, damit man sehen kann, wie es weiterging:

05.07.2010	92,2 kg	-1,5 kg	Gesamt: -33,7 kg
02.08.2010	90,2 kg	-2,0 kg	Gesamt: -35,7 kg
06.09.2010	88,9 kg	-1,3 kg	Gesamt: -37,0 kg
04.10.2010	87,2 kg	-1,7 kg	Gesamt: -38,7 kg
01.11.2010	85,9 kg	-1,3 kg	Gesamt: -40,0 kg
06.12.2010	82,7 kg	-3,2 kg	Gesamt: -43,2 kg

Alles irgendwie anders

Die massive Abnahme in doch recht kurzer Zeit, brachte mit sich, dass der Körper sich so schnell veränderte, dass ich manchmal gar nicht mitkam. Interessant auch, dass phasenweise nur eine Körperpartie schwand. Vielleicht denkst du, dass das keine Rolle spielt, Hauptsache man nimmt ab. Streckenweise fand ich das aber wenig witzig. Leider verschwand in diesen Monaten mein Po, während sich die „aufgesetzten Hüften" (oberhalb des Pos) hartnäckig hielten! Vermutlich, weil ich viel gelaufen bin. Jedenfalls unterstrichen die Hüften den Po-Verlust zusätzlich und die Hosen beutelten an der Rückseite leer herum, wie ich es in meiner Schulzeit manchmal bei älteren Physiklehrern in Cordhosen beobachten konnte. Ich habe versucht, darüber zu lachen, und nannte es scherzhaft „bodenlose Lodenhose", wenn eine Hose ganz und gar nicht vorteilhaft um den Allerwertesten sitzen wollte. Aber es stimmte mich sehr traurig. Schließlich nahm ich unter anderem ab, weil ich mich richtig hübsch anziehen können wollte. Nun war ich zwar bei deutlich kleineren Größen angekommen und doch saß kaum eine Hose vernünftig.

Auch wenn sich das im weiteren Verlauf noch gegeben hat, habe ich dabei gelernt, dass ich keinen Normkörper besitze. Als ich dick war, klemmte es am Bauch. Nachdem ich über 30 kg abgenommen hatte, klemmte es zwar immer noch am Bauch (allerdings in kleineren Größen – ich schwand übrigens insgesamt von Größe 52/54 auf Größe 40/42), flatterte gleichzeitig jedoch am Po. Heute passt alles obenherum perfekt, am Bauch klemmt nichts mehr, dafür machen mir jetzt meine kräftigen Oberschenkel manchmal einen Strich durch die Rechnung. Ach ja, es ist sich schon was mit den Körperformen...

Zum Thema Körperveränderungen habe ich ein weiteres Blogschätzchen gefunden:

Blogeintrag „Haarsträubender Morgen"
16. Juli 2010 – Gewicht: 92,2 kg (33,7 kg verloren)

Neulich lag ich im Bett und tastete meinen „neuen" Körper ab. Es war ein ruhiger Morgen und das Haus summte noch nicht vor Geschäftigkeit. Ich habe nämlich neuerdings richtig eckige, schöne Hüftknochen - wenn ich liege. Auch die Schultern werden immer muskulöser und fühlen sich wie neu an. Überhaupt... tasttast... bildet sich die Haut vielleicht doch besser zurück als erwartet. Außerdem lasse ich mich im Zweifel hinterher eh operieren. Ihr glaubt ja wohl nicht im Ernst, dass ich so viel abnehme und mich dann nicht „perfektioniere"? Wenn schon, denn schon. Am Bauch - ich packte die Haut und schob sie zurecht - sähe es dann wohl ungefähr so aus. Sehr interessant. Am Busen... ich griff beherzt zu... und automatisch sträubte sich mein Nackenfell... Unter der Brusthaut war ein riesiger Knoten zu tasten! Mindestens einige Zentimeter lang und recht hart.

Der Hypochonderinstinkt in mir sprang an und ich aus dem Bett. Zittrig eilte ich zu einem meiner besten Freunde - GOOGLE - und fragte fieberhaft um Rat. Verdammt! Mir war ein wenig schlecht und GOOGLE gab auch nicht das her, was mich hätte beruhigen können. Erstmal duschen und einen klaren Kopf bekommen. Unter der Dusche fühlte ich mit hektischen Fingern noch einmal nach. ‚Reiß dich zusammen, taste genau', sausten die Gedanken fieberhaft durch meinen Kopf.

*Meine Familie war eventuell etwas verwundert, als sie mit einem Mal ein hysterisches La-chen aus dem Badezimmer dringen hörten... Das waren keine Geschwulste, **das waren ein-deutig Knochen!***

PEINLICH! Aber ich schwöre, die waren vorher noch nicht da. Puh...

Die Revanche am Stein

Im Juli ging es auch 2010 nach Schweden. Ich bin gerne dort, es hat etwas von einer zweiten Heimat, da meine Mutter Schwedin ist und ich einige Jahre allein dort gelebt habe. Eins war mir dieses Mal besonders wichtig: Das zweite Foto auf dem Stein! Ich wollte zeigen, was sich in diesem einen Jahr getan hatte, fast 34 kg weniger lassen sich nicht übersehen.

Glücklicherweise war es an diesem Tag relativ windig und kühl, so dass der kleine Hafen menschenleer war. Daher musste ich keine Touristen mit ihrem Picknick von „meinem Stein" verscheuchen, er ist nämlich recht beliebt, weil man eine tolle Sicht über das Meer hat. Wo-bei mir das vermutlich egal gewesen wäre, so scharf war ich auf das neue Foto.

Der Mann hatte sicherheitshalber einen Ausdruck des alten Fotos mitgebracht, damit wir auch den richtigen Stein auswählen würden. Aber die Sorge war unbegründet. Schon als wir das Auto parkten, stach er mir aus der Ferne ins Auge. Der Stein.

Dennoch war es gut, das Foto dabei zu haben. Schließlich wollte ich auch ähnlich sitzen wie im Vorjahr. Ich ruckelte eine Weile unbequem hin und her, gesteuert vom wild fuchtelnden Mann, bis er das Foto des Jahres aufnehmen konnte:

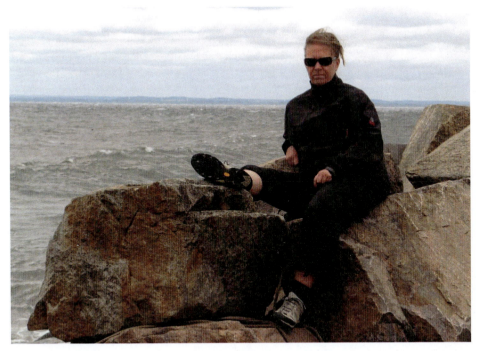

Juli 2010

Hopp-hopp-hopp, Pferdchen lauf Galopp!

Der Women's Run im August kam näher und ich wurde immer hektischer. Ich wollte es möglichst gut machen und setzte mich viel zu sehr unter Druck. Ich lief zu häufig, und je öfter ich lief und je näher der Termin für den Lauf kam, desto schlechter wurden meine Zeiten. Mittlerweile hatte ich mir natürlich eine HighTech-Laufuhr zugelegt, die nicht nur den Puls, sondern auch, dank GPS, anzeigen konnte, mit welcher Geschwindigkeit ich unterwegs war und welche Strecke ich zurückgelegt hatte. Für mich war es eben mehr als nur ein Spaßlauf. Für mich symbolisierte er, was ich in dem Jahr geschafft hatte. Alle Versuche anderer, mich abzubremsen, verhallten unregistriert.

Wir wollten zu mehreren Frauen teilnehmen und stachelten uns gegenseitig an. Sogar Nicole, mit der mich mittlerweile eine Freundschaft verband, wollte aus Schweden einfliegen, um dabei zu sein.

Erst eine Woche vor dem Lauf begriff ich, dass ich falsch vorging und fuhr das Laufpensum zurück. Schließlich war ich mir sicher, dass ich den Lauf schaffen würde. Das hatte ich mir seit Monaten bewiesen. Und doch beschleunigte sich der Puls gründlich, als der Startschuss fiel. Ich schwöre!

Blogeintrag „Da war'n wa' dabei - dat war priihiima - VIVA COLONIA!"
15. August 2010 – Gewicht: 90,2 kg (35,7 kg verloren)

Was für ein Tag. Was für ein unfassbar schönes Erlebnis. In echt!

Gemessen an der Tatsache, dass ich vorher derart nervös war und am Morgen vor dem Lauf jederzeit „kotzbereit", ist es kaum zu beschreiben, wie toll es im Endeffekt war.

Köln erwartete uns mit absolutem Kaiserwetter. Euer Däumchen drücken und schön die Teller leer essen hat wirklich etwas gebracht. Sonnenschein, ca. 25 Grad. Wahnsinn.

Nicole und ich haben problemlos im Hotel einchecken können und auch die Organisation beim Lauf war extrem gut. Wir mussten kaum eine Minute für die Startunterlagen oder die Taschengarderobe anstehen, das ging ganz fix. Mit den Startunterlagen bekam man auch die lecker rosafarbenen T-Shirts mit dem Aufdruck „Favoritin".

Als das Mädchen an der Ausgabe mich fragte, welche Größe ich denn haben wolle, antwortete ich vollautomatisch (das ist noch so in mir drin): „Die Größte!". Hmmm... also habe ich das Shirt jetzt in XXL. So typisch.

Auf dem Tanzbrunnengelände waren viele Stände aufgebaut und es wurde eine Menge Unterhaltung angeboten. Ich war froh, dass der Mann, meine Tochter und meine Mama dabei waren. Sie hatten eine große schwedische Fahne dabei und haben wild angefeuert.

Dadurch dass wir zu mehreren Frauen gelaufen, hatten wir insgesamt eine Menge jubelnde Massen dabei hatten. DatBea kam ein wenig zu spät (gefangen im Verkehr von Düsseldorf nach Köln), so dass wir sie erst im Zieleinlauf gesehen haben.

Irgendwann wurde es Zeit zum Start zu gehen. Wir haben uns im hinteren Drittel einsortiert und mit diesem Moment war ich tiefenentspannt. Wir bekamen einen rosa Ballon in die Hand und stellten uns brav auf. Gemeinsam sangen alle Starterinnen „VIVA COLONIA", was extrem gut passte und als „Kölner Hymne" auch von fast jedem aus vollem Herzen und Leibeskräften mitgesungen werden konnte. Beim Startschuss ließen wir die Ballons steigen und liefen los.

Oder sagen wir mal so... „Liefen los" ist relativ... Es staute sich beträchtlich die ersten Meter. Wir sind also eigentlich losGEGANGEN! Egal. Irgendwann zog das Tempo an und es war ein herrlicher Lauf. Einziges Problem bei mir: Ich bekam recht schnell einen fürchterlich trockenen Mund. Das kannte ich gar nicht von meinen Trainingsläufen. Stadtluft? Die Temperatur? Keine Ahnung. Weiter ging es.

An der Versorgungsstation bekam ich Wasser. Alles, was den Mund anfeuchtete, war ein enorm geniales Gefühl, das aber leider nur für ca. einen Kilometer anhielt. Etwa 200 m vor dem Zieleinlauf war mein Mund so trocken wie die Wüste Gobi. Unerträglich.

Plötzlich rief ein Zuschauer am Wegesrand: „Ihr könnt anfangen zu lächeln, gleich kommt der Zieleinlauf!" Hab ich auch brav getan. Allerdings blieb meine Oberlippe dabei auf meinen Zähnen hängen, weil der Mund so trocken war. Ich musste meine vertrocknete Lippe MIT DEN FINGERN wieder runterziehen. Die hing fest wie angeklebt.

Nicole und ich sind prima zusammen gelaufen, obwohl sie mehr der athletische Typ Gazelle ist, der mit weiten Schritten galant vorwärts springt, während ich mit etwa doppelt so vielen Schritten wie ein altes Moped nebenher knatterte. Der Jubel der Zuschauer trug uns gemeinsam ins Ziel. Auf meiner Urkunde steht, dass ich die Strecke in 37:35 Minuten gelaufen bin und Platz 795 war. Zum 5 km-Lauf angetreten waren rund 2.800 Frauen! Ich bin stolz auf mich. Das Gefühl, es geschafft zu haben, war toll. Ich war wie elektrisiert.

6 von uns blieben über Nacht in Köln. Wir gingen essen und feierten uns und unser Dasein, gekrönt von einer Sekt-Pyjamaparty im Hotelzimmer. Heute Morgen ein ausgedehntes Frühstück im Hotel. Ich schätze, wir haben das Buffet mehr als zwei Stunden belagert.

WAS FÜR EIN PHANTASTISCHES WOCHENENDE! NÄCHSTES JAHR WIEDER, ODER?

Die Teilnahme am Women's Run ist mittlerweile Tradition. In diesem Jahr (2014) sind wir zum fünften Mal in Folge dabei. Letztes Jahr trafen sich bei der Gelegenheit über 30 LCHFler und es war grandios. Den Druck, den ich mir im ersten Jahr machte, habe ich nie wieder verspürt. Im Gegenteil: Ich freu mich drauf!

Einen hab ich noch...

Bis hierher habe ich bereits einige körperliche Veränderungen angesprochen, die mich fasziniert haben, aber es gab eine, über die ich, bevor ich abnahm, nie nachgedacht habe. Daher fand ich sie recht witzig.

Blogeintrag „Eine Etage tiefer!"
11. März 2013 – Gewicht: ca. 76 kg (rund 49 kg verloren)

Es gibt Dinge, die ändern sich einfach nienienie so richtig.

Als ich noch dick war und mein damals enormer Busen auf einem enormen Bauch ruhte, schlabberte ich mir bei ca. jeder zweiten Mahlzeit deutlich sichtbar voll auf den "Balkon". (Bei den anderen Mahlzeiten wohl eher deshalb nicht, weil Butterbrote oder anderes Trockenes keine verräterischen Flecken hinterlassen.)

petsch

Ich bin nun mal die Schlabberprinzess. Das ist genetisch. Mein Bruder hat das auch. Wir schlabbern sogar Kaffee beim Trinken. Warum? Pöh.. Keine Ahnung. MUSS daher genetisch sein. Und das mit der Balkonlandung passiert vielen fülligeren Frauen. Ich erinnere mich und muss lächeln, wenn ich es mitbekomme.

Jetzt ist das minimal besser. Mangels Balkon schlabber ich mir heutzutage eher auf Hose oder Ärmel oder in Bauchnabelhöhe.

fluppspetsch

Das ist aber immerhin außerhalb des direkten Blickfelds. ☺

LCHF – Tricks, Gedanken & Antworten

In Laufe der Jahre als Mitglied bzw. Moderatorin des LCHF.de/forum, und natürlich durch den Blog, habe ich mit vielen Menschen Kontakt gehabt, die sich für LCHF interessiert und entschieden haben. Die meisten hatten zusätzlich den Wunsch abzunehmen. Manche Themen tauchen im Austausch miteinander immer wieder auf. Daher möchte ich an dieser Stelle einige aufgreifen.

Warum nehme ich nicht ab?

So lange du mit deinem eigenen LCHF gut klar kommst und entspannt abnimmst, würde ich dabei bleiben und nichts ändern. Es ist höchst erstrebenswert, einfach eine passende Mahlzeit zu genießen, sich wohl und satt zu fühlen und dabei abzunehmen, oder? Genau das sollte das Ziel sein, wenn eines Tages das gewünschte Gewicht erreicht ist und gehalten werden soll.

Leider funktioniert das Abnehmen nicht bei jedem auf Anhieb oder konstant. Aber warum kommt bei manchen nach dem Umstieg auf LCHF die Abnahme nicht in Gang? Oder wieso hakt die Abnahme plötzlich und es tut sich nichts mehr auf der Waage?

Damit meine ich übrigens nicht einen kurzfristigen Abnahmestopp von nur wenigen Tagen oder ein kleines Mehrgewicht, das eventuell aus Wassereinlagerungen besteht, oder durch Muskelkater, die Torte von Frau Meier, durch Infekte oder zyklusbedingt verursacht sind. Handelt es sich jedoch um einen hartnäckigen, mehrwöchigen Abnehmstopp, solltest du zunächst folgende Ursachen in Betracht ziehen:

Diätprofi

Es kann eine Weile dauern, bis die Gewichtsabnahme mit LCHF einsetzt. Das betrifft speziell diejenigen, die ihrem Körper über Jahre immer wieder durch extreme Diäten geschadet haben. Der Körper versteht eine solche drastische Reduzierung der Energiezufuhr als Hungersnot und verteidigt sich auf seine Weise.

Da er auf eine ausreichende Versorgung angewiesen ist, beginnt er z.B. bei Eiweißmangel unter anderem Muskelgewebe als Ersatz zu verwenden und reguliert wegen des aus einer strengen Kalorienrestriktion resultierenden Energiemangels darüber hinaus den Energiebedarf, indem er auf „Sparflamme" schaltet. Er ist in der Lage, den Stoffwechsel herunterzufahren, um mit der geringen Energiezufuhr zurechtzukommen. Immerhin gilt es, lebenswichtige Funktionen aufrechtzuerhalten. Wenn der Körper auf Sparflamme geschaltet hat, kommt bei vielen erschwerend hinzu, dass zum Sparprogramm des Körpers auch das Reduzieren der Bewegung zählt, da nicht unnötig Energie vergeudet werden soll. Daher fällt es Übergewichtigen, die sich mit extrem energiearmen Diäten kasteien, häufig schwer, sich aufzuraffen und sportlich zu betätigen.

Nun hält man extreme Diäten in der Regel nicht lange durch, kehrt zu den ursprünglichen Ernährungsgewohnheiten zurück, isst wieder „normal". Allerdings wissen wir, dass die Ernährungsgewohnheiten bereits vor der Diät wohl kaum normal waren, sonst wäre man nicht körperlich ausgeufert. Da der Körper aber, wie erwähnt, zum Selbstschutz auf Sparflamme geschaltet hat, benötigt er weniger Energie als zuvor. Als Folge wird jeglicher Überschuss, der über den verminderten Energiebedarf hinaus aufgenommen wird, fortan aus Sicherheitsgründen als Fettreserve eingelagert, um eventuell erneut drohende Hungerzeiten überstehen zu können. Der Stoffwechsel erholt sich von einer Hungerkur nämlich nur zögerlich. Daher nimmt man im Anschluss an eine extreme Diät nicht selten mehr zu als man sich zuvor mühevoll abgehungert hat. Diese Zunahme nervt und man ergreift Gegenmaßnahmen. In welcher Form? Natürlich wird zur nächsten extremen Diät gegriffen. Und mit jeder Hungerdiät verschärft sich die Situation. Das ist der klassische Jo-Jo-Effekt.

Wechselt man mit einer solchen Diätvergangenheit zu einer echten Ernährungsumstellung wie LCHF, ist es wichtig, den Körper zunächst davon zu überzeugen, dass es sich dieses Mal eben nicht um eine Hungerkur handelt, und er es wagen kann, die Fettreserven abzubauen. Das gelingt, indem man ihn, verbunden mit viel Geduld, zur Erholung mit wichtigem Material versorgt (gute Fette und Proteine) und ihm ausreichend Energie zugesteht. Der Körper muss heilen, bevor er bereit ist, seine Reserven loszulassen. Es ist sehr individuell, wie viel Zeit dieser Vorgang in Anspruch nimmt. Bei einzelnen dauert es einige Tage, bei manchen einige Wochen, viele benötigen dazu jedoch sogar Monate. In seltenen, hartnäckigen Fällen kann es sich über ein Jahr oder länger ziehen.

Insulinresistenz

Wie auf Seite 25 ausführlicher erläutert, kann sich das Abnehmen auch bei Vorliegen einer Insulinresistenz als schwieriger erweisen. Für Betroffene ist es vorteilhaft, die tägliche Kohlenhydratmenge so weit wie möglich zu senken.

Eine Insulinresistenz kann vom Arzt festgestellt werden, indem zusätzlich zum Blutzucker die Insulinmenge gemessen wird. Meistens werden die beiden Werte nüchtern gemessen und daraus der HOMA-Index ermittelt, aus dem dann auf eine Insulinresistenz geschlossen werden kann. Für eine genauere Untersuchung muss der Zuckerbelastungstest oGTT (oraler Glukosetoleranztest) mit zusätzlicher Insulinmessung durchgeführt werden. Solche aufwändigen Untersuchungen werden besonders bei Frauen mit unerfülltem Kinderwunsch durchgeführt, bei denen nicht selten PCOS und Insulinresistenz vorliegen. Insulinresistenz führt häufig zu Prä-Diabetes, einer Vorstufe des Diabetes Typ 2.

Stress und zu wenig Schlaf

Stress kann zur echten Bremse werden, wenn man abnehmen möchte!

Wenn z.B. die Arbeit, die Schule, die Kindererziehung (oder was so zu tun ist) über die Gebühr stressen, man sich Sorgen um jemanden oder wegen etwas macht, wenn man schlecht schläft, etc. wird im Körper das Stresshormon Cortisol vermehrt ausgeschüttet.

Cortisol ist an sich ein lebenswichtiges Hormon mit mehreren Funktionen. Ohne Cortisol kein Leben! Es ist unter anderem Teil eines Überlebensmechanismus, der in Gefahrenmomenten viel Energie zur Verfügung stellt, um z.B. schnell reagieren und flüchten zu können.

Cortisol erhöht zudem den Blutzuckerspiegel, Insulin wird freigesetzt. Der Vorgang, dem ich durch das Reduzieren der Kohlenhydratmenge eigentlich aus dem Weg gehen will, wird ausgelöst. Darüber hinaus ist ein niedriger Cortisolspiegel Voraussetzung für einen tiefen und erholsamen Schlaf. Sind die Werte zu hoch, kann der Schlaf dementsprechend gestört sein. Es entsteht ein Teufelskreis: Ein hoher Cortisolspiegel führt zu schlechtem Schlaf, schlechter Schlaf führt dazu, dass stressige Situationen nicht effektiv bewältigt werden können, und somit erneut zu einer Freisetzung von Cortisol.

Diesen Teufelskreis zu durchbrechen ist nicht einfach. Das Einzige, was auf lange Sicht hilft, ist den ursprünglichen Stressor zu reduzieren oder gar zu beseitigen.

Lebensmittel, die die Abnahme behindern

Man kann nicht immer genau wissen, was in einer Mahlzeit im Detail enthalten ist, und daher kann unter Umständen etwas dabei sein, das die Gewichtsabnahme behindert. Das können z.B. ein zu hoher Kohlenhydratanteil sein oder aber Lebensmittel, die man nicht verträgt. Dazu ist es nicht einmal nötig, dass eine echte Unverträglichkeit vorliegt. Es kann einfach sein, dass ein Nahrungsmittel Heißhunger oder Verlangen nach mehr auslöst.

Um dem auf die Schliche zu kommen, könnte man einige Tage jede Mahlzeit im Detail analysieren. Die bereits erwähnten Ernährungstagebücher können den Aufwand deutlich reduzieren. Sinnvoll wäre es, ebenfalls zu notieren, wie man sich im Anschluss an die Mahlzeit und 1-2 Stunden später gefühlt hat. Satt und zufrieden oder blieb ein Gefühl von Unzufriedenheit zurück? Reagiert die Verdauung negativ auf bestimmte Nahrungsmittel oder Nahrungsmittelkombinationen? Durch solche Aufzeichnungen gelingt es eventuell, ein Problem aufzudecken.

Im Falle eines hartnäckigen Stillstands können verdächtige Lebensmittel für einen Zeitraum von mindestens 2-3 Wochen komplett weggelassen werden. Ändert sich dadurch etwas? Was geschieht, wenn sie anschließend nach und nach wieder eingeführt werden?

Zu viel ist zu viel! Zu wenig ist zu wenig!

An dieser Stelle beziehe ich erneut klar Position: Wenn man mehr isst als man benötigt, nimmt man zu - auch mit LCHF.

Vielen Übergewichtigen ist allerdings das Gefühl für die richtige Nahrungsmenge verloren gegangen, einmal sicherlich aus Gewohnheit, aber eben auch wegen des Heißhungers, der z.B. durch Blutzuckerschwankungen oder bei emotionalen Essern durch die Gefühlslage verursacht werden kann. Schlägt der Heißhunger zu, wird es schwierig zu widerstehen. Hinzu kommt, dass man dazu neigt, Kleinigkeiten, die man im Vorübergehen isst, zu verdrängen. Das kann in der Summe der Dinge zu viel werden.

In dem Zusammenhang sollte man auch nicht vergessen, dass der Energiebedarf bei der Abnahme ebenfalls sinkt! Je weniger ich wiege, desto weniger Energie werde ich vermutlich benötigen, es sei denn, ich mutiere parallel von der Couchkartoffel zur Sportrakete. Wenn ich mich viel bewege, habe ich logischerweise auch einen erhöhten Energieverbrauch, als wenn ich meine Freizeit in der Horizontalen auf dem Sofa verbringe.

Ich möchte allerdings gleichzeitig daran erinnern, dass es ebenso kontraproduktiv ist, auf Dauer zu wenig Nahrung zu sich zu nehmen, da dadurch der Stoffwechsel gebremst wird und der Jo-Jo-Effekt droht. Der Gesundheit kann dadurch nachhaltig geschadet werden. Auch in diesen Fall kann das konsequente Führen eines Ernährungstagebuchs und sensibles Fingerspitzengefühl für die eigenen Bedürfnisse überaus hilfreich sein.

Das richtige Gewicht - eine Gretchenfrage

Hat man nur einige Kilos zu viel auf den Rippen, scheint es bisweilen, als würde der Körper das restliche Übergewicht vehement verteidigen. Außerdem darf nicht übersehen werden, dass es natürlich ein großer Unterschied ist, ob man 5 oder 50 kg Übergewicht hat.

Die einzige Lösung: Geduld!

Es kann aber auch sein, dass der Körper tatsächlich bereits sein perfektes Gewicht hat und es nur dein Wunsch ist noch leichter zu sein. In diesem Fall ist LCHF eher ungeeignet, da man sagt, dass sich dabei das Gewicht reguliert bzw. normalisiert. Der Körper pendelt sich auf das Gewicht ein, das für ihn richtig ist. Unser Körper hat weder Ahnung von der BMI-Formel noch interessieren ihn irgendwelche aktuell beliebten Schönheitsideale. Ihm geht es darum, optimal funktionieren zu können. Wenn der Körper kein Gewicht mehr loslassen will, hat er unter Umständen seine guten Gründe dafür.

Wenn du wirklich schon im Normalgewichtsbereich bist, solltest du dir überlegen, ob du wirklich unbedingt noch weniger wiegen willst, denn oft würde es dafür wohl nötig sein, die Nahrungsmengen drastisch zu reduzieren.

Es wäre in dem Fall eine gute Idee, sich die Zeit zu nehmen und das Gewichtsziel zu überdenken. Vielleicht solltest du dich nun stattdessen auf die Verbesserung der Körperformen konzentrieren, anstatt weniger Gewicht anzustreben, denn Körperformen haben nicht nur mit reinen Kilos zu tun. Modelliere wie ein Künstler mit Sport und gezielter Gymnastik weiter. Es ist optisch ein großer Unterschied, ob ein Körper einfach nur dünn oder gut trainiert ist.

Eventuell helfen beim Denken aktuelle Fotos von dir weiter, oder ein intensives Gespräch mit einer oder mehreren vertrauten Personen, die sich dadurch auszeichnen, dass sie dir offen und ehrlich sagen, was sie denken.

Nicht zuletzt solltest du dich daran erinnern, dass sich die Natur völlig verschiedene Körperformen ausgedacht hat. Sieh dich um! Es gibt alles von den zarten, schmalen, feingliedrigen, kleinen und knabenhaften Menschen bis hin zu den großen, muskulösen, breitschultrigen, stabilen Versionen, das ist sehr individuell. Und auch dir wird es nicht gelingen, aus einem Rottweiler einen Chihuahua zu machen!

Die Balance in den Mahlzeiten stimmt nicht

Minimiert man die tägliche Kohlenhydratmenge, kann man sie entweder durch Fett oder durch Protein ersetzen. Da man aber das Protein tunlichst in gesunder Dosis zu sich nehmen sollte, bleibt zum Ergänzen nur das Fett.

Ich nehme am besten ab, wenn die Fettmenge in Gramm etwas höher liegt als die Summe aus Kohlenhydraten und Eiweiß. Eiweiß und Kohlenhydrate sind relativ feststehende Größen. Ich halte mich an maximal 10 g Kohlenhydrate pro Mahlzeit, esse im Schnitt zwei Mahlzeiten am Tag, mein Proteinbedarf (1-1,5 g Protein pro kg NORMALgewicht) liegt bei meiner Körperlänge zwischen 72 und 108 g täglich. Addiere ich meine Eiweiß- und Kohlenhydratmenge in Gramm, komme ich bei zwei Mahlzeiten auf 92-128 g. Also sollte ich meine tägliche Nahrung auf jeden Fall um mehr als 92-128 g Fett ergänzen.

Klar ist auch: Je schwerer ich bin, desto höher ist der prozentuale Fettanteil in der Nahrung, da ich in dem Fall einen höheren Energiebedarf habe. Die tägliche Menge an Protein und Kohlenhydraten ist – wie schon erwähnt – eine feststehende Größe. Mein Proteinbedarf bleibt bei gleichbleibender Aktivität auch mit fallendem Gewicht konstant. Das Gleiche gilt für die Kohlenhydratmenge, die ich nicht überschreiten möchte. Also sollte mit dem fallenden Gewicht nach und nach der Fettanteil angepasst werden. Gleichzeitig achte ich darauf, nicht zu wenig Energie zu mir zu nehmen. Auch hier kann ein Ernährungstagebuch hilfreich sein.

Ich tendiere dazu, zu viel zu essen, wenn ich nicht bewusst darauf achte. Das ist kontraproduktiv für das Abnehmen, nicht nur, weil ich dadurch zu viel Energie zu mir nehme, sondern auch, weil ich dann mehr Protein und Kohlenhydrate aufnehme als ich brauchen kann. Lösung: Auf die Mengen und das Hungergefühl achten oder Kalorien mitzählen.

Einnahme von Medikamenten

Einige Medikamente können die Gewichtsabnahme erschweren oder gar verhindern. Zu diesen Medikamenten gehören unter anderem:

- Manche Medikamente, die bei Diabetes verschrieben werden
- Cortison
- Neuroleptika
- Antidepressiva
- Betablocker (gegen Bluthochdruck)
- Manche Verhütungspillen
- Antihistamin-Präparate in hoher Dosierung (gegen Allergien)
- Antibiotika

Sprich mit deinem Arzt und wirf einen Blick auf den Beipackzettel (wobei mich beim Anblick des Beipackzettels häufig das Gefühl beschleicht, dass die Hersteller der Medikamente sicherheitshalber alle auch nur entfernt möglichen Nebenwirkungen darauf versammeln, um sich rechtlich abzusichern.). Gerade wenn du über längere Zeit konsequent LCHF isst oder generell viel abgenommen hast, kann es sein, dass deine Medikamentendosierungen durch den Arzt des Vertrauens angepasst werden müssen. Vielleicht gibt es generell Verbesserungsbedarf?

Probleme mit den Hormonen

Immer einen Blick wert...

Schilddrüsenunterfunktion und Hashimoto

Die Moderatorin Sola aus dem LCHF.de/forum würde spätestens an dieser Stelle fragen: „Und? Wie sieht es mit deinen Schilddrüsenwerten aus?"

Wenn alle anderen Möglichkeiten ausgeschlossen sind, wäre es vielleicht eine gute Idee, bei der nächsten Blutabnahme auch die diversen Werte für die Schilddrüse abzufragen. Vielleicht liegt der Hund ja an dieser Stelle begraben.

Ein mögliches Symptom für eine Schilddrüsenunterfunktion ist Gewichtszunahme, neben anderen, wie beispielsweise ständige Müdigkeit, depressive Verstimmungen, dauerhaftes Frieren, Tendenz zur Verstopfung und trockene Haut. Dennoch hat nicht jeder, der mit solchen Symptomen zu kämpfen hat, automatisch eine Unterfunktion.

Viele glauben, dass man bei einer Unterfunktion keine Chance hat, abzunehmen. Meine Unterfunktion wurde 1996 diagnostiziert und ich bin der lebende Beweis dafür, dass bei einer medikamentös gut eingestellten Unterfunktion eine Abnahme möglich ist.

Sexualhormone

Da gibt es diverse Möglichkeiten, z.B.:

- **PCOS:** Frauen können von der Hormonstörung PCOS (polyzystisches Ovarialsyndrom) betroffen sein. In dem Fall sind die Testosteron- und Insulinwerte erhöht. Das kann zu Gewichtsproblemen, unregelmäßigen Zyklen, Kinderlosigkeit, Akne und sogar Bartwuchs führen. Ich erhielt einmal eine Mail von einer Frau, die Probleme mit PCOS hatte und daher ihre Ernährung umgestellt hatte. Nachdem sie sich eine Weile nach LCHF ernährt hatte, bekam sie zum ersten Mal seit vielen Jahren wieder ihre Periode und ihr Arzt bescheinigte ihr normale Hormonwerte. Nun besteht die vage Chance, schwanger zu werden. Von mir sind dazu alle verfügbaren Daumen bis Anschlag gedrückt!

- **Wechseljahre der Frau:** In den Wechseljahren, und schon in der Prämenopause davor, sinkt der Östrogenspiegel der Frau. Zusätzlich sinkt mit dem Alter der Energiebedarf. Eine Folge daraus kann eine Gewichtszunahme sein, die in erster Linie rund um die Taille sichtbar wird. Alles in allem verändert sich der weibliche Körper ab dieser Phase – er wird weniger weiblich. Die Kurven verrutschen quasi unvorteilhaft.

- **Wechseljahre des Mannes:** Gibt es auch beim Mann, wird jedoch eher selten thematisiert! Hier geht es natürlich nicht um das Östrogen (weibliche Sexualhormone), sondern um eine schleichende Verringerung des Testosterons (männliche Sexualhormone). Im Rahmen der Gleichberechtigung bekommen auch die Kerle ihr Fett weg! Und das, ebenso wie die Frauen, rund um den Bauch.

Die Behandlung hormoneller Störungen gehört in die Hände eines fähigen Facharztes. Leider scheinen nur sehr wenige Hausärzte fundierte Ahnung von der Materie zu haben, auch wenn sie das glauben oder so tun, als ob. Es macht daher Sinn, sich wirklich einen guten Spezialisten auf dem Gebiet zu suchen!

Mangelnder Leidensdruck

Diesen Punkt hätte ich ebenso gut unter die Punkte des Abschnitts *„Warum nehme ich nicht ab"* einreihen können, aber das Problem taucht so häufig auf, dass ich nicht möchte, dass er dort in der Masse untergeht.

„Ich verstehe nicht, warum ich immer nur ein paar Tage durchhalte. Ich kann einfach nicht konsequent bleiben. Wie hast du das geschafft?" Fragen dieser oder ähnlicher Art erreichen mich immer wieder und ich habe dazu eine ganz eigene Meinung. In diesen Fällen mangelt es häufig an Leidensdruck. Der Begriff „Leidensdruck" ist vielleicht nicht sonderlich gut gewählt, aber mir will kein besserer einfallen. Leidensdruck führt zum berühmten „Klick im Kopf" und lässt einen die Pläne in die Tat umsetzen und durchhalten. Erst wenn der Druck stärker ist als die Sucht oder Lust nach Essen, haben viele die Kraft, konsequent sein zu können.

Aber wann ist dieser Punkt erreicht? Das ist völlig unterschiedlich und hat anscheinend nicht immer mit hohem Gewicht zu tun – erstaunlich genug! Es gibt Menschen, bei denen kommt er nie. Die können noch so übergewichtig, belastet und krank sein, da passt immer noch etwas Leckeres rein. Und so starten sie halbherzig, um ebenso halbherzig wieder abzubrechen, vielleicht weil Tante Trude Geburtstag hat und sie doch so enttäuscht wäre, wenn man ihren berühmten Kuchen nicht probieren würde. Oder weil das eigenständige Denken und das Übernehmen der Verantwortung für sich selbst zu anstrengend und lästig ist. Vielen fällt es schwer, die Tatsache, dass man als erwachsener, mündiger Mensch stets, immer und ewig selbst dafür verantwortlich ist, was und wie viel man zu sich nimmt, zu akzeptieren. Selbst wenn man etwas vor die Nase gesetzt bekommt, was der Abnahme nicht zuträglich ist, schiebt man es sich doch in der Regel selbst in den Mund. Man kann ablehnen, man kann „Nein!" sagen. Manchmal ist es aber auch leider so, dass man in seinen Gewohnheiten zu sehr gefangen ist oder über die Jahre Mut und Kraft zur Veränderung verloren hat.

Ich kenne zwei Formen des mangelnden Leidensdrucks:

Mangelnder Leidensdruck I – Ich fang besser gar nicht erst an!

Viele schleppen „Geister der Vergangenheit" mit sich herum - fast jeder übrigens, unabhängig vom Essverhalten oder Gewicht! Nicht selten hat man Trauriges erlebt, aber das ist normalerweise immer noch kein Grund, die Verantwortung für die Ernährung HEUTE von sich zu schieben. Diese Geister sind Teil der VERGANGENHEIT.

Sollten die wiederum so schwerwiegenden Einfluss auf dich haben, dass du nicht in der Lage bist, selbst die Verantwortung zu übernehmen, kann ich dich nur inständig bitten, dir professionelle Hilfe zu suchen. Wenn man nicht mehr alleine zurechtkommt, ist das definitiv die richtige Lösung und sicherlich nichts, weswegen man sich schlecht fühlen muss. Im Gegenteil: Auch das ist ein Schritt, bei dem man Verantwortungsbewusstsein für sich selbst beweist, was ich als Stärke empfinde, nicht als Schwäche.

Ich möchte ansonsten ein wenig weiterpiken: Dick sein kann Vorteile haben, denn nicht wenige schieben viele ihrer Probleme auf das Übergewicht:

- Man möchte nicht unter Leute gehen – nur weil man so dick ist
- Die Kollegen tuscheln und man findet keinen Anschluss – nur weil man so dick ist
- Man findet keinen Partner – nur weil man so dick ist
- Man hat keinen Erfolg im Beruf – nur weil man so dick ist
- Man würde sich so gerne bewegen, geht aber nicht – nur weil man so dick ist
- Man ist gezwungen, diese Tüte Chips auch noch zu essen – nur weil man so dick ist

Die angeblich ungeliebte Schutzhülle kann für manche oberflächlich Vorteile haben, es lässt sich alles Mögliche darauf abwälzen. Spitze!

Aber nun stell dir vor, du nimmst ab und traust dich anschließend trotzdem nicht unter die Menschen, die Kollegen finden dich weiterhin blöd und du findest keinen Anschluss. Das mit der Partnerfinderei klappt nicht, erfolgreicher im Beruf wirst du auch nicht, Bewegung ist immer noch anstrengend und Leckerchen bist du nach wie vor sehr zugeneigt. Blöd, oder? Denn dann müsste man erkennen und zugeben, dass es eben nicht nur am Gewicht, sondern vielleicht doch an der eigenen Persönlichkeit oder Bequemlichkeit liegen könnte.

Zum Abnehmen gehören der Mut und die Kraft zur Veränderung, die Bereitschaft, unter Umständen die Augen ein wenig unangenehm geöffnet zu bekommen und offen für Neues zu sein oder die Tatsachen zu akzeptieren! Abnehmen ist Arbeit, Abnehmen ist Verzicht der ein oder anderen Art – da kann man noch so lange auf DIE Diätsensation warten, bei der das Abnehmen von selbst geschieht, während ungebremst weitergegessen wird und man sich gemütlich auf der Couch einigelt. Das wird leider nie passieren. Nicht zuletzt kann man als Übergewichtiger nur herausfinden, was tatsächlich anders wäre, wenn man sich auf den Weg macht und es selbst erlebt.

Mangelnder Leidensdruck II – Entspannung macht sich breit

Je weiter man sich von der akuten „Gefahrenzone" des wirklich hohen Übergewichts entfernt, desto geringer wird der Leidensdruck! Jedenfalls ist das bei mir der Fall.

Ich kann in den Geschäften Kleidung von der Stange kaufen, bin körperlich und sportlich in der Lage als Trainerin Sportkurse zu geben und laufen zu gehen. Ich falle optisch nicht unangenehm auf, habe keine Probleme auf fremde Menschen zuzugehen, stehe mit Begeisterung vor einer größeren Gruppe und erzähle. Wenn ich meinen Körper berühre, kann ich hübsche Muskeln spüren. Ich fühle mich wohl und behaglich und habe schon vor langer Zeit aufgehört, ständig und immer meine Oberteile runterzuziehen, in der Hoffnung damit sonstige Problemzonen zu kaschieren. Ich bin ich, ruhe in mir und bin zufrieden. Dennoch trennen mich faktisch mehr als 10 kg von meinem ursprünglichen Wunschgewicht.

Ja, natürlich könnte ich die noch angehen, und ab und an schnackt mein Gehirn nach hinten und ich setze an – um nach einer Weile wieder Fünfe gerade sein zu lassen. Ich esse nach wie vor LCHF, immer, aber ich esse zu viel. Und ich trinke für mein Leben gern das ein oder andere Glas Wein dazu.

Mir fehlt schlicht der Leidensdruck, der für die letzten Kilos nötig wäre. Wobei in diesem Fall der Wortbestandteil „Leiden" eh überzogen ist. Im Moment überwiegt die Zufriedenheit mit mir selbst, gepaart mit der Tatsache, dass ich unglaublich viel Zeit fast bewegungslos vor dem Rechner verbringe, um dieses Buch zu schreiben... Ehrlich? Das sind Ausreden. Dennoch komme auch ich derzeit nicht so recht aus meiner Komfortzone raus.

Genug zu diesem Thema, denk darüber in aller Ruhe nach. Auch wenn das ein wenig gemein klingt: Ich wünsche dir ausreichenden Leidensdruck. Von Herzen!

„Hätte", „wenn" und „aber" – alles nur Gelaber!

Alle Vitamine an Bord?

Als ich mit LCHF begann, habe ich mir Gedanken darüber gemacht, wie es denn bei dieser Ernährungsform mit der Versorgung an Vitaminen aussieht. Schließlich hatte ich über die Jahre den Eindruck gewonnen, dass Gemüse und besonders Obst die wesentlichen Vitaminlieferanten seien, oder etwa nicht?

Ich bemühte das Internet und befragte es nach den gängigen Vitaminen. Worin sind sie enthalten? Tatsächlich werden fast alle Vitamine über tierische Lebensmittel vollständig abgedeckt. Oftmals sind sie sogar in höherer Menge in Leber, Fisch, Fleisch, Milchprodukten und Ei enthalten als in Gemüse und Obst.

Glauben Sie nicht? Lesen Sie nach.

Eine Ausnahme bildet das Vitamin C, das die unterschiedlichsten Aufgaben im Körper zu erfüllen hat. Es stärkt unter anderem das Immunsystem, schützt vor freien Radikalen, baut Cholesterin zu Gallensäure ab, unterstützt den Aufbau von z.B. Bindegewebe und Knochen, usw. Es ist in reinem Fleisch und Fisch so gut wie gar nicht zu finden, mit Ausnahme der Leber und anderen Innereien. In Rinderleber ist im rohen Zustand pro 100 g 32 mg Vitamin C enthalten.

Etwas anders sieht es da übrigens bei diversen Fleischprodukten aus, denen bei der Produktion u.a. Ascorbinsäure beigemischt wird, damit sie ihre nette rote Farbe behalten. Dadurch erreichen einige Wurstsorten einen relativ hohen Gehalt an Vitamin C. Das mag sein und ich musste tatsächlich lachen, als ich es las. Dennoch darf man nicht vergessen, dass Wurstwaren darüber hinaus häufig diverse Zusatzstoffe enthalten und daher für mich keine Alternative zu echtem Gemüse und Beeren sind. Gemüse und Beeren enthalten neben Vitamin C weitere Mineralstoffe, sekundäre Pflanzenstoffe und Vitamine, die ich mir nicht entgehen lassen möchte. Natürlich esse auch ich gerne die selbstgemachten Wurstwaren meines Metzgers, aber meine Gemüsemenge liegt im Verhältnis glasklar um ein Vielfaches höher.

Laut Angabe der DGE auf der dazugehörigen Webseite benötigt ein Erwachsener 100 mg Vitamin C am Tag. Bei Vorliegen von Krankheiten, als Raucher, bei reichlichem Konsum von Alkohol oder unter Stress, usw. braucht der Körper sogar mehr. Ob das stimmt, kann ich nicht bewerten, ich habe auch schon gelesen, dass der Bedarf deutlich geringer sein soll und künstlich erhöht wurde, damit sich Vitamin-Präparate besser verkaufen lassen. Auch für dieses Thema gilt: Gut informieren und eine eigene Meinung bilden. Ich beziehe mich, mangels besseren Wissens, an dieser Stelle auf die Vorgaben der DGE (was ich sonst eher selten mache...).

Die Werte, aus denen ich die folgende Tabelle erstellt habe, habe ich wiederum der Seite zur Nährstoffanalyse der Uni Hohenheim entnommen. Es gibt viele unterschiedliche Quellen im Internet, aber zu dieser habe ich Vertrauen entwickelt. Alles eine Glaubensfrage...

Aus der Tabelle lässt sich ablesen, dass bereits mit ca. 72 g frischer, grüner Paprika theoretisch der Tagesbedarf an Vitamin C gedeckt ist und dabei nur rund 2 g Kohlenhydrate anfallen. Allerdings sind 72 g Paprika eher eine Portion für den hohlen Zahn und außerdem reagiert Vitamin C empfindlich auf Licht, Hitze und Sauerstoff. Daher führt sowohl die Lagerung als auch das Kochen bzw. Garen zu relativ großen Vitamin-C-Verlusten. Um die oben erwähnte Rinderleber noch einmal heranzuziehen: Nach dem Garen bleiben leider nur noch 18 mg Vitamin C pro 100 g übrig.

Daher mische ich häufig diverse Gemüsesorten zu einem bunten Salat, verwende frischen Zitronensaft anstelle von Essig und gebe noch ein großzügiges Händchen voll frischer Kräuter oben drauf, schließlich ist auch in vielen anderen Gemüse- und Obstsorten Vitamin C enthalten.

Manche LCHFler ergänzen ihre Ernährung um Vitamin C-Präparate, das wäre eine weitere Möglichkeit. Allerdings sollte man gute Präparate wählen. Die oftmals billigen Brausetabletten scheiden übrigens aus, da sie häufig mit Zucker oder Zuckerersatzstoffen versüßt sind.

Ich habe mich persönlich dagegen entschieden, da ich denke, dass ich meine Nahrung so zusammenstelle, dass ich durchaus ausreichend Vitamin C zu mir nehme.

Vitamin C

Richtwert DGE: 100 mg

Lebensmittel	mg/100 g	g Bedarf	Lebensmittel	mg/100 g	g Bedarf
Petersilienblatt frisch	166,0	60	Tomate rot frisch	24,5	408
Tomaten Konzentrat	149,1	67	Romanosalat frisch	24,0	417
Gemüsepaprika grün frisch	139,0	72	Fleischkäse	23,9	418
Fenchel frisch	93,0	108	Schinkenwurst/Lyoner grob	23,4	427
Paprikaschoten frisch gegart	77,2	130	Kalbsleberwurst	23,2	431
Blumenkohl frisch	73,0	137	Bockwurst/Wiener Würstchen	22,9	437
Kohlrabi frisch	64,0	156	Rotkohl frisch gegart	22,9	437
Broccoli frisch gegart	61,1	164	Wirsingkohl frisch gegart	22,6	442
Kresse frisch	59,0	169	Knackwurst	22,6	442
Blattspinat frisch	52,0	192	Leberwurst fein	22,4	446
Brunnenkresse frisch	51,0	196	Hähnchen Leber gegart ,	22,0	455
Rosenkohl frisch gegart	47,3	211	Portulak frisch	22,0	455
Schnittlauch frisch	47,0	213	Krakauer	21,8	459
Sauerampfer frisch	47,0	213	Fleischwurst	21,6	463
Fenchel frisch gegart	46,8	214	Leberkäse	21,4	467
Weißkohl frisch	45,8	218	Weißkohl frisch gegart	21,4	467
Grünkohl frisch gegart	41,6	240	Kaviarersatz	21,3	469
Kohlrabi frisch gegart	40,9	244	Spinat tiefgefroren gegart	21,3	469
Mangold frisch	39,0	256	Jagdwurst	21,2	472
Rotkohl frisch mit Küchenabfall	39,0	256	Weinsauerkraut frisch	20,0	500
Blumenkohl frisch gegart	36,3	275	Weiße Rübe frisch	20,0	500
Feldsalat frisch	35,0	286	Schwein Leber gegart	18,2	549
Löwenzahn frisch	30,0	333	Rind Leber gegart	18,0	556
Radieschen frisch	29,0	345	Pastinake frisch	18,0	556
Blattspinat gegart	29,0	345	Kalb Leber gegart	17,3	578
Radicchio frisch	28,0	357	Brombeere frisch	17,0	588
Rettich frisch	27,0	370	Zucchini frisch	16,0	625
Chinakohl frisch	26,0	385	Tomaten frisch gegart	15,2	658
Frankfurter Rindswurst/Rote	25,8	388	Kaviar echt	14,0	714
Himbeere frisch	25,0	400	Kopfsalat frisch	13,0	769
Pfifferling getrocknet	25,0	400	Schalotte frisch	13,0	769
Schinkenwurst	24,9	402	Avocado frisch	13,0	769

Quelle des Vitamin C Gehalts pro 100 g: https://www.uni-hohenheim.de

Auswärts essen

Ab und an tauchen Gelegenheiten auf, bei denen ich auswärts esse. Mancher LCHF-Neuling fühlt sich damit anfänglich etwas überfordert, aber aus meiner Sicht ist es weit weniger kompliziert als angenommen. Prinzipiell stellt das Auswärtsessen für die meisten eher eine Ausnahme dar, gegessen wird in der Regel wohl Zuhause. Daher finde ich es zunächst wichtig, dass man aus der Situation einfach das Beste macht, und akzeptiert, dass das Essen vielleicht nicht hundertprozentig optimal ist, und es am nächsten Tag wie gewohnt weitergeht. Es wäre unnatürlich, hysterisch darauf zu reagieren oder zukünftig Einladungen aller Art auszuschlagen. Ich wollte immer einen natürlichen Umgang mit der Nahrung erlernen, dazu gehört halt auch das Essen in Gesellschaft, fernab vom heimischen Herd.

Tief in die Mitte atmen, das läuft!

Im Restaurant

Restaurantbesuche stellen überhaupt kein Problem dar, mal davon abgesehen, dass man nur hoffen kann, dass die verwendeten Rohwaren von guter Qualität sind. Auf den meisten Speisekarten finden sich geeignete Mahlzeiten. Wenn einzelne Bestandteile nicht passen, bitte ich um eine Alternative oder lasse den Bestandteil schlicht auf dem Teller liegen. Ich bestimme zu jeder Zeit und überall, was ich esse!

Ich habe es bis heute nicht erlebt, dass die Bedienung nicht bemüht gewesen wäre, meine Wünsche zu erfüllen. Im schlimmsten Fall muss man einen kleinen Aufpreis in Kauf nehmen, aber selbst das ist mir noch nicht untergekommen. Beispiele für Restaurantbesuche mit eventuellen Änderungen?

- Auf der Karte in einem Bistro fand ich „Fleischkäse mit Spiegelei und Brötchen". Das Brötchen tauschte ich erfolgreich und ohne Aufpreis gegen ein zweites Spiegelei.
- Im Steakhaus gibt es nie Probleme! Steak und die Lizenz zum Salatbuffet, dazu eine doppelte Portion Kräuterbutter und alles ist gut.
- Beim Griechen nehme ich zum Fleisch meiner Wahl eine doppelte Portion Tsatsiki, Oliven und viel Salat. Gleiches gilt für türkische Restaurants.

- In gutbürgerlichen Restaurants esse ich liebend gern eine Extraportion Gemüse mit Sauce hollandaise anstelle der Sättigungsbeilage. In guten Restaurants ist die Hollandaise von Hand gemacht und nicht stärkeversetzt aus der Konserve. Sehr lecker.
- Im Eiscafé mag ich Kaffee mit Schlagsahne. Die Sahne ist normalerweise zuckerfrei, da die Sahnemaschinen verkleben würden, wenn die Sahne mit Zucker versetzt wäre.
- Wenn ich großen Hunger habe und befürchte, wegen der fehlenden Sättigungsbeilage hungrig bleiben zu müssen, esse ich vorab eine Cremesuppe oder eine andere geeignete Vorspeise.

Wenn du ein wenig überlegst, fallen dir bestimmt auch selbst Alternativen ein. Viele Restaurants haben ihre Speisekarte auf der eigenen Internetseite hinterlegt, das ist praktisch, um sich bereits im Vorfeld eine Übersicht zu verschaffen.

Ganz wichtig ist: Lass die Finger von den Weißbrotscheiben, die häufig als Appetithäppchen angeboten werden. Die sind nun wirklich überflüssig. Außerdem vor Genuss bitte ein waches Auge auf die Kräuterbutter werfen, die nicht selten aus billiger Margarine hergestellt wird, was nicht nur eklig schmeckt, sondern auch für die Gesundheit nicht gerade förderlich ist.

Im Hotel, mit und ohne All Inclusive

Bei Hotelaufenthalten gibt es im Prinzip zwei Möglichkeiten: Entweder die Mahlzeiten werden als Buffet serviert oder man kann von der Speisekarte auswählen. Beides ist kein Problem. Buffets sind perfekt, da kann ich mir mein Essen nach eigenen Wünschen zusammenstellen, und wenn ich von der Speisekarte auswählen soll, gilt das Gleiche wie für Restaurantbesuche. Stets bleibt außerdem die Möglichkeit, um Alternativen zu bitten. Sollte ein Hotel sich als Servicewüste entpuppen, wäre es mein erster und letzter Aufenthalt dort.

Gute Frühstücksbuffets sind übrigens fast eine kleine Leidenschaft von mir. Wir LCHFler haben das Buffet nach der Hotelübernachtung anlässlich des Women's Run Stunden miteinander genossen. Herrlich.

Das einzige tatsächliche Problem sind die Verlockungen, die einem dabei meistens direkt mehrere Tage hintereinander greifbar nah sind. Dadurch kann ein mehrtägiger Hotelaufenthalt natürlich deutlich schwieriger werden als ein einzelner Restaurantbesuch. Gerade die „All Inclusive"-Option fordert die Standhaftigkeit heraus – schließlich hat man dafür bezahlt! (Man denke sich an dieser Stelle ein ironisches Augenzwinkern dazu.)

Prinzipiell rate ich während der Abnahme von jeglichen Ausnahmen ab, weil Ausnahmen nun einmal sehr häufig der Anfang vom Ende sind. Wenn man sich andererseits wirklich gut im Griff hat und nur noch wenige Kilos zu verlieren hat, wer sollte einem eine Ausnahme verdenken? Das Risiko gilt es gut abzuwägen. Ich rede dabei noch nicht einmal von der doppelten Portion Pasta oder Pommes… Eine Ausnahme fängt schon bei einer größeren Menge kohlenhydratreicheres Obst oder Gemüse, mehr Nüsse, einem Riegel dunkle Schokolade oder Wein an.

Familien- und andere Feste

Buffets sind auch auf Partys sehr beliebt und wir haben sie bereits als problemlos abgesegnet. Ich würde sogar bei solch einer Gelegenheit vorher freundlich bei dem Gastgeber nachfragen, ob du nicht vielleicht etwas dazu beitragen kannst, indem du etwas mitbringst. Einen schönen gemischten Salat mit viel Feta und Oliven darin, eine kleine Käseplatte, Frikadellchen oder Kräuterbutter beispielsweise. So lässt sich LCHF unverfänglich unterschmuggeln.

Falls die Mahlzeiten auf dem Teller serviert werden, kann man darum bitten, dass bestimmte Komponenten gar nicht erst aufgelegt werden, oder sie ansonsten liegenlassen. Meistens ist man in erster Linie bei Freunden oder innerhalb der Familie eingeladen und da gehe ich davon aus, dass man offen mit dem Gastgeber reden kann, wenn man befürchtet, dass es mit der Essensauswahl nicht einfach wird.

Sprechenden kann geholfen werden!

Im Zweifel esse ich vor der Feier etwas. Es fällt leichter zu verzichten, wenn ich nicht so hungrig bin, dass ich meinem Sitznachbarn am liebsten die Nase abbeißen würde.

An der Kuchentafel kann man alternativ einfach etwas ungesüßte, geschlagene Sahne in den Kaffee geben, wenn sonst nichts Passendes dabei ist. Oder man bereitet eine Oopsie-Rolltorte, gefüllt mit Beeren und Sahne zu und bringt sie mit. Das Grundrezept für den Oopsie-Teig findest du hinten im Rezeptteil.

Aber was ist, wenn man bei Tante Trude eingeladen ist? Tante Trude, die nur für dich stundenlang deinen Lieblingskuchen gebacken hat und nun leicht verstimmt ihre Lippen kräuselt, weil du nicht wenigstens ein einziges Stück essen möchtest. Dabei hast du doch schon gut abgenommen und ein einziges Mal kann man ja wohl eine Ausnahme machen.

Darauf gibt es genau eine richtige Antwort: „Nein, danke!"

Und wenn Tante Trude daraufhin beleidigt ist, weil du ihren Kuchen verschmähst, wo sie doch stundenlang… Dann soll sie eben beleidigt sein, das ist ihr Problem, nicht deins!

Ich finde es sogar egoistisch von Tante Trude, wenn sie dich auf diese Weise unter Druck setzt und nicht verstehen bzw. respektieren will, dass du den Kuchen nicht essen möchtest. Würde sie auch einem Ex-Alkoholiker ein Schnäpschen aufzwängen, weil „einen kann man ja wohl mal trinken"? Einem Nussallergiker eine Handvoll Haselnüsse? Ich denke kaum.

Es ist höchste Zeit für eine gesunde Portion Egoismus und Selbstbewusstsein. Tante Trude wird ganz sicher keinen ernsthaften Schaden nehmen, wenn ihr Kuchen abgelehnt wird. Theoretisch könntest du ebenfalls die Lippen kräuseln und ebenso beleidigt sein, wenn du genötigt wirst, etwas zu essen, was dir nicht gut tut und dein Projekt in Gefahr bringt. Ich bin mir in solchen Situationen jedenfalls selbst am nächsten.

LCHF für unterwegs

Manchmal braucht man etwas zum Mitnehmen, weil z.B. ein mehrstündiger Ausflug geplant ist oder etwas für die Mittagspause benötigt wird. Mitnehmen ist häufig die beste Lösung, denn dann weiß man sehr genau, was in der Mahlzeit enthalten ist. Wie wäre es mit…

- Frikadellen (bitte selbst machen)
- Tomate-Mozzarella mit Olivenöl, Essig und Basilikum
- Einer Mischung aus Käse-, Gurken-, Paprika- und Wurstwürfeln
- 40 %igen Quark, Sahne und Beeren
- Eisbergsalat mit wahlweise Champignons, Gurke, Tomate, Thunfisch, Fleischwurststrings-tücken, Mozzarella, Käse, Paprika, hartgekochte Eiern, Oliven, Zwiebel, gekochtem Schinken, Feta, Mettwurstscheiben, Kresse – Dressing besser separat verpacken
- Käse-Wurst-Salat mit Vinaigrette
- Oopsies belegt (siehe Rezept) in allen Varianten, auch als Burger
- Spargel-Schinken-Mayo-Röllchen
- Avocado in Scheiben mit etwas Vinaigrette

- Omelette-Wrap gefüllt mit z.B. Käse-Schinken-Tomate-Gurke-Mayo oder kaltem Gyros-Krautsalat-Tsatsiki. Lass dir etwas einfallen!
- Tsatsiki (aus vollfettem Joghurt/Quark) mit Gemüsestreifen zum Dippen
- Röllchen aus gekochtem Schinken, Eisbergsalat, Mayo und Käse (schichten und zu „Zigarren" rollen)
- Kalten Bratenscheiben als Brotscheibenersatz mit Käse, Butter, Tomate und Gurke belegen
- kaltem Grillgemüse
- fettem Käse wie z.B. Brie und ein paar Walnüssen
- kalten Hähnchenschenkeln
- Resten vom Vortag

Schnelles aus dem Supermarkt oder vom Imbiss

Manchmal kommt Hunger überfallsartig, und wenn man vergessen hat sich etwas mitzunehmen, gibt es dennoch (ausnahmsweise) Alternativen in der „freien Wildbahn":

- Minisalamis, Bockwurst, Mettwurst oder Cabanossis
- Eine dick geschnittene Scheibe Wurst von der Fleischtheke
- Scheiben oder Würfel vom Hartkäse
- Macadamia-Nüsse
- Leberkäse oder Bratwurst im Brötchen – Brötchen wegwerfen!
- Döner- oder Gyrosteller, bestehend nur aus Fleisch, Salat und Sauce (z.B. Tsatsiki)

Wenn es möglich ist, sollten bitte die Inhaltsstoffe kritisch beäugt werden. Wähle stets die sinnvollste Alternative.

Besser ist es natürlich, wenn man solche Alternativen gar nicht erst benötigt, sondern stattdessen bereits Zuhause gut gegessen hat. Schließlich ist man als LCHFler normalerweise über viele Stunden hinweg satt und daher sollte es zu solchen Situationen eher selten kommen.

Gegenwind von anderen

Das ist leider für viele Anfänger ein nicht unerhebliches Problem. Da LCHF noch nicht so bekannt ist und den gängigen Ernährungsempfehlungen gründlich widerspricht, ruft es natürlich sofort die Ernährungsexperten auf den Plan, wenn man sich als LCHFler outet.

Ernährungsexperte ist in dem Fall übrigens fast jeder. Interessanterweise haben fast alle eine Meinung dazu und ab und an artet es in heftige Diskussionen aus. Denen bin ich nie aus dem Weg gegangen. Auch dafür ist es sinnvoll, sich einiges an Hintergrundwissen anzulesen, um ausreichend mit Argumenten versorgt zu sein. Wirkt anfänglich allerdings dennoch selten überzeugend, wenn man als dicker Mensch behauptet, dass man fortan mit Fett abnehmen wird. Da muss man drüber stehen können.

Es kann wie folgt ablaufen:

Blogeintrag „Toleranz fängt auf dem Teller an"
18. Mai 2013

Sehr viele Neu-LCHFler machen sich ernsthafte Gedanken darüber, wie sie ihre neue Ernährungsweise ihrer Umwelt gegenüber verteidigen sollen. Einige erfahren tatsächlich harschen Gegenwind, wenn sie es wagen, darüber zu sprechen. Kenn ich - passiert mir auch manchmal. Aber höchst selten. Gerne zündet das Gegenüber eine mehrstufige Rakete ab.

Sagen wir mal, ich bin aus Versehen irgendwo, wo man mich und meine merkwürdige Ernährungsweise noch nicht kennt. Aus welchen Gründen auch immer streifen wir das Thema. Und sofort - aber wirklich sofort - sieht man das Interesse in den Augen des anderen aufblitzen. „Ha, ERNÄHRUNG, dazu kann ich auch was sagen. Mooooment!"

Es gibt einfach Themen, da fühlt sich jeder berufen, seine Meinung zu vertreten, Ernährung ist dummerweise eins davon. Also wird der Raketenstart in aller Eile vorbereitet...

1. Raketenstufe:

„Was? Keine Nudeln, keinen Reis, kein Brot, nichts Süßes, keine Kartoffeln? DAS könnte ich nie." Und dann kommt immer, aber wirklich immer (*gähn*):

„Was isst du denn dann zum Frühstück?"

„Ich frühstücke nicht."

„Och, das ist aber ungesund."

„Ich habe noch nie gerne gefrühstückt, weil ich morgens keinen Hunger habe. Das hat nichts mit LCHF zu tun."

„Ohne meine Nudeln und mein Brot könnte ich aber wirklich nicht leben."

„Brauchst du ja auch nicht. ICH ernähre mich so."

Kurze Schweigepause. Gedanken und Argumente wollen sortiert werden.

2. Raketenstufe:

„Aber das ist doch total ungesund, das ganze Fett. Jeder weiß, dass man nur fettarm essen, Kalorien zählen und sich viel bewegen muss, um abzunehmen. Das ist wissenschaftlich erwiesen. Hab ich erst neulich wieder in einer Medizinsendung gesehen!"

Und schon sieht man sich gezwungen zu diskutieren. Worauf ich aber nur manchmal Nerv habe. Seit ich tatsächlich damit abgenommen habe, ist das selten der Fall. Ich bin schließlich der lebende Beweis dafür, dass es funktionieren kann, da fallen logischerweise so einige Kontra-Argumente bereits im Vorfeld flach. Final bricht das Gegenüber gerne die gesamte Unterhaltung ab, indem die letzte Stufe gezündet wird.

3. Raketenstufe:

Es folgt - mit Grabredenbetonung in der Stimme vorgetragen: **„Du wirst schon noch sehen, was du davon hast."**

Ach so. Okay. Wäre ich doch besser dick geblieben. Das wäre bestimmt gesünder für mich gewesen. Verdammt!

Was ist eigentlich so unfassbar „Abrakadabra" an LCHF? Ich esse lediglich natürliche Lebensmittel, mit dem Fettgehalt, der im Originalzustand enthalten ist. Außerdem streiche ich Getreide, Reis, Kartoffeln, Zucker, Stärke, Zusatzstoffe, etc. Gemüse esse ich reichlich. Warum wird daran so viel herumdiskutiert? Oder ist das bei jeder Ernährungsweise so? Okay, gut, ich denke, Veganer kriegen noch deutlich mehr zu hören.

Ich mag es nicht, wenn andere einem ihre Meinung aufzwängen wollen, besonders dann nicht, wenn es radikal wird und anderen, die sich nicht so ernähren möchten, das Gefühl gegeben wird, sie seien blöd. Ich hoffe nicht, dass ich so "rüberkomme". Das ist nicht mein Ansinnen und Ziel. Kann ich auch gar nicht.

ICH kann nur für MICH sagen, dass LCHF für MICH die richtige Ernährung ist. Weil ICH damit MEINEN Heißhunger im Griff habe. Weil ICH damit prima und entspannt MEINE Kilos verlieren konnte.

Toleranz, das wünsche ich mir. Kein DIE DA und WIR HIER.

In diesem Sinne gehe ich jetzt in die Küche und bereite Rosmarinkartoffeln für meine bald eintrudelnden Gäste vor.

Anfänglich wollte ich natürlich theoretisch noch die ganze Welt retten, so überzeugt war ich von LCHF (und bin es noch). Mit der Zeit hörte ich jedoch auf, zu „missionieren". Wenn mich jemand fragt, wie ich abgenommen habe, antworte ich „Gesunde Ernährung und Sport!". Automatisch entspannt sich das Gegenüber, schließlich hat jeder seine eigene Vorstellung von „gesunder Ernährung" und lässt mich in Ruhe. Ich hingegen habe die Wahrheit gesagt und lehne mich ebenso entspannt zurück. Nur wenn ich merke, dass wirklich näheres Interesse besteht, lasse ich mich dazu hinreißen, ins Detail zu gehen. Eigentlich sind nur wenige daran interessiert. Die Frage „Und wie läuft es mit dem Abnehmen?" oder „Isst du immer noch dieses LCHF?" scheint mir ähnliche Floskeln zu sein wie „Wie geht's?". Mittlerweile werde ich nur noch selten auf meine Ernährung angesprochen, denn für die meisten ist es zur Normalität geworden, viele kennen nur mein heutiges Aussehen und wissen gar nicht, was hinter mir liegt.

Meine Familie isst nicht LCHF! Und nun?

Das ist kein Problem. Dazu gibt es aus meiner Sicht zwei Lösungen:

1. Man kocht LCHF für sich separat.
2. Man wandelt die üblichen Familienrezepte zu LCHF passend um (nicht mit Mehl binden, Fettanteil erhöhen und Kohlenhydratanteil minimieren, etc.) und bereitet für die

anderen wie gewohnt eine Sättigungsbeilage, wie Nudeln, Reis, Kartoffeln oder Ähnliches, zusätzlich zu.

Ich habe schon vor LCHF ab und an separat für mich gekocht, da es einige Gerichte gibt, die ich sehr gerne esse, die Familie aber nicht. „Tödlichen Wirsing" beispielsweise würden sie niemals essen. Ansonsten koche ich wie in Punkt 2 beschrieben, auch wenn ich Gäste erwarte.

Der Vorteil als „Koch des Hauses" besteht eindeutig darin, dass ich bestimme, was auf den Tisch kommt. Das, was mich verlocken könnte, koche ich üblicherweise nicht. Besonders dann nicht, wenn ich in einer schwachen Phase stecke, wo mich schon Kleinigkeiten aus der Bahn werfen könnten. Ist man nicht für das Kochen verantwortlich, sollte man entweder um LCHF-taugliches Essen bitten oder, wenn das nicht möglich ist, sich selbst an den Herd stellen und für die eigene Mahlzeiten sorgen. Die Grundzüge des Kochens zu erlernen ist im Zweifel nicht schwierig, das Argument zählt nicht.

Die Kost auf unserem Tisch ist, verglichen mit einem Durchschnittshaushalt, deutlich kohlenhydratreduziert, der Mann isst in der Regel sogar konsequent LCHF. Dennoch käme ich niemals auf die Idee, der Familie irgendetwas an Lebensmitteln zu verbieten. Auch sie haben das Recht, frei zu entscheiden, wobei sie sich natürlich eine Menge über Ernährung anhören müssen. Ihr Handicap ist allerdings sicherlich, dass es viele Produkte bei uns Zuhause einfach nicht gibt, weil ich sie gar nicht erst kaufe.

Ist LCHF teuer? Kassensturz!

Das ist durchaus eine berechtigte Frage, der ich ein wenig auf den Grund gehen möchte.

Betrachten wir zunächst einmal, was man durch LCHF sparen kann! Du kannst gerne zu jeder der folgenden Positionen auf einem Zettel oder im Geiste die Summen notieren, die du mit dieser Ernährungsweise monatlich einsparst, und die Endsumme anschließend mit den vermuteten Mehrkosten verrechnen.

Bei LCHF sparst du die Kosten für:

- Sättigungsbeilagen wie Reis, Kartoffeln und Getreide sowie Produkten daraus, wie z.B. Nudeln, Pommes frites, Klöße, Reiswaffeln
- Süßigkeiten wie Schokolade, Gummibärchen, Kaugummis, Eis

- Süßes Gebäck und Kuchen

- Brot, Brötchen, Baguette, Toast, Croissants, etc.

- Ausgaben für Fastfood wie Burger, Pizza, Pommes

- Begleitknabbereien z.B. im Kino und abends vor dem Fernseher, wie Chips, Nachos, Erdnussflips

- Fertiggewürz-Tütchen (für Gerichte und Salatsaucen) und andere Fertigprodukte wie Pizza, Salatsaucen, bereits gewürztes Fleisch (z.B. mariniertes Grillfleisch)

- Müsli, Frühstücksflocken oder Cerealien aller Art

- Gesüßte bzw. aromatisierte Milchprodukte aller Art

- Süße Getränke wie Cola, Limonaden, Obstsäfte, Schorlen, Energydrinks

- Alkoholische Getränke wie Cocktails und Bier

- Viele Obstsorten

- Light- und Diät-Produkte aller Art

- Mitgliedsbeiträge für Unternehmen, die sich auf das Abnehmen spezialisiert haben

- Eiweißshakes, Diätpillen oder –tropfen

Da kommt schon ein Sümmchen zusammen, oder? Stattdessen benötige ich für LCHF frische Lebensmittel von guter Qualität, und die hat bekanntlich ihren Preis, oder? Ja, sicher, aber sie hat auch einen deutlichen Mehrwert für die Gesundheit. Dennoch habe ich für LCHF-ler einige Spartipps auf Lager:

- **Fettreiches Fleisch ist günstiger**

  Mageres Fleisch ist das, was Ottonormalverbraucher derzeit am liebsten kauft, gerne sogar Filets, die sogenannten „besten Stücke". Aber ein Tier besteht aus viel mehr als nur Filet und ich finde, dem sollte man Respekt zollen. Wenn Tiere schon für uns ihr Leben lassen, sollten sie auch möglichst vollständig verwertet werden. Innereien z.B. sind außerdem vitaminreich und sollten ab und an auf jeden Fall gegessen werden. Darüber hinaus sind Innereien und fettreiches Fleisch verhältnismäßig preiswert. Vergleiche einmal den Preis für Bauchspeck mit dem von Schweinefilet. Ist das Fleisch deshalb minderwertiger? Auf keinen Fall. Aus meiner Sicht ist es gerade wegen des höheren Fettgehalts sogar besser für mich.

- **Produkte aus dem Umland**

  Hast du schon einmal nachgeforscht, ob es in deiner Umgebung Bauernläden gibt? Meistens finden sich in nicht allzu großer Entfernung einige Anbieter. Es gibt sogar Nahrungsmittel aus ökologischem Anbau mit Onlineversand! Ich bin bei uns im Umkreis von nur 15 km sowohl für Obst und Gemüse als auch für Fleisch fündig geworden und sehr zufrieden mit meinen Einkaufsmöglichkeiten.

- **Vergleich verschiedener Anbieter**

  Es kann natürlich sein, dass der erstbeste Bauernladen relativ teuer ist. Die Preise zu vergleichen kann sich lohnen.

- **Beständigkeit**

  Nachdem ich meine Läden gefunden hatte, habe ich darüber hinaus die Erfahrung gemacht, dass man als Stammkunde kostenlose Extras erhält. Ganz zu schweigen von den Geheimtipps oder dem netten Nebeneffekt, dass man nicht selten, gerne begleitet von einem konspirativen Augenzwinkern, die besseren Stücke bekommt.

- **Geringerer Bedarf**

  Wenn der Fettanteil in den Mahlzeiten erhöht wird, benötigt man geringere Mengen auf dem Teller. Nach einer Weile macht sich das im Portemonnaie bemerkbar.

- **Gemüse der Saison**

  Gemüse und Obst steht uns nur deshalb das ganze Jahr über zur Verfügung, weil es entweder aus aller Herren Länder eingeflogen oder im Treibhaus großgezogen wird. Ich bevorzuge stattdessen das relativ preisgünstige Gemüse der Saison. Übrigens findet man auf Wanderungen im Herbst oft reife Beeren und auch wilde Kräuter. Wenn man beachtet, sie möglichst erst ab einer gewissen Höhe zu ernten (wo weder Fuchs noch Hund „drankommen"), kann man sich nicht nur sportlich betätigen, sondern hat auch Frischestes für den Teller.

- **Angebote**

  Die meisten Lebensmittel lassen sich hervorragend bevorraten, das ist besonders interessant, wenn man beim Einkauf ein echtes Schnäppchen machen kann. Ein größerer Tiefkühlschrank ist dabei sicherlich ein echter Vorteil.

- **Selbstversorger**

  Falls ein eigener Garten (oder ein Balkon) sowie ein zumindest hellgrüner Daumen vorhanden ist, kann man so einiges selbst anbauen. Es erfüllt mit echtem Stolz, das eigene Obst oder Gemüse auf den Tisch bringen zu können. Vor allen Dingen sind das nun wirklich Lebensmittel aus ökologischem Anbau (ich setze voraus, dass man den eigenen Garten nicht mit Gift bearbeitet).

Wenn man mag, kann man versuchen zu berechnen, ob LCHF teurer ist. Für mich ist das überflüssig, denn mein persönlicher Gewinn durch LCHF lässt sich in Euro nicht ausdrücken.

Was sagt der Mann zu deiner Veränderung?

Mein Mann war immer mein größter Fan! Ist das nicht schön?

Dass es anfänglich Differenzen gab, habe ich bereits berichtet. Nachdem wir uns ausgesprochen und mit den neuen Umständen arrangiert hatten, konnten wir die Veränderungen gemeinsam genießen.

Manchmal fühlen wir uns sogar wie frisch verliebt! Ich erinnere mich sehr warm und lebhaft an eine Situation, in der wir im Möbelhaus-Restaurant saßen und eine Kleinigkeit zu uns nahmen. Die Massen brummten wie ein aggressiver Bienenstock um uns herum. Stimmengewirr vermischte sich mit Kindergeschrei. Ich kaute gedankenverloren an meinem Salat, als der Mann unvermittelt in dem Gewühl meine Hand ergriff und richtig fest hielt. Im Schein der billigen Plastiklampe, die über uns baumelte, sah er mir tief in die Augen und sagte: „Es ist unglaublich. Nach diesen ganzen Jahren mit dir, habe ich manchmal – zum Beispiel genau JETZT – dieses Gefühl für dich. Wie frisch verliebt. Ganz viele Schmetterlinge in meinem Bauch." Ich war sprachlos. Wir saßen da (der „Bienenstock" um uns herum brummte weiter, ein Kind fiel, schlug sich das Kinn und kreischte hirnstechend). Er hielt meine Hand, meine Hand hielt die Gabel und mir fiel KEIN Wort ein. Mir! Hallo? Ich sagte nichts, er auch nicht weiter. Manches braucht keine Worte!

Der Mann ist sehr speziell, gerade deshalb liebe ich ihn. Es gibt kein geeigneteres Pendant zu mir und ich will auch kein anderes. Der eine oder keiner, das steht fest. Dass man sich so manches Mal über einander ärgert, das ist doch normal. Aber dennoch – das JA würde ich immer wieder abgeben! Stolz feierte er jedes verlorene Kilo mit mir und versorgte mich ab und an mit Komplimenten aller Art. Da mein Mann anders ist als andere, konnten die schon mal sehr unkonventionell ausfallen. Situationen wie diese muss man mit ihm einfach veratmen lernen:

Blogeintrag „Zweifelhaftes Kompliment"
25. Juni 2011 – Gewicht: 84,4 kg (41,5 kg verloren & definitiver UHU)

Der Mann saß neben mir auf dem Sofa, streichelte meinen Oberarm und sprach:

„Wenn man dir über die Haut streichelt, merkt man richtig, wie schmal du geworden bist. Aber da ist noch etwas... Die Haut fühlt sich so anders an. Wie bei einem Welpen..."

Gerührt entgegnete ich säuselnd: „So weich?"

Er schwieg einen Moment grübelnd und sagte schließlich: „Nein, eher so LOSE. Weißt doch, die müssen auch erst in die Pelle reinwachsen."

Also... tja... njamnjam... Danke dafür, Schurke!

Zusätzliche Motivationstipps

Die Motivation möglichst kontinuierlich auf einem hohen Level zu halten, ist eine große Unterstützung beim Abnehmen. Gerade wenn der erste Anfangsrausch vorbei ist, die Kilos nicht mehr im selben Takt davonschmelzen wie zuvor, muss man versuchen, die gute Laune oben zu halten. Ich war in der Beziehung recht phantasievoll. Von meinen Tagträumen, meinem regelmäßigen Vermessen meiner diversen Umfänge und meinen Musiklisten habe ich ja bereits erzählt. Aber das war noch lange nicht alles. Dir fehlen Ideen, wie du dich motivieren könntest? Dafür habe ich einige Tipps, vielleicht ist auch etwas für dich mit dabei.

Meilensteine

Von Anfang an hat mich meine Meilensteinliste begleitet. Darauf hatte ich alle kleinen Zwischenziele in der zu erwartenden Reihenfolge notiert. Da ich dabei sehr kreativ vorging gab es anfänglich so gut wie ständig etwas zu feiern und abzuhaken.

Meilensteine waren…

- jeweils jede **Unterschreitung eines 10er oder 5er** Kilobereichs (z.B. unter 110, unter 105, unter 100…)
- jeweils **10 % des abzunehmenden Gesamtgewichts** (ich wollte ursprünglich 55 kg abnehmen, also war das Erreichen der Abnahme von 5,5 kg, 11 kg, 16,5 kg jeweils ein Meilenstein auf meiner Liste)
- jede **Unterschreitung einer BMI-Grenze** (Adipositas Grad III, Grad II, Grad I, Prä-Adipositas und Normalgewicht; der BMI ist dabei jeweils altersabhängig)
- jedes Erreichen einer **kleineren Kleidergröße**

Es war ein höchst befriedigendes Gefühl, wenn ich wieder einen Meilenstein von der Liste streichen konnte. Sehr empfehlenswerte Maßnahme! Dir fällt noch der ein oder andere ein? Aufschreiben.

Es gibt aber auch Meilensteine der anderen Art, die sich nicht so einfach in Listen fassen lassen.

Die kleinen Ziele

Überleg dir, welche Nebenziele es zu erreichen gibt. Lass' alles raus, was dir einfällt. Einige meiner Ziele waren zum Beispiel:

- der Ehering passt wieder (das war mir sehr wichtig)
- das Süßigkeiten-Regal im Supermarkt ruft nicht mehr
- für Fortgeschrittene: Gummibärchen stinken!
- das erste Kompliment zur Abnahme
- ich schaffe wieder eine Rolle rückwärts
- ich traue mich ins Schwimmbad
- endlich Kleidung „von der Stange" kaufen
- die Rückkehr der Schlüsselbeine und Hüftknochen
- Beine übereinander schlagen und gleichzeitig entspannt sitzen bzw. atmen können
- Eisdielenstühle klemmen nicht mehr am Po fest (Kaffee, nur Kaffee!)

Belohnungen

Ich finde es wichtig, sich zwischendurch zu belohnen, schließlich hat man etwas geleistet. Belohnungen können sein:

- Besuch bei einem Friseur oder einer Kosmetikerin, aber auch die private Pflegestunde daheim
- Dazu vielleicht eine gute Bodylotion
- Eine Pulsuhr wäre ein guter Begleiter beim Sport und es gibt sie in den unterschiedlichsten Preiskategorien
- Sportkleidung
- Ein anderes Kleidungsstück
- Ein richtig gutes Buch
- Ein Ausflug, ein Kino-, Konzert- oder Theaterbesuch
- Eine Summe XY pro verlorenem Kilo für den Kaufrausch am Ziel

Aber man wählt natürlich nichts, was mit Essen zu tun hat! Leider bekomme ich immer wieder mit, dass sich jemand ein Festmahl als Belohnung für die Erreichung einer gewissen Gewichtsgrenze auslobt. Sonderlich smart finde ich das nicht. Essen ist definitiv **keine** geeignete Belohnung.

Toll fand ich die Idee von Polkadots, eine Blognachbarin und Mit-LCHFlerin, die sich extra eine Belohnungsschatzkiste zulegte. Wenn ihr unterwegs etwas auffiel, was sie schön fand, kaufte sie es und legte es in die Schatzkiste. Hatte sie eine Belohnung verdient, konnte sie sich etwas aussuchen. Die Idee ist klasse, denn dabei kann man sich gleich mehrfach freuen: Beim Kaufen, beim zwischendurch Stöbern in der Kiste und beim Auswählen.

Partner gesucht!

Im ersten Moment hatte ich erwogen, „geteiltes Leid ist halbes Leid" als Überschrift zu wählen, einfach weil ich Sprichworte ungemein gern mag. Aber das wäre natürlich die völlig falsche Botschaft. LCHF ist schließlich nicht mit Leid verbunden, im Gegenteil. Und so blieb mir nur diese leicht reißerische Überschrift, die bitte mit einem Augenzwinkern zu verstehen ist.

Mein Tipp: Such dir mindestens eine weitere Person, mit der du das Abnehmprojekt gemeinsam erleben kannst. Das macht viel mehr Spaß!

Ich hatte von Anfang an meinen Blog, Lady S. und noch weitere Menschen aus dem Blogumfeld oder dem LCHF-Forum mit denen ich mich rege ausgetauscht habe. Nein, du bist mit deinem Übergewicht nicht allein und du brauchst auch nicht allein abnehmen. Vielleicht hast du eine gute Freundin oder einen guten Freund, der ebenfalls abnehmen möchte? Besonders toll ist es natürlich, wenn der eigene Lebenspartner oder die eigene Lebenspartnerin mit in das Projekt einsteigt, allein schon wegen des Essens in den eigenen vier Wänden. Dazu kommt, dass man sich gegenseitig anspornen und sich über jedes verlorene Kilo gemeinsam freuen kann. Es ist auch schön, gemeinsam Sport zu treiben. Nichts zerrt dich eher vom Sofa, auch wenn du wenig Lust hast, als zu wissen, dass irgendwo am Waldesrand ein anderer sehnsüchtig auf dein Erscheinen und das gemeinsame Walken oder Joggen wartet.

Sollte der Abnehmpartner sich anders ernähren als du, was an und für sich kein Problem ist, solltet ihr euch bereits zu Anfang klar machen, dass Toleranz gefragt ist. Es wäre ebenfalls sehr kontraproduktiv, wenn es in einer Art Wettkampf ausarten würde. Seid ihr in der Lage, die Ernährungsweise des anderen zu akzeptieren und dem anderen einen eventuellen, besseren Erfolg vollständig zu gönnen? Sonst würde ich davon eher die Finger lassen, denn das würde ganz sicher früher oder später zu Auseinandersetzungen führen.

Es gibt niemanden in deinem Umfeld, mit dem du dich zusammentun kannst? Dann komm ins Forum. Einfach die Seite www.lchf.de/forum aufrufen und dich kostenlos registrieren. Da findest du ganz sicher viele nette Menschen, mit denen du deine Erfolge gemeinsam feiern kannst. Wir sind mittlerweile so viele Mitglieder, dass sich aus allen Teilen Deutschlands und auch aus der Schweiz, Österreich und weiteren Ländern nette Menschen finden. Wirf dich kopfüber in das bunte Getümmel, das macht Spaß und hilft.

Mich findest du dort übrigens auch. Vielleicht „piepst" du dann einmal und gibst dich als Leser zu erkennen. Es wäre mir eine ganz große Ehre.

Das persönliche Sammelalbum

In meinem Blog konnte ich meine Erfahrungen und Erlebnisse perfekt festhalten. Ich notierte zusätzlich ab und an Rezepte, stellte einige Fotos und auch meine Wiege- und Messergebnisse ein. Der Blog war mein persönliches Sammelalbum, das sich jeder, der Interesse daran hatte, ansehen durfte.

Das mit der Öffentlichkeit ist natürlich nicht jedermanns Sache. Alternativ könnte man eine Art Sammelalbum anlegen. Besorg dir einen hübschen Ordner in einer peppigen Farbe und fülle ihn nach und nach mit dem, was dich auf dem Abnehmweg begleitet und bewegt: Gedanken, Tagesprotokolle deines Essens, Fotos, Aufzeichnungen über sportliche Aktivitäten, Rezepte usw. Ein Ordner hat den Vorteil, dass man ihn immer wieder um weitere Blätter oder Materialien ergänzen und umsortieren kann, was mit einer herkömmlichen Kladde nicht möglich ist.

Bastele auf diese Weise dein eigenes Buch! Und wenn es sich nach und nach mit wunderbaren Erlebnissen füllt und immer bunter wird, wirst du eine Menge Spaß haben, immer wieder einmal zurückzublättern und auf das stolz zu sein, was du erreicht hast.

Das optimistische Kleidungsstück

Manchmal sehe ich Kleidungsstücke, die mir so gut gefallen, dass ich sie kaufen *muss*. Dabei spielt es keine Rolle, wenn sie zu klein sind und ich noch ein wenig schrumpfen muss, um hineinzupassen. Es war jedes Mal ein Kick für die Motivation, weil ich natürlich irgendwann unbedingt hineinpassen wollte. Einmal kam es ganz extrem:

Foreneintrag „Lieblingskleid-Challenge"
23. Oktober 2007 – 120,4 kg (LCHF noch lange nicht in Sicht)

Es begab sich zu einer Zeit, als ich wieder einmal heftig zugenommen hatte. Viel zu viel Essen zu völlig falschen Zeiten. Mein Gewicht explodierte förmlich nach oben weg und ich fühlte mich von Tag zu Tag schlechter. Die Hosen spannten immer mehr und die Blusen wurden an den Ärmeln merkbar enger.

Am 4. Oktober war meine Mutter bei mir zu Besuch und ich schlug vor, ins nahegelegene Outlet zu fahren. Hier bekommt man äußerst hochwertige Kleidung zu kleinem Preis. Nachdem ich dort die Kinderkleidungsabteilung durchwühlt hatte, ging ich meine Mutter unterstützen und schnüffelte in den „kleineren" Größen herum (meine Mutter trägt 40!).

Und DA war es. MEIN KLEID! Von Marc O'Polo, dunkelgrau. Fühlte sich an wie Flanell. So im Audrey Hepburn-Stil, ganz gerade geschnitten und ohne Ärmel. Unter der Brust mit einem schwarzen Band abgesetzt. Darunter müsste man etwas chices Schwarzes, vielleicht Langärmeliges anziehen, aber das dürfte wohl das kleinste Problem sein, denn bedauerlicherweise gab es das nur in Größe 40.

Ich zeigte es meiner Mutter und sie fand es ebenfalls schön. Auf einmal spürte ich, dass ich es haben muss. Mama starrte mich mit großen Augen an und fragte, ob ich jetzt verrückt geworden wäre und wann ich denn hineinpassen wolle. Ich sah sie an und sagte wie aus der Pistole geschossen: „Weihnachten!" Meine Mutter lachte und sagte, dass wenn ich das schaffen würde, würde sie mir das Kleid nachträglich bezahlen. Und so war es beschlossene Sache und ich habe mir das Kleid gekauft!

Das war 2007 und der Beginn einer weiteren, erfolglosen Diät. Meine Mutter musste mir das Kleid nie bezahlen. Stattdessen fristete es eine sehr lange Zeit in meinem Kleiderschrank sein Dasein. Immer wieder mal, wenn es mir in die Hände fiel, berührte ich es zärtlich. Den Glauben, dass ich eines schönen Tages doch hineinpassen würde, habe ich nie aufgegeben. Es war Teil meiner berüchtigten Tagträume, obwohl ich keine Ahnung hatte, wie ich darin aussehen würde. Fest steht: In meinen Träumen sah ich darin atemberaubend aus, denn was in meinen Tagträumen passiert, bestimme ich immer selbst.

Als ein großes Magazin im Frühjahr 2011 über mich berichten wollte und es anfangs unklar war, ob Fotos von mir dazu veröffentlicht werden sollten, bat ich meinen Mann richtig gute Fotos von mir zu machen. Ich hoffte, damit einem Termin mit einem echten Fotografen aus dem Weg gehen zu können, denn in der Beziehung war ich nach wie vor schüchtern. Schlussendlich wurde der Artikel veröffentlicht und meine Geschichte nahm darin ordentlich Zeilen ein, aber Fotos waren nicht dabei. Nicht schlimm. Dafür hatte ich nun schöne Fotos von mir, in *meinem* Kleid. Du kannst es dir in meinem Blog ansehen, es ziert den Titel ganz oben auf der Startseite.

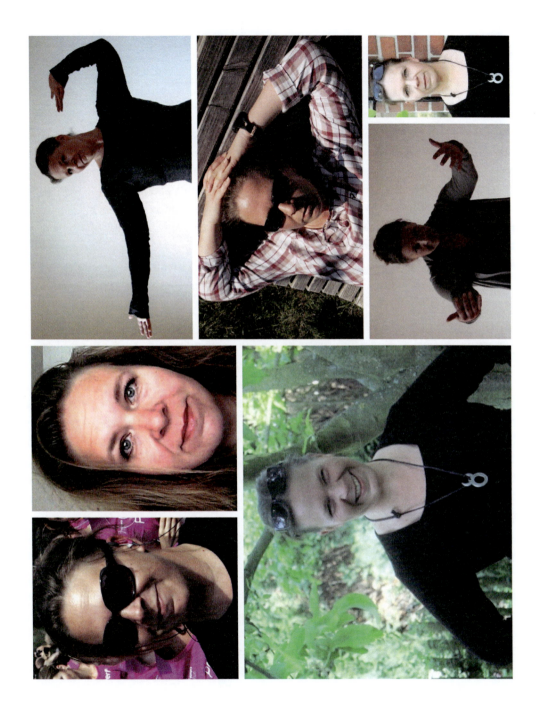

Sich regen bringt Segen

Manche sagen, dass Abnehmen ohne Sport nicht funktioniert. Andere sagen, dass Sport die Abnahme erschweren kann, weil dadurch mehr Hunger verursacht wird, und daher gerade am Anfang dem Abnehmenden ein Beinchen gestellt werden kann. Dritte nehmen angeblich in erster Linie dank Sport ab... Für jede dieser Theorien gibt es eine Fülle von Links, Texten und Ausführungen, nicht nur im Internet. Je nach Gusto kann man sich Fakten, die die eigene Einstellung untermauern, herausfischen und sich mit einem „Siehste!" entweder entspannt zurücklehnen oder erst recht eine Laufeinheit einlegen.

Mich haben die widersprüchlichen Informationen verwirrt. Daher entschied ich mich, auf meine innere Stimme zu hören und zu tun, wonach mir war. Ich bin ein Praktiker und Ausprobierer, Theorie und Wissenschaft liegen mir weniger.

Wie war es mit mir und dem Sport? Generell bin ich nicht gerade der sportlichste Mensch. Aus mir wäre niemals eine echte Leistungssportlerin geworden und schon erst recht keine Olympiasiegerin, auch wenn das eine unfaire Gemeinheit der Natur ist.

Als ich richtig dick war, verspürte ich überhaupt keinen Antrieb, mich zu bewegen. Ich hatte keinerlei Skrupel, auch eine kurze Strecke von 500 m mit dem Auto zurückzulegen. Es nervte mich, wenn ich die Treppe nach oben gehen musste, um etwas zu holen oder zu erledigen. Ich schickte lieber entweder die Kinder, denn die hatten viel flinkere Beine als ich, oder bündelte mehrere Aufgaben, wenn sich der Weg nicht umgehen ließ. Ich mied Bewegung, wo es möglich war. So eine blöde Treppe kann schon sehr anstrengend werden. Gänge dieser Art spürte ich in den Beinen und vor allem an der Atmung. Auf dem Sofa zu bleiben, war viel angenehmer.

Wie kam ich also während meiner Abnahme zum Sport? Gar nicht, denn der Sport kam ganz von selbst zu mir.

Durch die Ernährungsumstellung und die Abnahme verspürte ich sehr bald eine ungewohnte Energie. Ich verlor bereits in den ersten Tagen sehr viel Wasser und dadurch schmerzten meine Beine nicht mehr bei jedem Schritt. Ich war wach und entspannt. Außerdem forderte der Lernprozess, zukünftig Gefühle jeglicher Art nicht mehr aufessen zu wollen, eine neue Strategie, damit umzugehen. Ich konnte nun schlecht konstant meine Umwelt anpöbeln und anschreien. Ich saß auf meinem Sofa und spürte, dass Unruhe und Zappeligkeit in mir aufkeimten. Die Energie kroch durch die Füße in meine Beine. Die eine Alibi-Stunde Pilates pro Woche reichte bald nicht mehr aus, also begleitete ich meinen Mann ab und an auf eine Wanderung, wobei ich anfangs harsch an meine Grenzen geführt und durch alle Gefühlsebenen gezerrt wurde. Ich hasste wandern.

Um mich ein wenig konditionstechnisch aufzumotzen, kam ich auf die Idee, regelmäßig walken zu gehen. Oder spazieren - wie man es nun sehen möchte. Ich ging so oft es mir möglich war mindestens eine halbe Stunde. Erst ganz langsam, dann wurde ich schneller und stabiler. Und schon war ich bei 1 Stunde Pilates und 2-3 Mal walken pro Woche sowie gelegentlichen Wanderungen angekommen. Nach kurzer Zeit merkte ich, dass mir das Mehr an Bewegung sehr gut tat. Ich konnte meine Gefühle in Form von Bewegungsenergie abgeben. Außerdem fühlte ich mich hinterher prächtig. Ich war stolz auf mich und der Körper fühlte sich herrlich bewegt an.

Bewegung war auch aus anderen Gründen förderlich für meine Abnahme, denn nach dem Sport war ich satt. Mag sein, dass das nicht bei jedem so ist, aber mich begeisterte es. Plus dass die Bewegung logischerweise Energie verbraucht. Ich war also ruhig, entspannt, ausgeglichen, glücklich und nahm ab. Was will man mehr?

Nach und nach wurden die Strecken länger, bis ich mich eines Tages ans Joggen wagte. Dieser Moment war Gänsehaut pur. Böse Zungen behaupten scherzhaft, dass ich vor allem deshalb zum Joggen wechselte, weil ich auf diese Weise schneller wieder auf dem Sofa war (sehr böse Zungen, wie ich finde, aber egal). Recht schnell war ich dadurch bei 1 Stunde Pilates und zwei- bis dreimal etwa 1 Stunde laufen pro Woche sowie gelegentlichen Wanderungen.

Aber das war noch nicht das Ende meiner „sportlichen Karriere". Später folgte zunächst die C-Lizenz (Trainerschein) sowie die ersten eigenen Kurse. Beides war ein weiterer Auftrieb für mein Selbstbewusstsein. Danach habe ich auch noch die B-Lizenz geschafft und gebe im Schnitt 6 Zeitstunden Kurs pro Woche, von Bodystyling über BauchBeinePo bis hin zu Pilates und einem Rückenkurs.

Das reicht, finde ich. Wobei... so ein Halbmarathon.... Nur für's Ego? Mal sehen.

Ich kann sagen, dass meine Sportentwicklung eine spannende Wundertüte war. Nicht ich kam zum Sport, sondern der Sport zu mir. Völlig natürlich und in dem Maße, in dem ich dazu körperlich in der Lage war. Öffne vorsichtig die Wundertüte und lass dich überraschen. Aber übertreibe es nicht. Fordern ja, überfordern auf gar keinen Fall.

Den Anfang finden

Wenn ich dich mit meiner kleinen Ausführung über Sport ein wenig motivieren konnte, stellt sich dir vielleicht die Frage, wie du denn nun am besten das Thema Sport für dich in Angriff nehmen könntest. Wenn es auch nur im Entferntesten möglich ist, würde ich damit anfangen, regelmäßig zu spazieren oder zu walken. Dazu brauchst du lediglich zunächst einmal nur vernünftige Schuhe und bequeme Kleidung, ansonsten ist dieser Sport kostenlos. Gehe ruhig etwas zügiger, es sollte schon auch für die Ausdauer förderlich sein. Du wirst bald merken, dass deine Kondition sich verbessert, und daher solltest du deine Strecke oder deine Geschwindigkeit – irgendwann sogar beides – nach und nach verlängern bzw. erhöhen. Du könntest aber ebenso gut radfahren oder schwimmen gehen.

Zusätzlich finde ich Sport begrüßenswert, der auch andere Fitnessfaktoren fördert. Fitness ist nämlich ein Zusammenspiel der Faktoren Ausdauer, Beweglichkeit, Kraft, Koordination und Schnelligkeit. Wenn du stark übergewichtig bist, würde ich, neben dem bereits erwähnten Walken, das man auch in Eigenregie machen kann, mit Sportarten wie Pilates oder Yoga anfangen. Das ist weniger „wild", stärkt die Muskulatur, hilft gegen Verspannungen, unterstützt die seelische Balance, fördert die Beweglichkeit und die Koordination. Ab und an findet man sogar Sportkurse, die speziell für Übergewichtige angeboten werden.

Es wäre übrigens einer meiner Träumchen, einen solchen Kurs anbieten zu können. Idealerweise zwei Stunden am Stück, wobei eine für den Sport reserviert wäre, der auf alle Fitnessfaktoren (passend zum Leistungsstand der Teilnehmer) eingehen sollte. In der zweiten Stunde hätte ich gerne eine Art Arbeitskreis oder Gesprächsrunde, damit man mit Gleichgesinnten seine Erfahrungen beim Abnehmen, die Fortschritte, im Zweifel die Rückschritte, aber auch Gedanken und Gefühle teilen kann. Eine Gruppe, in der man Unterstützung, Rat und Hilfe findet, und Menschen, die nachvollziehen können, was in einem in Bezug auf das Abnehmen vorgeht. Dazu vielleicht noch ein paar Entspannungs- und Wahrnehmungsübungen sowie Traumreisen... Ach ja, das wär schön, und ist ganz sicher etwas, was ich in naher Zukunft angehen werde.

„Dein Kurs wäre wirklich etwas für meine Freundin. Aber sie ist sehr dick und darum traut sie sich leider nicht." Ja, das höre ich öfter. Und ja, ich verstehe den Gedankengang, denn die Angst davor, mit den anderen im Kurs nicht mithalten zu können oder wegen des Gewichts schief angesehen zu werden, ist nicht ungewöhnlich. Ich weiß selbst noch, dass da einmal eine recht hohe Hemmschwelle lag und ich vor Nervosität fast Magenkrämpfe hatte. Aber nachdem ich sie einmal überwunden hatte, war ich froh, es gewagt zu haben. Und das, was ich zuvor befürchtet hatte, ist nie eingetreten.

Als Trainerin im Sportverein für diverse Gymnastikaktivitäten, kann ich dir die Teilnahme an Kursen im Verein oder bei anderen Veranstaltern, wie beispielsweise der VHS, ans Herz legen. Es macht viel Spaß, sich in der Gruppe zu betätigen, und man lernt viele neue Leute kennen. Das Angebotsspektrum in solchen Vereinen ist nicht selten ein buntes Portfolio der unterschiedlichsten Sportarten. Ich habe es in meinen Gruppen bislang nicht anders erlebt, als dass alle Neuen aufgeschlossen und mit Interesse aufgenommen wurden. Egal, ob groß, klein, alt oder jung, dick oder dünn, fit oder nicht, alle sind gleichermaßen Willkommen. Du lebst in meiner Nähe? Komm vorbei und teste es selbst.

Sportbekleidung für Übergewichtige

Manche stark Übergewichtigen glauben bereits im Vorfeld an der Beschaffung der Sportkleidung zu scheitern. Klar, die Hersteller von Sportbekleidung konzentrieren sich in erster Linie auf die Durchschnittsgrößen, denn dafür findet sich mehr Kundschaft. Und doch gibt es auf jeden Fall auch Sportkleidung für große Größen. Aber mit etwas Suchen wird man wirklich fündig.

Für die Damen höchst wichtig: Ein gutsitzender Sport-BH. Dazu würde ich, wenn möglich, ein Wäschegeschäft aufsuchen, denn nur wenige kennen ihre eigene BH-Größe tatsächlich.

Gutes Schuhwerk ist besonders wertvoll, gerade wenn es um Sportarten geht, bei denen man läuft, springt oder schnell geht. Das gilt natürlich in besonderem Maße für Übergewichtige, denn je nach Sportart belastet man die Füße mit einem Vielfachen des eigenen Körpergewichts. Dafür gibt es aus meiner Sicht nur einen Beschaffungsweg: Der Kauf nach persönlicher Beratung im Fachhandel. Jeder hat seinen eigenen Bewegungsablauf und darüber hinaus sollte das Modell als solches auf ein höheres Körpergewicht ausgelegt sein. Schuhe sind wirklich der ungünstigste Punkt, um zu sparen. Aber im Fachhandel kann man glasklar ebenfalls Schnäppchen machen, es muss ja nicht immer das neueste Modell sein.

Blogeintrag „Diese Sudda-Version ist nicht laufkompatibel!"
03. November 2009 – Gewicht: 105,7 kg (21,2 kg verloren)

Da bin ich also raus zum Laufen.

Wobei... Falsch! Erst hab ich hinter der Haustür gelauert, dass die Tochter heimkommt und sie genötigt, sich für das Laufen fertig zu machen. Schließlich hatte sie versprochen, ein allererstes Mal mit ihrer Mutter (also mir) laufen zu gehen. Vorher essen geht eh nicht und Regenfront war angesagt – also HOPPHOPP! Und die Tochter ist tatsächlich freudestrahlend mit Mama losgelaufen.

Ich lief in meinem Takt, die Tochter tänzelte nebenher und erzählte etwas aus ihrem Leben. Sie lief mal ein Stück vor und wieder zurück (so 100 m), kratzte sich am einen Bein, hopste auf dem anderen herum, seufzte, fragte, wie lange es dauern würde, bis ich schneller laufen könne...

Und ich lief und lief und lief... (es hatte etwas von einer alten Dampflok!)

Die Tochter dehnte sich ein bisschen, weil sie etwas Seitenstiche hatte, lief schon mal zum nächsten großen Baum vor, kam im Sprint zurück, zog sich die Socken hoch, band mal die Schnüre, erzählte noch etwas.

Und ich lief und lief und lief...

Der Tochter wurde es etwas langweilig, sie schlug eine Abkürzung vor, mahnte heranrückenden Regen an, rannte noch einmal 100 m vor, um zu gucken, wo wir da rauskommen, rannte zurück, hopste eine Weile im Hopserlauf nebenher, erzählte noch etwas... Nämlich dass ich echt toll abnehmen würde und sowieso super bin.

Und ich lief und lief und lief...

Als dann die Tochter plötzlich im gleichen Tempo neben mir her GING, war es genug!! Die letzten 200 Meter hab ich richtig Feuer gegeben, mit dem Resultat, dass ich anschließend fast tot war. Die Tochter aber NICHT!

NACH EINER STUNDE WAREN WIR ENDLICH ZUHAUSE!

Die Tochter meinte, sie wüsste noch nicht, ob sie das nächste Mal mitläuft. Das war nämlich voll weit.

Tja... das wär aber total schade! ;o)

LCHF-Erfolgsgeschichten

Wer abnehmen möchte, liebt sie: **Erfolgsgeschichten!**

Ich sauge sie nach wie vor immer wieder begeistert in mich auf. Daher bin ich stolz, euch die Geschichten von Menschen zu präsentieren, die ich auf meinen Weg gefunden habe und die mir irgendwie ans Herz gewachsen sind...

Inka – was für ein Gesicht!

Ich sehe nicht oft Menschen, die ich richtig, richtig schön finde. Mag sein, dass ich besonders kritisch bin. Inka hingegen ist eine junge Frau, die ich auch wunderschön fand, als sie noch deutlich mehr wog. Ihr Gesicht ist ein Traum – heute wie damals.

Leider kann ich mich nicht mehr recht daran erinnern, wann und wo ich sie das erste Mal entdeckt habe. Ich schätze sie sehr als Blognachbarin, Forenmitglied, aber ganz besonders für ihre verrückten und phantasievollen Statusmeldungen bei Facebook.

Inkas Geschichte:

Der entsetzte Ausdruck auf dem Gesicht der Menschen, wenn sie hören, dass ich manchmal nur einmal täglich und eigentlich nie mehr als zweimal täglich esse, ist für mich heute im Alltag die einzige Erinnerung an eine Zeit, in der Hunger für mich allgegenwärtig war.

Mein Leben war immer bestimmt von Hunger. Ein unstillbarer Hunger, der mich bereits als Kind dazu brachte, den Nachbarn aus ihrem Tiefkühlschrank im Keller Eis zu klauen. In unserem Tiefkühlschrank gab es kein Eis. Manchmal, wenn meine Mutter beruflich unterwegs war, brachte sie aus dem Hotel diese Miniportionen Nutella mit. Es gab also etwa einmal im Jahr Nutella, auch sonst wurde bei uns zu Hause sehr darauf geachtet, dass nicht allzu viel Ungesundes zur Verfügung stand.

Ich weiß nicht, woher mein Hunger kam, ich vermute, dass ich bereits als Kind versuchte, eine Leere in mir mit Essen zu füllen. Als ich auszog und die Macht über die Kühlschrankfüllung ganz bei mir lag, ging es erst richtig los, eine Essstörung wie aus dem Lehrbuch.

Fressanfälle, bei denen ich mehrere Packungen dieser schrecklichen Industriebaguettes vernichtete, dazu Schokolade und jede Menge Cola. Der Cola gebe ich heute die Hauptschuld daran, dass mein Stoffwechsel so durcheinander ist, dass kleinste Mengen Kohlenhydrate zu sofortigen Gewichtszunahmen führen. Irgendwann, ich vermute 2009 oder 2010, beschloss ich, meiner Cola-Sucht den Kampf anzusagen. Ich schmiss alles raus, stieg auf Light-Produkte um und auf Apfelschorle (ja...). Aber der Hunger blieb.

Zwischen Mai und September 2011 nahm ich an einer Studie des UKE in Hamburg teil. Es wurde ein Implantat getestet, das in den Zwölffingerdarm eingesetzt werden sollte - da von dort angeblich an das Gehirn gemeldet wird, ob man satt oder hungrig ist. Zum Glück war ich nur in der Kontrollgruppe, denn im Nachhinein finde ich dieses Konzept nur noch gruselig - soweit ich weiß wurde das Implantat nicht weitergetestet. Ich wurde aber, da in der Kontrollgruppe, über mehrere Monate von der Ernährungsberatung betreut, regelmäßig durchgecheckt und gewogen. Zu dem Zeitpunkt wog ich knappe 132 Kilo bei 1,69m Körpergröße.

Ich hungerte mir etwa 13 Kilo herunter, versuchte mit Bewegung Kalorien zu verbrennen, um mir ein Stück Schokolade zu erarbeiten. Ein anderes Konzept gab es damals für mich nicht, ich war zu 100 Prozent kaloriengläubig und natürlich low-fat-überzeugt. Der Hunger blieb und ich fühlte mich nicht wohl, nicht glücklich, trotz Gewichtsverlust. Ich war immer noch in einer Art Belohnungsprinzip verhaftet - "wenn ich 10 Kilo geschafft habe, kauf ich mir ein Eis" - so etwas postete ich auf Facebook. Essen wurde abgezählt, Kalorien notiert, einmal die Woche erlaubte ich mir einen Burger mit Bacon und Käse. Die restliche Zeit dachte ich darüber nach, wie ich Kalorien einsparen und mir den Rest des Tages noch einteilen könnte.

Dann kam ein neuer, sehr stressiger Job und unten im Haus befand sich ein Coffeeshop, dessen White Chocolate Mocha zu meinem Seelentröster wurde. Meine damalige Beziehung hatte bereits jede Menge Risse, Wunden und Narben, hing am seidenen Faden. Mein Seelentröster enthielt über 60 Gramm KH - nicht dass ich damals die Idee gehabt hätte, dass das schlecht für mich sein könnte - und ich brauchte mindestens einen Seelentröster täglich.

Schließlich, nicht einmal ein Jahr später, kam der Burn-out. Zu diesem Zeitpunkt lag ich bereits wieder bei 126 Kilo und es sollte noch schlimmer kommen. Krankgeschrieben und auf einen Therapieplatz wartend blieb ich zu Hause, bewegte mich nicht mehr, meine Beziehung

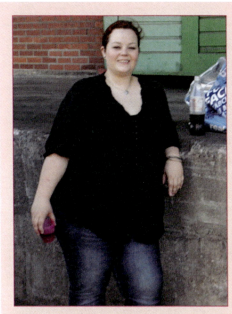
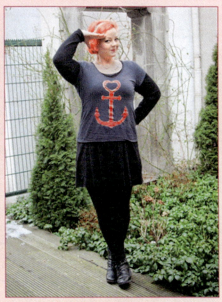
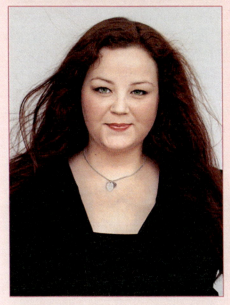
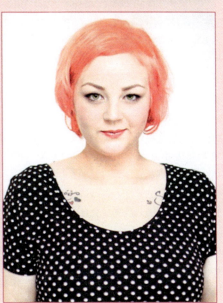

ging langsam in die Brüche. Ich verdrängte und versuchte die Leere mit Essen zu füllen. Denn wieder einmal war der Hunger einfach viel zu groß geworden.

Während dieser Zeit begannen einige meiner Freunde mit Cross-Fit, einer Art extremem Zirkeltraining, zu dem auch eine gewisse andersartige Form der Ernährung empfohlen wird - Paleo, Steinzeiternährung. Ich hörte das erste Mal von einem Zustand, in dem der Körper sich, bzw. sein Körperfett, quasi selbst verbrennt - Ketose. Also begann ich, meine Freunde mit Fragen zu löchern, fing an zu recherchieren, und stieß Anfang 2013 über Suddas Blog und das LCHF-Forum auf die extremere Variante der kohlenhydratarmen Ernährung – LCHF.

Natürlich hatte ich auch vorher schon von Low-Carb gehört, hatte aber immer gedacht: „Wenn ich kein Brot mehr essen darf, hab ich ja gar nichts mehr, worauf ich meine Halbfettmargarine streichen kann" - und dementsprechend für mich ausgeschlossen. Die Idee, plötzlich Fett essen zu dürfen, faszinierte mich, und ebenfalls diesen Zustand, den wir Ketose nennen, zu erreichen. Ich mag Experimente, ich verstehe Dinge besser, wenn ich sie anfassen und ausprobieren kann, und dabei messen, was passiert. Also fing ich Ende Januar 2013 an, und hatte den Plan, Kohlenhydrate langsam auszuschleichen. Zunächst wollte ich nur noch 1-2 Mal die Woche Kohlenhydrate essen. Als ich nach meinen ersten 5 kohlenhydratfreien Tagen auf die grandiose Idee kam, Nudeln zum Gulasch zu essen, bekam ich die Quittung: Kalter Schweiß, Magenschmerzen, Übelkeit, Durchfall, das ganze Programm. Mir wurde klar, dass ich mich all die Jahre vergiftet hatte, mit billigen Füllstoffen und krankmachendem Getreide.

Mit LCHF fiel mir nichts mehr schwer, ich hatte nicht einen Moment das Bedürfnis, Nudeln zu essen. Bis heute nicht. Natürlich, zwischendrin duftet Brot mal sehr verlockend. Kartoffeln sind etwas, das ich vermisse. Aber der Rest? Macht mir Bauchschmerzen. Will ich nicht. Und das ist der Punkt. Ich will nicht. Oft werde ich von Menschen, die zum ersten Mal mit mir gemeinsam essen, gefragt, was ich denn so "darf" oder "nicht darf". Dann sage ich: "Ich darf alles. Ich will nur nicht."

Ich muss dazu sagen, ich bin keine Hardliner-LCHFlerin. Bei mir darf mal Süßstoff in meinen Kaffee oder Tee, ich trinke ab und zu Alkohol und klaue meinen Freunden 2 bis 3 Pommes von ihrem Teller. Viel Obst gibt es bei mir nicht, wenn dann sind es meistens Blaubeeren oder, wenn Saison ist, Erdbeeren. Meine Favoriten im Alltag sind 2 Eier als Rührei (früher waren es 3 Eier, aber die schaffe ich mittlerweile nicht mehr), eine halbe Packung Bacon und etwas Käse, manchmal ein bisschen Salat dazu. Ab und zu mache ich Hackbällchen in Tomatensoße, manchmal brate ich Hähnchenbrustfilet und esse dazu Mayonnaise. Besonders gerne esse ich Chorizo mit Schafskäse und Zucchini im Ofen gebacken.

Auswärts esse ich im Prinzip alles, worauf ich Lust habe, es gibt selten Probleme beim Umbestellen. Ich liebe alle Arten von Curry, Burger, Steaks, Salate - und ich hab keinen Hunger mehr - jedenfalls nicht so wie früher. Ich bin befreit von dem ständigen Ans-Essen-denken-müssen.

Man könnte meinen, dass mit LCHF ein wenig die Genussfähigkeit verloren geht, aber tatsächlich ist es genau anders herum: Im Prinzip genießt man die leckeren Sachen doch viel mehr, wenn man die meist geschmacksfreien Beilagen weglässt. Warum den Krabbensalat auf ein Brötchen geben? Warum nicht einfach die Bolognese-Soße ohne Nudeln essen?

Wenn man es sich recht überlegt, gibt es nichts, das ein Leben mit LCHF ansatzweise entbehrungsreich macht, und die Dinge, die man im Gegenzug für einige konsequente Einschränkungen bekommt, sind es umso mehr wert, die eine oder andere Kleinigkeit wegzulassen. Insbesondere, wenn ich meine vorherigen Abnehmversuche und die Entbehrungen, die damit verbunden waren, mit den wenigen, kleinen Einschränkungen bei LCHF vergleiche, gibt es für mich keine Fragen mehr. Zumindest nicht was Ernährung angeht. Ich kenne meine Stolperfallen, und grundsätzlich ist meine ketogene Ernährung zur Gewohnheit geworden.

Lady S. – mein Augenstern

Neulich auf der Arbeit sortierte ich meine privaten Dateien auf dem Rechner. Da kommt immer wieder etwas zusammen: Briefe, Sicherheitskopien dieses Buchs, aber auch das ein oder andere Foto. Als ich so vor mich hin klickte, fand ich eine wundervolle Erinnerung.

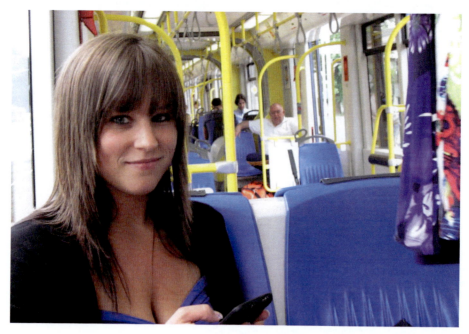

Lady S. – Sommer 2011 – 65 kg

Lady S., mein Augenstern! Sieht sie nicht unglaublich glücklich auf diesem Foto aus? Ich erinnere mich noch genau an diese Situation. Wenn ich Fotos von ihr sehe, geht mir das Herz auf. Ich kenne sie seit Jahren. Sie war erst 16 Jahre alt, als sie 2005 als meine Auszubildende in der Firma begann. Es war Liebe auf den ersten Blick, ich hatte keine Chance gegen ihren Charme. Sie war damals recht schüchtern, wohl auch, weil sie einiges auf den Rippen hatte. Viel zu viel für ein bezauberndes junges Mädchen. Es ist nicht leicht, übergewichtig zu sein. Besonders hart ist es aber als Teenager, denn da kann der Umgangston untereinander durchaus rau werden.

Wir entwickelten schnell einen intensiven Draht zueinander, manchmal empfinde ich fast Muttergefühle, ob sie das nun will oder lieber nicht. Mit ihr zu arbeiten ist schön, wir sind ein fröhliches Volk und manchmal lachen wir so sehr, dass es uns unmöglich ist, vernünftig zu arbeiten. Zusammen gingen wir durch dick und dünn. Nicht nur sprichwörtlich, sondern tatsächlich. Seit November 2009 nahm auch sie mit LCHF ab und wir genossen es, uns ständig austauschen zu können. Geteiltes Leid ist schließlich halbes Leid!

„Schau mal, Süße, was ich gefunden habe. Kannst du dich noch daran erinnern?", fragte ich sie und drehte den Bildschirm mit dem Foto in ihre Richtung. Ihr Schreibtisch berührt meinen, wir sitzen uns gegenüber.

„Daran kann ich mich sehr gut erinnern, das war in der Straßenbahn auf dem Weg zum Fotoshooting für ein Frauenmagazin in Köln. Ich weiß auch noch, wie nervös DU warst – im Gegensatz zu mir… obwohl, etwas unsicher war ich schon, als alle Augen in der Fußgängerzone beim Fotografieren neugierig auf mich gerichtet waren", entgegnete sie mir schelmisch grinsend.

„Trotzdem warst du gegen mich immer noch cool wie ein Eiswürfel! Ich hätte das nicht gekonnt. Auf und ab und auf und ab, auf hohen Absätzen und mit strahlendem Lächeln. Das war natürlich höchst interessant für die Passanten. Das war schon eine große Sache! Du mit einer Reportage inklusive Fotos in einem Magazin mit beachtlicher Auflagenzahl. Wenn das kein großer Erfolg war, was dann? Wie viel hattest du damals abgenommen?", grübelnd zog ich mit meinem Bleistift kleine Spiralen auf einem alten Blatt Papier.

„Es waren genau 30 kg, von 95 kg auf 65 kg. Hätte man mir das erzählt, als ich noch so dick war, hätte ich es nicht geglaubt. Es gab zwar manchmal Zeiten, in denen es nicht einfach war, aber das Ergebnis war den Kampf gegen die Kilos wert."

Erstaunt sah ich auf. „Nicht einfach? Was fiel dir denn schwer? Hattest du ein Verzichtsgefühl? Ich erinnere mich jedenfalls daran, wie du beim gemeinsamen Joggen mal überlegt hast, was du jetzt essen würdest, wenn du könntest, wie du wolltest…".

„Schwierig war für mich, der Schokolade zu widerstehen, was nicht immer geklappt hat. Du weißt, ich bin ein Leckermäulchen", seufzte sie.

„Oh ja, bis du die Schokosahne für dich entdeckt hast! Dein Schokoladenersatz…", ich zog die Stirne kraus (darüber habe ich bereits an anderer Stelle berichtet), „Und doch bist du eine der wenigen, die nach einer Ausnahme immer wieder zurück in die Spur gefunden hat. Überhaupt, wenn man bedenkt, wie jung du warst, hast du dich äußerst tapfer geschlagen. Das finde ich nach wie vor bemerkenswert. Im Gegensatz zu mir hast du ja auch recht fleißig das Ernährungstagebuch genutzt und jeden Klecks Mayonnaise notiert."

Lady S. nickte eifrig. „Mein persönlicher Vorteil war, dass ich mit 21 Jahren in meine erste, eigene Wohnung gezogen bin, und von da an selbst verantwortlich für mein Essen war. Es lag ab dem Moment in meiner Verantwortung, welche Lebensmittel über die Schwelle kamen."

Ich ging dazu über, gedankenverloren auf dem Stiftende zu kauen. „Was mich interessieren würde, ist, welche Veränderungen für dich am bemerkenswertesten waren. Gut, jetzt mal abgesehen davon, dass du jetzt natürlich granatengut aussiehst. Wobei du auch mit Übergewicht auffallend hübsch warst, das will ich gar nicht in Abrede stellen. Aber was hat sich noch verändert?"

„Ha, ich weiß, worauf du hinaus willst: Das Selbstbewusstsein! Und du hast Recht, das ist natürlich heute ganz anders. Es ist aber auch ein Unterschied, ob du weggehst und immer wieder mal dämliche Beleidigungen von völlig Fremden einstecken musst, oder jetzt nette Komplimente erhältst, übrigens auch von Fremden!", sie strahlt. „Und Sport! Sport nicht vergessen. Mittlerweile bin ich regelmäßige Besucherin im Fitnesscenter und kann problemlos joggen. Daran wäre früher nicht zu denken gewesen. Apropos... Hab ich dir eigentlich schon gesagt, dass ich für den diesjährigen Women's Run eine Zeit von **unter** 30 min. anvisiere?". Ihre Wimpern klimperten provozierend.

Sofort plusterte ich mich auf: „Moah, geh mir nicht auf den Keks! **Unter** 30 min. Ich bin alt, du bist jung, deine Beine tun's noch viel besser als meine. Außerdem bist du leichter. Das ist **so** unfair! Aber hack nur auf einer alten Frau herum, du kleines Vögelchen. Wenn ich noch so jung wäre wie du..."

An dieser Stelle steigen wir aus diesem kleinen Gespräch aus.

Besser ist das. ☺

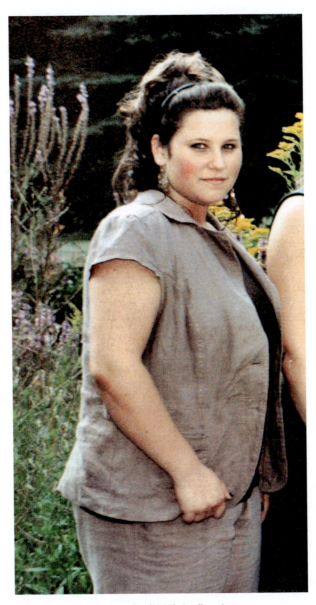

Lady S. vorher (2009), Quelle: privat

Klara Nierling – Nicht mein Weg!

Eines Morgens fand ich eine Nachricht in meinem Mail-Eingang. Eine gewisse Klara schrieb mir, dass sie meine Geschichte, meinen Erfolg beim Abnehmen, sowie meine Offenheit im Blog sehr bewundernswert fände, auch wenn mein Weg nicht der ihre sei. Ungewöhnlich, denn meistens schreiben mir Menschen, die dringend Fragen rund um LCHF beantwortet haben möchten, aber Fragen hatte sie keine. Umso erstaunter war ich, als sie auf einmal doch mit LCHF begann, wie ich im Forum und auch auf ihrem Blog mitbekam. Hatte ich sie irgendwie falsch verstanden? Hm.

Aber Klara erweist sich immer wieder als spannende Wundertüte, immer für eine Überraschung gut. Ich habe nicht schlecht gestaunt, als sie eines Tages vor einer meiner Kursstunden vor der Halle stand. Damit hatte ich nicht gerechnet, denn zwischen Klaras Wohnort und meinem liegen einige hundert Kilometer Distanz! Eine herrliche Überraschung. Ich habe sie sofort erkannt, schließlich hatte ich sie bereits auf dem ein oder anderen Foto gesehen. Ich war baff. „Ich hab mir schon länger gewünscht, mal eine Sportstunde mit dir zu machen.", lachte sie mich mit blitzenden Augen an. Und sie nahm teil, sogar zwei Sportstunden lang.

Nicht <u>mein</u> Weg...

An manche Dinge erinnert man sich einfach, auch wenn man nie gedacht hätte, dass man sich an sie erinnern würde. Es war November 2012, draußen war es vergleichsweise mild und ich saß vor dem Rechner meines besten Freundes. Ich hatte ihm versprochen, an diesem Tag die Bauarbeiten in seiner Wohnung zu beaufsichtigen. Nun saß ich da. Was tut man, wenn einem langweilig ist? Man surft im Internet!

Ich hatte vor einigen Wochen begonnen, meine Ernährung umzustellen. Ich verzichtete bereits auf Nudeln, Kartoffeln und Süßigkeiten wo es nur ging. Im Oktober 2012 war ich mit 133,6 kg gestartet und nun bei 127 kg. Es war mir gelungen, meinen täglichen Süßigkeiten-Konsum (durchschnittlich 500 Gramm) weitestgehend durch Obst zu ersetzen. Aber all das machte ich ohne irgendeinen besonderen, festgelegten „Plan". Ich hatte mir nur gedacht, dass diese Massen einfach nicht gesund sein können. Aber das war mir nicht genug! Ich hatte schon so viele Diäten durch und war es leid, immer wieder an der gleichen Stelle zu scheitern, weil ich mich zwar bemühte, aber nicht mit dem Herzen dabei war.

Eine Freundin gab mir den Tipp: „Wenn du noch mehr Kohlenhydrate einsparen willst, dann schau dich doch mal in dem Blog ‚Sudda Sudda' um, die hat dort auch viele Rezepte." Da saß ich nun, neben mir ein Rosinenbrötchen dick mit Leberwurst beschmiert und googelte nach ‚Sudda Sudda'.

In den folgenden Stunden waren mir die Handwerker egal! Ich war vollkommen versunken in einer anderen Welt. Da war jemand so wie ich! Und sie hat es geschafft! Ich war begeistert von den Geschichten, die ich da las. Das war keine weltfremde Frau, keine von diesen "Ich hab angefangen, dann lief alles gut und ich weiß gar nicht wo euer Problem liegt"- Frauen, sondern eine Frau und ihr Leben mit allen Höhen und Tiefen. Kurz entschlossen entschied ich mich dafür, LCHF auszuprobieren, denn auch ich hatte nichts mehr zu verlieren!

Ich schrieb ihr gleich. Stellte mich vor und bedankte mich für ihren Blog und ihre Offenheit! Zitat aus der Mail: **"Er ist GROSSARTIG, ein MUT-MACH-Blog! Mein Weg ist nicht dein Weg, denn ich bin nicht Du."**

Heute, knapp 1 Jahr später und mit 50 kg weniger, weiß ich es ein wenig besser! Ihr Weg ist auch mein Weg. Wir machen es zwar jeder auf die eigene Weise, aber es ist und bleibt derselbe Weg. Noch heute schöpfe ich Kraft aus ihrem Blog, durfte sie persönlich kennenlernen und schätze sie sehr. Mein Weg hat auch Höhen und Tiefen, aber durch ihren Blog, ihr Leben lernte ich, damit viel entspannter umzugehen.

Schlussendlich war der Schritt zu LCHF für mich recht leicht, da ich ja bereits begonnen hatte, die Kohlehydrate zu reduzieren (Low Carb). Ich hatte zwar zunächst Angst, dass ich es ohne Brot nicht schaffen könnte, aber diese Angst verflog bald.

Durch den Blog und die LCHF-Gemeinschaft, die ein unschätzbarer Fundus an Erfahrungen und Tipps ist, habe ich mich schnell zurechtgefunden. LCHF ist für mich kein reines Mittel zur Gewichtsreduktion, sondern Teil meines Lebens. Es gibt keinen Essensplan, keine 100 %igen Richtlinien, nein, es zwingt einen, sich mit seinem Körper und den eigenen Bedürfnissen auseinanderzusetzen, zu schauen, was einem gut tut und was nicht. Das macht es meiner Meinung nach zu einer nachhaltigen Ernährungsform, die in ein gesünderes Leben führt.

Klara Nierling

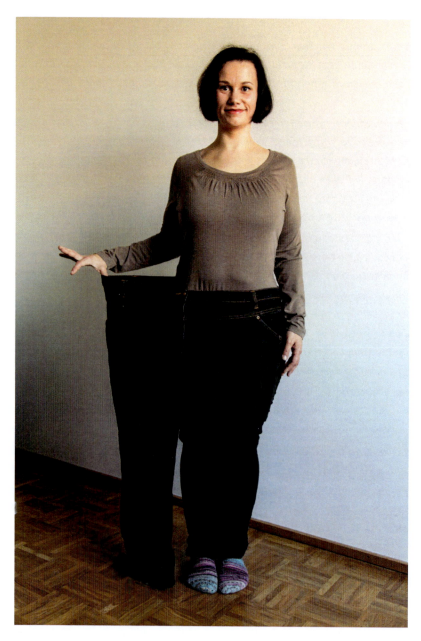

Klara nach 54 kg Abnahme in ihrer alten Hose, Quelle: Katja Kaltwaßer

Guten Appetit!

Ursprünglich wollte ich in dieses Buch auch eine Menge Rezepte packen, aber schlussendlich stellte sich heraus, dass nicht mehr ausreichend Platz dafür übrig war, wenn ich den Buchpreis in einem vernünftigen Rahmen halten und gleichzeitig die wesentlichsten Dinge über mein erstes Jahr mit LCHF unterbringen will. Zu einem gescheiten Rezeptteil gehören nun einmal ansprechende Fotos und das hätte für dieses Buch eindeutig jeden Rahmen gesprengt. Einige der Rezepte lege ich mit Foto als PDF zum Download auf meiner Webseite www.entpuppt.de ab – einfach mal dort vorbeischauen.

Da ich meine Mahlzeiten in erster Linie aus einer vernünftigen Portion Fleisch, Fisch, Geflügel oder Ei, etwas kohlenhydratarmem Gemüse und einer fettreichen Sauce zusammenstelle, halte ich es für wichtiger, einige Rezepte für Saucen, Dressings und aromatisierte Butter sowie mein Grundrezept für Hackfleisch aufzuschreiben, denn ein Stück Fleisch, etc. können bestimmt fast alle zubereiten. Mein Plan ist allerdings, früher oder später auch geeignete Rezepte herauszubringen, aber alles zu seiner Zeit.

Aromatisierte Butter

Aromatisierte Butter passt zu fast allem. Ob auf knackig gegarten Gemüse, dem Fisch, Fleisch oder Geflügel… lecker. Es gibt viel mehr zu entdecken und auszuprobieren als die schlichte 08/15-Kräuterbutter, die wohl jeder von uns kennt.

Für alle Butterrezepte gilt:
Die gewünschte Menge aus dem Kühlschrank nehmen und leicht zerkleinert bei Zimmertemperatur in einer Schüssel weich werden lassen, so dass sie sich problemlos verrühren lässt. Mit den gewünschten Zutaten vermengen und bis zum Verzehr kalt stellen. Hält sich gut verpackt jeweils einige Tage im Kühlschrank. Die Variationen beziehen sich jeweils auf 100 g Butter.

Variationen

- Klassisch: 2-3 EL frisch gehackte **Kräuter nach Wunsch** (Schnittlauch, Petersilie sind da wohl die typischen Kräuter) sowie 1 gepresste Zehe **Knoblauch** unter die Butter mischen. Salzen und pfeffern.

- 50 g **Speckwürfelchen** kross braten, anschließend vollständig abkühlen lassen. Mit 1 Zehe frisch gepresstem **Knoblauch** unter die Butter geben. Sparsam würzen, da vermutlich ausreichend Salz schon im Speck enthalten ist. Schmeckt interessanterweise extrem gut zu gebratenem Fischfilet!

- 2 EL **Ajvar** und 1 EL fein gehackte **glattblättrige Petersilie** unter die Butter rühren.

- 1 mittelgroße **Tomate** entkernen und in feinste Würfelchen schneiden. Mit 2 EL fein gehacktem **Basilikum**, 1 TL **Weinessig** und der Butter vermengen. Mit Pfeffer und Salz würzen.

- 10-15 entkernte **Oliven** (kohlenhydratarme Sorte) fein hacken und unter die Butter rühren. Zurückhaltend würzen, da die Oliven bereits recht salzig sind.

- Butter mit je 1 EL **grobem, zuckerfreiem Senf** und gehackter **Petersilie** vermengen.

- 3 EL frisch geriebenen **Parmesan** mit Butter vermischen. Nur pfeffern, Salz ist im Käse ausreichend enthalten.

- 2 EL frischer, gehackter **Dill**, 1 EL **Zitronensaft** sowie Salz und weißer Pfeffer mit der Butter verrühren. Sehr lecker zu Fisch.

- 2 Handvoll frischen **Bärlauch** hacken und mit der Butter vermengen. Diese Butter liebe ich zu frisch gegarter Hähnchenbrust.

- 1/2 **Avocado**, etwas **Zitronensaft** und 2 Zehen **Knoblauch** mit der Butter pürieren. Mit Salz und Cayennepfeffer würzen.

- 125 ml **Rotwein**, je 1 Zweig **Rosmarin** und **Thymian** (Kräuter besser in ein kleines Mullstück verpacken, denn so kann man den krautigen Anteil hinterher rückstandslos entfernen) sowie 3 fein gewürfelte **Schalotten** so lange köcheln, bis die Flüssigkeit so gut wie verdampft ist. Masse abkühlen lassen und anschließend mit Butter vermengen. Mit Salz nachwürzen.

Saucen und Dips

Was wäre das Leben ohne Saucen? Es wäre schon ein bisschen weniger wert, oder? Kalte und warme Saucen sind stets „das Tüpfelchen auf dem i". Allein durch verschiedene Saucen kann ein Gericht völlig unterschiedlich schmecken, daher macht es Sinn, sich ein gutes Repertoire an Rezepten dieser Art zuzulegen. Falls keine detaillierte Zubereitungsbeschreibung notiert ist, müssen die Zutaten nur vermengt werden.

Kalte Saucen & Dips

Ich liebe kalte Saucen und Dips. Sie sind im Handumdrehen zubereitet und lassen sich häufig mit ein wenig Phantasie, z.B. durch verschiedene Kräuter und Gewürze, fast unendlich variieren. Einfach ausprobieren! Mit der folgenden, kleinen Auswahl kann man bereits einiges anstellen.

Crème fraîche deluxe

Immer wieder lecker und vielfältig einsetzbar. Die Zutaten einfach vermischen und fertig ist die Sauce.

Zutaten:

200 g Crème fraîche
Frisch gepresster Knoblauch nach Geschmack
Salz und Pfeffer

Tipp:

Gerade bei dieser kalten Sauce kann man unendlich mit den unterschiedlichsten Zutaten variieren. Ich mische gerne noch ein wenig Mayonnaise und Ajvar unter sowie etwas scharfe Chili-Sauce. Die Version habe ich einmal „Suddas Matschepatsche" getauft und sie passt hervorragend zu Fleisch aller Art.

Meine liebste Guacamole

Zutaten:

2 Avocados (die Sorte Hass schmeckt mir am besten)

3 Cocktailtomaten

1 kleine, geschälte Knoblauchzehe

2 EL frischer Zitronensaft

Salz und Pfeffer

Zubereitung:

Avocado halbieren, Kern entfernen und das Fruchtfleisch in ein hohes Mixgefäß löffeln. Die restlichen Zutaten hinzufügen und mit dem Stabmixer zur gewünschten Konsistenz pürieren. Bis zum Verzehr kalt stellen. Den klassischen Koriander lasse ich bei meiner Guacamole weg, weil ich dieses Kraut einfach nicht mag. Kann aber gerne noch hinzugefügt werden.

Feta-Creme

Njamnjamnjam... zu fast allem!

Zutaten:

200 g Fetakäse

200 g Frischkäse, Doppelrahmstufe ohne Kräuter

2 geschälte Knoblauchzehen

etwa 1/2 EL frische Rosmarinnadeln

2 EL glatte Petersilie, gewaschen und grob vorgehackt

4 EL Olivenöl

1/2 rote Paprikaschote, entkernt und in Streifen geschnitten

etwas Wasser

(für die Pikanten: etwas Chilipulver)

Zubereitung:

Alle Zutaten in ein hohes Rührgefäß geben und mit dem Stabmixer durchpürieren. Etwas Wasser beigeben, so dass eine schön cremige Konsistenz entsteht.

Tipp:

Diese Fetacreme kann man sehr gut unter Gemüse mischen, bevor man es im Backofen gart. Wobei die Creme auch genial kalt zu Ofengemüse passt. Ausprobieren. Beides!

Warme Saucen

Manchmal ist es schön, eine warme Sauce zum Fleisch zu haben, auch das lässt sich problemlos bewerkstelligen. Richtig leckere, sahnige Saucen sind perfekt bei LCHF.

Simple Bratensauce

Fleisch, Geflügel oder Fisch zunächst in einer Pfanne entsprechend der eigenen Vorstellung würzen und braten, anschließend auf einem warmen Teller beiseite stellen. Je nach Lust und Laune etwas Wasser, Brühe oder trockenen Wein in die Pfanne geben, köcheln lassen. Sahne dazu geben, wieder kurz köcheln lassen. Abschmecken, fertig. Einige Speckwürfel oder Pilze in der Sauce sind eine weitere, köstliche Abwandlung.

Käse-Sahne-Sauce

Richtig, richtig leckere Sauce. Passt hervorragend zu gebratenem Fleisch.

Zutaten für 4 Personen:

1 halbe, mittelgroße Zwiebel, gewürfelt

1 EL Butterschmalz

200 g Sahne

50 g Roquefort (man kann natürlich auch andere Mengen nehmen)

100-200 ml Brühe

Zubereitung:

Die Zwiebelwürfel im Butterschmalz anschwitzen. Anschließend mit der Brühe ablöschen und die Flüssigkeit um etwa die Hälfte durch entspanntes Köcheln reduzieren. Sahne und Käse dazugeben. Langsam erwärmen und umrühren, bis der Käse sich aufgelöst hat.

Nach Geschmack mit etwas Salz und Pfeffer nachwürzen - bitte wirklich zwischendurch probieren, da der Käse und auch die Brühe bereits würzig sind.

Die Sauce hat es ordentlich in sich, kann aber sparsam verwendet werden, da sie geschmacklich auffällig viel zu bieten hat.

Gefälschte Hollandaise für Eilige

Zutaten für 4 Personen:

4 Eigelbe

2 EL Zitronensaft

80 g Crème fraîche

300 g Butter

Salz und Pfeffer

Zubereitung:

Die Eigelbe mit Zitronensaft, etwas Salz und Crème fraîche in ein hohes Gefäß geben und mit einem Pürierstab glattpürieren. Die Butter kurz aufkochen, langsam in das Gefäß geben, während der Pürierstab weiterläuft. Mit Salz und Pfeffer würzen.

VORSICHT! Natürlich nur etwas für Mutige oder Leichtsinnige... Rohes Ei kann durchaus zu Problemen führen (Salmonellen z.B.). Ich verbrauche sie direkt und verwahre keine Reste!!

Die gesamte Menge hat es ordentlich in sich, mit nur 1-2 EL lässt sich auch das magerste Fleisch auf einen vernünftigen Fettwert bringen. Verfeinert mit ein wenig Dijonsenf und frisch gehacktem Estragon wird es zu einer „gefälschten Beárnaise für Eilige".

Salatbar

Ich bin ein absoluter Salatfan, darum darf Salat in meinem Buch definitiv nicht fehlen. Für meine Salate brauche ich nur diese zwei Salatsaucen, aber wer noch weitere gute, LCHF-taugliche Salatsaucen findet, kann sich sehr gerne bei mir melden. Ich freue mich immer über neue Impulse.

Dressing für leckeres Gemüse

Vinaigrette

Mein absoluter Favorit! Diese Salatsauce bereite ich auf Vorrat zu und gebe sie in saubere, heiß ausgespülte Marmeladengläser. Vinaigrette kann im Kühlschrank mindestens 3-4 Tage aufbewahrt werden. Ob man sie auch länger verwahren kann, weiß ich nicht, da ich sie spätestens dann verbraucht habe. Wenn ich das Dressing verwenden möchte, schüttele ich das fest verschlossene Glas und schon bin ich fertig.

Für die Vinaigrette verwende ich ein wenig Honig, den man theoretisch natürlich weglassen könnte, was ich in der akuten Abnehmphase auch tat. Ich mag aber diesen Hauch Süße. Da von dieser Salatsauce der Großteil sowieso eher am Boden der Schüssel als am Salat selbst zurückbleibt, finde ich die Menge der Kohlenhydrate in diesem Fall vernachlässigbar, der Geschmack wird hingegen deutlich angehoben.

Zutaten:

100 ml Olivenöl

100 ml Weinessig

200 ml Wasser

1 EL Dijonsenf

(1/2 TL Honig)

2 EL frisch gehackte Petersilie

Salz und Pfeffer nach Lust und Laune

Cremig-sahniges Dressing

Zutaten:

100 ml Schlagsahne

100 ml Crème fraîche

100 ml Mayonnaise

50 ml natives, mildes Olivenöl

Ca. 50-100 ml Weinessig

Salz und Pfeffer

Gehackte Kräuter nach Gusto

Zubereitung:

Alle Zutaten verrühren und abschmecken. Fertig! Wenn man noch 50 g Ziegenfrischkäse, Feta oder sogar Gorgonzola hinzufügt und die Zutaten püriert, erhält man einen pikanteren Geschmack.

Gemüse dazu

Kein Salat ohne Gemüse, oder? Bei der Auswahl kommt es auf die persönlich gewählte tägliche Kohlenhydratmenge an. Ich unterscheide hier rein nach Kohlenhydratgehalt und dem Volumen, die Entscheidung, woraus du deinen Salat im Endeffekt zusammensetzt und wie viele Gramm Kohlenhydrate in deinem Salat enthalten sein sollen, triffst du schlussendlich ganz allein. Guten Appetit!

Verwende...

... nach Herzenslust:

- Blattsalate wie Feldsalat, Endivie, Kopfsalat, Eisbergsalat, Romanasalat, Lollo rosso und bionda, Eichenlaubsalat, Radicchio, Frisée, etc.
- Rettich, Radieschen
- Babyblattspinat
- Champignons und andere Speisepilzsorten
- Frische Kräuter

Diese Lebensmittel haben den Vorteil, dass man bei wenigen Kohlenhydraten viel Menge auf den Teller bekommt!

... mit Fingerspitzengefühl:

- Kohlsorten wie Weißkohl, Rotkohl, Chinakohl, Blumenkohl, Romanesco, Brokkoli (knackig gegart oder roh)
- Zucchini
- Gurke
- Stangensellerie
- Grüner und weißer Spargel (knackig gegart – kann auch in der Pfanne angebraten werden!)
- Tomate
- Paprika (grüne Paprika enthält weniger Kohlenhydrate als rote)
- Zwiebel
- Kohlrabi
- Frische Keime und Sprossen

In diesen Zutaten sind mehr Kohlenhydrate enthalten bzw. erhält man für die Kohlenhydrate weniger Menge auf dem Teller, weil sie weniger Volumen pro 100 g aufweisen. Daher sollten sie mit Köpfchen eingesetzt werden.

... weiteres, mögliches Zubehör

- Gebratene Fleischstreifen von Rind, Geflügel, Schwein, Lamm, etc.
- Thunfisch in Wasser (leider ist Thunfisch in Öl meistens in minderwertigem Sonnenblumenöl eingelegt, das wegen des hohen Omega-6-Gehalts zu meiden ist)
- Speckwürfelchen oder Baconstreifen
- Ziegenfrischkäsetaler in Bacon gewickelt und gebraten
- Geriebener Käse
- Avocado
- Oliven
- Walnusshälften

Hackfleischgrundrezept

Hackfleisch ist eine geniale Grundlage für unzählige Rezepte. Gemessen an vielen anderen Fleischvariationen ist es kostengünstig. Mir ist es wichtig, hochwertiges Hackfleisch beim Metzger meines Vertrauens zu kaufen. Bitte unbedingt die Finger von sogenannten „Hackfleischzubereitungen" lassen, denn das entspricht wegen der Zusätze meiner Meinung nach nicht einem natürlichen Lebensmittel. Hackfleisch sollte nichts weiter sein, als durch den Fleischwolf gedrehte Fleischstücke, bevorzugt von Weidetieren. Punkt. Daher gehe ich auch davon aus, dass in Hackfleisch keine nennenswerte Menge Kohlenhydrate enthalten ist. Eiweiß- und Fettanteil liegen über den Daumen gepeilt bei nicht magerem Hackfleisch in etwa im Verhältnis 1:1.

Mit Hackfleisch lassen sich nicht nur Frikadellen in allen Größen und Variationen machen, sondern auch Aufläufe und Pfannengerichte. Bei Hackfleisch ist der Phantasie so gut wie keine Grenze gesetzt.

Aus diesem Hackfleischgrundteig lassen sich viele verschiedene Mahlzeiten herstellen. Da in dem üblichen Grundteig für Frikadellen entweder Paniermehl oder trockene Brötchen enthalten sind, habe ich ein wenig experimentiert und sehr schnell festgestellt, dass die Beigabe von „altem Brot" absolut unnötig ist! Kann es sein, dass diese Unart eingeführt wurde, weil es preiswerter ist als Fleisch?

Zutaten:

1 kg Hackfleisch (Sorte je nachdem, was man daraus machen möchte)

2 Eier

1 Becher BIO-Sahne, 200 g (wahlweise 150 g geschmolzene Butter)

1 EL Dijon-Senf

½ kleine Zwiebel, fein gewürfelt

Salz und Pfeffer zum Würzen

Zubereitung:

Zunächst schwitze ich die Zwiebelwürfelchen in 1 EL Butterschmalz in der Pfanne an und lasse sie anschließend kurz abkühlen, dann sind sie zarter im Biss und haben einen feinen Geschmack angenommen. Die Zutaten (inkl. Der Zwiebelwürfelchen) einfach miteinander vermengen, der abgekühlte Bratensatz darf gerne als natürlicher Geschmacksverstärker mit in den Teig. Am Schluss mit Salz und Pfeffer nach Belieben würzen. Gerne eine Weile ruhen lassen, damit der Teig gut durchziehen kann.

Ob große oder kleine Frikadellen, gefüllt mit Käse oder nicht, versetzt mit speziellen Würzungen, als Hackbraten oder Füllung für Paprika, Zucchini, Tomaten – lass der Kreativität freien Lauf. Es gibt unzählige Rezepte rund um Hackfleischteig.

ZwEimal Ei

Ei ist definitiv eins der Lebensmittel, das ich am häufigsten verwende und prinzipiell vorrätig habe. Ich löffele sie weich gekocht, mag sie als Rühr- oder Spiegelei, auch für hartgekochte Eier fällt mir so manche Verwendungsmöglichkeit ein.

Es folgen zwei Rezepte, von denen ich phasenweise nicht genug bekam. Besonders interessant finde ich daran, dass sich beide Rezepte nahezu unendlich variieren lassen, je nachdem welche Füllung man wählt.

Frittata „Nimmwasdaist!"

Frittata ist nicht nur lecker, sondern ermöglicht darüber hinaus eine phantastische Resteverwertung! Sehr empfehlenswert und eine tolle Möglichkeit, sich etwas Preiswertes und Leckeres zuzubereiten. Je nachdem, was ich in die Frittata gebe, habe ich am Ende eine vollständige Mahlzeit inklusive Gemüse auf dem Teller, einfacher geht es kaum. Also Kühlschrank auf und nachsehen, was noch da ist. Frittata schmeckt auch kalt sehr gut und passt daher perfekt in die Lunchbox.

Ich bereite meine Frittata in einer beschichteten Pfanne zu, die auch die Temperaturen im Backofen aushält. Manchmal ist der Griff ein Problem. Bitte überprüfen!

Die Zubereitung ist simpel und wenn die Frittata erst einmal im Backofen ist, macht sie sich von selbst und ich kann in der Zwischenzeit etwas Sinnvolles tun.

Zutaten für 2 Personen:

4 Eier

50-100 ml Sahne (ein „Schwupp" halt)

Salz und Pfeffer

Butterschmalz

100 g geriebener Käse

Zubereitung:

Backofen auf 180°C vorheizen. Eier und Sahne gründlich verquirlen. Käse unterrühren und verhalten würzen (der Käse ist salzig!). Butterschmalz bei mittlerer Temperatur in einer Pfanne, die auch die Temperaturen im Backofen aushält, schmelzen und die „Füllung" kurz anschwitzen.

Anregungen für die Füllung – in mundgerechte Stücke zerkleinert:

Speckwürfelchen, Thunfisch (bitte vorher die Flüssigkeit ausdrücken), Bratenreste vom Huhn/Rind/Schwein oder Wurstreste (Bock-, Mettwurst, Nürnberger oder Aufschnittreste) in kleine Stücke geschnitten, Gemüsereste (z.B. Spargel, Blumenkohl, Brokkoli, Blattspinat, Zucchini, Tomate, Paprika), Kräuter, Fetakäse, Oliven, usw.

Eimasse darauf geben und stocken lassen. Die Frittata anschließend für ca. 20 min im Ofen backen.

Gefülltes Omelett

Wenn mir eher nach einer knackigen Füllung Salat und Rohkost ist, mache ich mir lieber ein gefülltes Omelett. Das Omelett ist genauso wandelbar wie Frittata, es kommt eben auf die Füllung an. Dünn ausgebacken lässt es sich, wenn man es etwas zurückhaltender füllt, prima aufrollen und ist so als Wrap eine gute Mahlzeit zum Mitnehmen.

Zunächst bereite ich mir das Omelett an sich zu:

Zutaten:

2 Eier

50 ml Schlagsahne

Salz und Pfeffer

Butterschmalz

Zubereitung:

Die Zutaten verquirlen und in einer Pfanne bei niedriger Temperatur langsam, aber sicher stocken lassen. Wenn die Oberfläche zu trocknen beginnt, einmal vorsichtig wenden und fertig backen.

Omelett auf einen Teller legen, die eine Hälfte nach Wunsch belegen und zuklappen. Wahlweise kann die Füllung auch komplett eingewickelt werden, dann hat man einen Wrap, den man spielend mitnehmen kann. Ich wickele den fertigen Wrap fest in Alufolie, dann behält er problemlos die Form. Mir schmeckt solch ein Wrap auch kalt sehr gut. Einfach mal ausprobieren!

Mögliche Füllungen:

Gyros, Tsatsiki und Krautsalat * Tomate, Mozzarella, Basilikum und Vinaigrette * Krabben, Lachs, Eisbergsalat, frischer Dill und cremig-sahniges Dressing * Bolognese-Sauce, Parmesan, Eisbergsalat und etwas Créme fraîche * Rindfleischstreifen, Tomatenwürfel, Romanasalat und Cesars Dressing * Kopfsalat, Schinkenstreifen, geriebener Käse und cremig-sahniges Dressing...

Brotiges

Gebackenes sehe ich an sich kritisch, da ich vor LCHF eine leidenschaftliche Brotesserin war. Die Steigerung dazu sind süßschmeckende Gebäcke, die aus meiner Sicht besonders dann zu meiden sind, wenn man zuckersüchtig ist. Daher habe ich davon soweit möglich Abstand gehalten. Einzig die nun folgenden Rezepte habe ich ab und an verwendet.

Heinrichknäcke

Das berühmte Heinrichknäcke wurde irgendwann einmal im Forum liebevoll nach dem guten Heinrich benannt, ob er nun wollte oder nicht. Die Basis für dieses Do-it-yourself-Knäcke ist Leinsamen, den ich im Ganzen kaufe und selbst in einem hohen Gefäß mit dem Pürierstab „schrote", um ihn anschließend direkt zu verwenden. Leinsamen sollte nicht fertig geschrotet gekauft werden, weil er schnell ranzig wird. Kaufen kann man ihn unter anderem in den meisten Supermärkten.

Zutaten:

100 g Leinsamen

Wasser

Eine Prise Salz

Zubereitung:

Leinsamen, eine Prise Salz und ein wenig Wasser in ein hohes Gefäß geben, umrühren und die Masse eine halbe Stunde quellen lassen.

Backofen auf max. 130°C Umluft vorheizen. Der gequollene Leinsamen sollte eine recht breiige Konsistenz haben. Falls die Masse zu fest wird, fügt man ein wenig mehr Wasser hinzu und lässt sie wiederum eine Weile stehen.

Die Leinsamenmasse auf einem mit einem Bogen Backpapier ausgelegten Backblech gleichmäßig und so dünn wie möglich verstreichen, etwa 2 mm. Es sollte möglichst eine geschlossene Fläche werden.

Das Knäcke im Backofen vollständig trocknen lassen. Dazu einmal vorsichtig wenden, wenn die Oberseite bereits gut getrocknet ist. Achtung: Nicht vom Geruch während des Backens täuschen lassen. Entweder vor dem Backen bereits in Stücke schneiden oder nach dem Backen noch warm mit einem großen Messer zerteilen. Auskühlen lassen.

Variationsmöglichkeiten:

Einfach kreativ werden! Versuch einmal, das Basisrezept z.B. mit Sesamkörnern, Flohsamen, Kürbiskernen, Kräutern der Provence oder Brotgewürz zu verfeinern.

Oopsies

Oopsies sind bereits ein echter Klassiker in der LCHF-Welt, auch wenn LCHF an sich noch nicht sonderlich alt ist. Es gibt sie in zahlreichen Variationen. Mit dem Oopsie-Teig lässt sich vielerlei anstellen, je nachdem welche Form man ihm gibt. Ich habe damit Oopsie-Burger und Oopsie-Hotdogs zubereitet, andere verwenden den Teig als Boden für Pizza oder Flammkuchen, sogar Rolltorten mit einer Schokosahne-Füllung wurden schon gesichtet! Sensationell schmeckte mir Schlottis Oopsie-Rolltorte, die mit Räucherlachs und Frischkäse gefüllt war.

Der Teig kann in jeder gewünschten Form verbacken werden, für Burger, Hotdogs und als Brotersatz bieten sich 6 runde Kleckse an, für einen Pizzaboden würde ich den Teig flächig verteilen und vorbacken, bevor ich ihn belege. Oopsies können aber auch schlicht und einfach als kleine Fladen ausgebacken werden und wie ein Butterbrot belegt werden.

Aber auch der Teig an sich kann verfeinert werden. Wie wäre es beispielsweise mit ein wenig Sesam, Kürbiskernen oder Flohsamen? Mit zusätzlichen Gewürzen wie Kräutern der Provence? Mit etwas Herzhaftem wie Speck und geriebenem Käse? Tob dich aus. **Oopsie dir deine Welt!** Die Grenzen für die Verwendungsmöglichkeiten werden hier definitiv durch die eigene Phantasie gesetzt. Dies ist das Grundrezept.

Zutaten:

3 Eier

1 Prise Salz

100 g Doppelrahmfrischkäse

Zubereitung:

Backofen auf 150°C Ober-Unterhitze vorheizen.

Die Eier fein säuberlich trennen und das Eiweiß mit einer Prise Salz so steif wie möglich schlagen. Dieser Tipp ist außerordentlich ernst zu nehmen, da die Konsistenz der Oopsies damit steht und fällt. Frischkäse und Eigelb gut verrühren. Anschließend das steif geschlagene Eiweiß vorsichtig unterheben. Den Oopsie-Teig auf Backpapier verteilen und für ca. 30 min im Ofen backen oder bis er trocken ist und eine feine Farbe angenommen hat.

Und? Ab hier alles Wölkchen!??

Mit dem Ende meines ersten Jahres mit LCHF möchte ich dieses Buch abschließen. Das akuteste Übergewicht war damit abgebaut und ich finde, es ist die perfekte Stelle, um einen Strich zu ziehen, auch wenn ich noch weitere Kilos abnahm. LCHF war zur Gewohnheit geworden und langsam ging ich dazu über, mich in erster Linie mit Leben und Genießen zu beschäftigen, das Gewicht wurde zur Nebensache.

Nachdem ich bis Anfang November 2010 sagenhafte 40 kg abgenommen hatte, landete ich auf einem zähen Plateau. Gewichtstechnisch tat sich nur noch in Minischritten etwas, aber das lag nicht an irgendwelchen Stoffwechselgemeinheiten, sondern einfach an der Tatsache, dass ich mich in meiner Haut sehr wohl fühlte. Ich konnte Kleidung in ganz normalen Geschäften von der Stange kaufen, keiner sah mich schräg von der Seite an und ich feierte ein schönes Erlebnis nach dem anderen. Da hatte ich wenig Nerv für eine genaue Überwachung meines Essverhaltens. Ich aß einfach nach Gefühl. Aber geht das gut?

Ja, es ging gut. Ich war in der Lage, instinktiv genau so viel zu mir zu nehmen, wie ich brauchte, um mein Gewicht zu halten! Was will man mehr? DAS nenne ich ein entspanntes Verhältnis zum Essen, vor allem, wenn man meine Geschichte bedenkt. Und in Phasen, in denen ich mich zusammenriss und meinen eigenen, ursprünglichen Vorgaben folgte, nahm ich auch weiter ab. Allerdings war ich zu sehr mit meinem Leben beschäftigt, als dass ich mich darauf hätte konzentrieren wollen, der Leidensdruck fehlte halt.

Als ich noch dick war, dachte ich, dass sich alle meine Probleme mit dem Gewicht gemeinsam in Luft auflösen würden. Aber haben sie das wirklich getan?

Zum größten Teil auf jeden Fall. Mein neuer Körper gibt mir viel Selbstsicherheit, die Ernährung versorgt mich mit unbändiger Energie. Manchmal kann ich meine sprühend gute Laune selbst kaum ertragen. In den letzten Jahren habe ich wohl mehr gelacht und Freude empfunden als in dem gesamten Jahrzehnt davor.

Mit dieser Selbstsicherheit war ich in der Lage, sehr offen auf neue Menschen und Situationen zuzugehen und viele tolle Dinge zu erleben. Ob meine Abnahme jetzt Teil einer Reportage in Zeitschriften wurde oder ich zu Bloggertreffen aufbrach, ob ich den ersten Trainerschein machte und anschließend zum ersten Mal in meinem Leben Sportkurse angeleitet habe oder nicht zu vergessen, als mein Blog nach nur 3,5 Jahren Existenz den millionsten Klick verzeichnete - es reihte sich ein schönes Erlebnis an das nächste.

Es gab nur einen einzigen Nachteil, der mir nach längerem Grübeln einfällt. Meine Haut kam mit dem großen Gewichtsverlust teilweise weniger gut klar, vor allem der Bauch hatte anschließend Ähnlichkeit mit einer leeren, alten Tüte. Das hing aber in erster Linie mit den gewaltigen Hautrissen zusammen, die ich sowohl durch das starke Übergewicht als auch durch die zwei Schwangerschaften davongetragen hatte. Diese hatten unter der Haut ein weitverzweigtes Netz breiter Narben hinterlassen und ahnte bereits vor der Abnahme, dass ich im Endeffekt ohne Operation niemals einen normalen, schönen Bauch haben würde. Narbengewebe bildet sich nicht großartig zurück und löst sich schon gar nicht in Wohlgefallen auf. Aber was wäre die andere Option gewesen? Dick bleiben, nur damit ich keine Bauchschürze haben würde? Niemals! Also zog ich entsprechend Konsequenzen.

Ach ja, Ich könnte ewig weiterschreiben, aber an dieser Stelle möchte ich es gut sein lassen. Vielleicht gibt es ja ein zweites Buch. Über das Abnehmen der letzten, hartnäckigen Kilos, das Halten des Gewichts, über die schönsten Erlebnisse und Entwicklungsschritte der letzten Jahre.

Dir wünsch ich, dass du dich zukünftig wohl in deiner Haut fühlen kannst. Pass gut auf dich auf, verändere Dinge, genieße und lebe bewusst. Vielleicht lässt du mal von dir hören?

Ich werde jetzt meine Papiere und Notizen wegsortieren, gründlich aufräumen und meine Laufschuhe anziehen. Das Leben ist schließlich deutlich mehr als abnehmen. ♥

Auf bald,
deine Annika

Literaturtipps

... auf Deutsch:

- Bitten Jonsson, Pia Nordström: „Zucker, nein danke!" (Mosaik bei Goldmann; 2006)
- Dr. Nicolai Worm: „Menschenstopfleber" (Systemed, 2013)
- Fran McCullough: "Leben ohne Kohlenhydrate" (novagenics Verlag, 2011)
- Wolfgang Lutz: "Leben ohne Brot" (INFORMED, 1998)
- Dr. David Perlmutter: "Dumm wie Brot" (mosaik, 2014)
- Dr. Andreas Eenfeldt, „Köstliche Revolution" (Ennsthaler, 2013 – Übersetzung R. u. G. Schönauer)
- Ulrike Gonder, Dr. Nicolai Worm: „Mehr Fett!" (Systemed, 2010)
- Dr. William Davis: „Weizenwampe" (Goldmann, 2013)
- Uffe Ravnskov: „Mythos Cholesterin" (S. Hirzel, 5. Auflage 2010)
- Prof. Dr. Ulrike Kämmerer, Dr. Christina Schlatterer, Dr. Gerd Knoll: „Krebszellen lieben Zucker - Patienten brauchen Fett" (Systemed, 2012)
- Lierre Keith: „Ethisch Essen mit Fleisch" (Systemed, 2013 – Übersetzung U. Gonder)
- Clifford Opoku-Afari „Das Kohlenhydrat-Kartell" (Systemed, 2009)

... auf Englisch:

- Dr. Bernstein, "Dr. Bernstein's Diabetes Solution: The Complete Guide to Achieving Normal Blood Sugars" (Verlag: Little, Brown & Company, 2004)
- Gary Taubes, "Good Calories, Bad Calories: Fats, Carbs, and the Controversial Science of Diet and Health" (Verlag: Anchor, Reprint 2008)
- Lyle McDonald, "The Ketogenic Diet: A complete guide for the Dieter and Practitioner" (1998)
- Jenny Ruhl: "The truth about low carb diets" (Verlag: Technion Books, 2012)

Meine unsichtbaren, guten Geister

Als ich beschloss, über mein erstes Jahr mit LCHF ein Buch zu schreiben, stellte ich mir das recht einfach vor: Wörter in eine sinnvolle Reihenfolge bringen, dazu Teile aus dem Blog auswählen und überarbeiten, Cover drauf und fertig. Dass zwischen zwei Buchdeckel so viel mehr gehört, habe ich unterwegs gelernt. Auch, dass man froh sein kann, wenn man Menschen um sich herum hat, die einem zur Seite stehen. Daher verteile ich aus tiefstem Herzen ein **DANKE** an:

♥ Den **Mann** und meine **Kinder**, die unendliche Geduld mit mir hatten. Ich liebe euch so sehr! Eine dicke Umarmung für meine **Mama, Henne** und die restliche Familie.

♥ **Andrea, Axi, Daniela** und **Tina** für die in die Korrektur investierten Stunden. Ihr wart wirklich geduldig mit mir und habt nicht einmal dann verzweifelt eure Köpfe auf die Tastatur gehauen, wenn ich zum x-ten Mal mit einer neuen Version aufgewartet habe. Stattdessen hattet ihr stets aufmunternde Worte für mich übrig. Ich verspreche hoch und heilig, dass ich mir demnächst die Sache mit den gleichrangigen Adjektiven zu Gemüte führen werde.

♥ **Hélia, Rainer** und **Timo**, die mir rund um die Theorie sowohl mit ihrem Wissen als auch mit analytischen Adleraugen unter die Arme gegriffen haben. Ihr seid Balsam für meine Seele! **Daniele** danke ich für zahlreiche Informationen und die Wiegesetze.

♥ **Jasmin** für das perfekte Cover. Ich weiß bis heute nicht, wie sie das aus Ideenfragmenten wie „ohne Schnickschnack", „auf jeden Fall mit Schmetterling" und „muss zu mir passen" auf die Reihe bekommen hat. Ohne Frau **Gräde** hätte das Buch nicht diesen Titel. **Ruth & Herbert** möchte ich ein prinzipielles Danke sagen, auch **Bea, Kathrin, Margit** und **Nina** für so vieles! **Frau Fichte** sag ich ein Danke für viele geschnorrte „E"s (kleiner Insider ☺).

♥ Auch meinen **Freunden**, die eine lange Zeit meine (geistige) Abwesenheit ertragen haben. Wann sehen wir uns? Meinen **Bloglesern** für den Zuspruch und die langjährige Unterstützung.

♥ Nicht zuletzt an Nicole **Lindborg**, Bitten **Jonsson**, Dr. Annika **Dahlqvist**, Dr. Andreas **Eenfeldt**, Dr. Uffe **Ravnskov** und Sten Sture **Skaldeman** stellvertretend für viele andere, die nie müde werden, ihr Wissen weiterzuverbreiten.